暴发性心肌炎诊疗病例精粹

主　编　汪道文

科学出版社

北京

内 容 简 介

暴发性心肌炎发病凶险，过去缺乏有效的诊断和治疗手段，死亡率极高。为了配合《成人暴发性心肌炎诊断与治疗中国专家共识》和《中国成人暴发性心肌炎诊断和治疗指南》的推广，将理论学习转变为实践应用，本书将一些代表性暴发性心肌炎病例汇集成册，帮助一线医生认识这一重大疾病，以提高诊断和救治水平。本书分为三部分：典型病例及常见并发症、罕见合并症、延误的暴发性心肌炎。

本书适合心血管内科、急诊内科一线临床医生及医学生学习和参考。

图书在版编目（CIP）数据

暴发性心肌炎诊疗病例精粹/汪道文主编．—北京：科学出版社，2024.5
ISBN 978-7-03-078468-1

Ⅰ.①暴… Ⅱ.①汪… Ⅲ.①心肌炎–诊疗 Ⅳ.① R542.2

中国国家版本馆 CIP 数据核字（2024）第 087680 号

责任编辑：丁慧颖 张艺璇／责任校对：张小霞
责任印制：吴兆东／封面设计：吴朝洪

科学出版社 出版
北京东黄城根北街 16 号
邮政编码：100717
http://www.sciencep.com
北京中科印刷有限公司印刷
科学出版社发行 各地新华书店经销
*
2024 年 5 月第 一 版 开本：787×1092 1/16
2025 年 1 月第二次印刷 印张：15 1/2
字数：360 000
定价：148.00 元
（如有印装质量问题，我社负责调换）

《暴发性心肌炎诊疗病例精粹》
编写人员

主　编　汪道文

副主编　汪璐芸　华中科技大学同济医学院附属同济医院心血管内科

　　　　　张　静　阜外华中心血管病医院冠心病监护病房、河南省人民医院
　　　　　　　　　心血管内科

编　者（按姓氏汉语拼音排序）

　　　　　陈　娟　武汉市中心医院冠心病监护病房

　　　　　陈　鹏　华中科技大学同济医学院附属同济医院心血管内科

　　　　　陈曼华　武汉市中心医院冠心病监护病房

　　　　　崔广林　华中科技大学同济医学院附属同济医院心血管内科

　　　　　樊佳慧　华中科技大学同济医学院附属同济医院心血管内科

　　　　　冯霞飞　温州医科大学附属第一医院心血管内科

　　　　　郭素萍　阜外华中心血管病医院冠心病监护病房

　　　　　何阳春　华中科技大学同济医学院附属同济医院心血管内科

　　　　　胡振杰　阜外华中心血管病医院冠心病监护病房

　　　　　黄伟剑　温州医科大学附属第一医院心血管内科

　　　　　李　瑞　华中科技大学同济医学院附属同济医院心血管内科

　　　　　李宗哲　华中科技大学同济医学院附属同济医院心血管内科

　　　　　苗　琨　华中科技大学同济医学院附属同济医院心血管内科

　　　　　舒鸿洋　华中科技大学同济医学院附属同济医院心血管内科

　　　　　孙惠萍　新疆医科大学附属第一医院心血管内科

　　　　　汪道文　华中科技大学同济医学院附属同济医院心血管内科

　　　　　汪璐芸　华中科技大学同济医学院附属同济医院心血管内科

　　　　　王　红　华中科技大学同济医学院附属同济医院心血管内科

王　越　阜外华中心血管病医院冠心病监护病房

王伯乐　阜外华中心血管病医院冠心病监护病房

王颂薇　阜外华中心血管病医院冠心病监护病房

王晓玲　武汉市中心医院冠心病监护病房

肖文涛　阜外华中心血管病医院冠心病监护病房

肖亚楠　阜外华中心血管病医院冠心病监护病房

徐西振　华中科技大学同济医学院附属同济医院心血管内科

于　丹　阜外华中心血管病医院冠心病监护病房

张　健　新疆医科大学附属第一医院心血管内科

张　静　阜外华中心血管病医院冠心病监护病房、河南省人民医院
　　　　心血管内科

张晶晶　阜外华中心血管病医院冠心病监护病房

张利芸　武汉市中心医院冠心病监护病房

赵春霞　华中科技大学同济医学院附属同济医院心血管内科

赵榆华　东莞康华医院心血管内科

周　宁　华中科技大学同济医学院附属同济医院心血管内科

周　希　温州医科大学附属第一医院心血管内科

周欣荣　新疆医科大学附属第一医院心血管内科

前 言

暴发性心肌炎（fulminant myocarditis，FM），也有人将其称为重症心肌炎，它是急性心肌炎的特殊类型。因起病急，病情进展极其迅速，患者很快出现循环衰竭（低血压甚至心源性休克）或心律失常或心源性猝死。

长期以来，人们对暴发性心肌炎缺乏认识，即使在业内，包括急诊科、重症医学科，甚至心血管内科或冠心病重症监护病房（CCU）的医护人员，对于这类危重症的认识也严重不足。首先是对其临床发病特点认识不足，其次是对其迅速的发展进程认识不足，最后是对其病毒等致病病原体的作用及其与检测和治疗的关系缺乏认识。而对于暴发性心肌炎的病理生理机制，由于研究缺失而更加认识不足。正是由于这些问题，使其诊断、救治的及时性、救治方案选择和药物或器械的使用等方面出现偏差或问题。这不仅仅发生在我们国家，全世界包括发达国家都有类似情况，即使在最新的文献中，暴发性心肌炎患者住院高病死率未见明显下降而且出院后长期生存率很低，我和美国一些著名心血管病专家交谈，他们说"美国医生都不喜欢暴发性心肌炎（American doctors all dislike fulminant myocarditis）"。

2017年《中华心血管病杂志》发表了《成人暴发性心肌炎诊断与治疗中国专家共识》（简称"共识"），随后又在 *Science China: Life Science* 上发表了英文版。共识提出了"过度免疫激活和炎症风暴形成"是暴发性心肌炎核心致病机制，并依此提出了"以生命支持为依托的综合救治方案"，其核心内容包括：以机械循环支持为核心的机械支持治疗替代血管活性药物维持循环稳定，尽可能减轻心脏负担；使用足够剂量糖皮质激素和足够剂量的免疫球蛋白作为免疫调节（而不是免疫抑制）药物以治疗严重的炎症风暴所致的心肌水肿、炎症和休克等，从而抑制炎症风暴和过度激活的固有免疫反应，辅以神经氨酸酶抑制剂减轻心肌炎时释放了过多的神经氨酸酶而加重的心肌损伤。特别强调了"极早识别、极早诊断、极早预判、极早救治"在暴发性心肌炎成功救治中的意义。自共识发表后又在全国举办了30期专题学习班和120余次会议，并在美国、加拿大、德国和法国多地作报告。通过广泛宣传和积极推广，我国专家积极实践这一救治方案，取得显著成效，如河南省阜外华中心血管病医院CCU、东莞康华医院、北京协和医院、阜外医院和武汉市中心医院等。其成效表现在显著提高了诊断率和救治成功率，主要成果分别在《中华心血管病杂志》和《内科急危重症杂志》发表。在形成了实践证据的基础上，受中华医学会心血管病学分会委托，经全国 20 余位专家讨论制定了首部《中国成人暴发性心肌炎诊断和治疗指南》（简称"指南"），该指南总结了近年来的研究成果，包括新的诊断标志物和基础研究成果，也纠正了过去不成熟或不够全面的认识，形成了较完整的体系，相信能进一步提高我国医务工作者尤其是心血管内科和急诊内科工作者对暴发性心肌炎的认识水平和诊断、救治能力。

尽管有了共识和指南，但是我们发现，由于本病相对少见，医护人员在遇到本病患者时常不知所措，不能及时有效或娴熟地施治或处理，往往导致严重后果。为了改变这一局面，提高一线工作人员的直观认识和处置能力，我们基于近些年的实践，组织有 CCU 一线工作经验的医师编写了本书。本书共收录了 34 例暴发性心肌炎病例，包括典型病例及常见并发症 16 例，罕见合并症 11 例，延误的暴发性心肌炎 7 例，其中包括经验和诊治失败的教训。为了丰富病例内容，本书收录了 4 例国外文献中的病例（已获授权允许）。总之，希望通过本书能加深读者对共识和指南的理解，提高我国相关工作者对暴发性心肌炎的认识水平和救治能力。另外，还涉及大量基础理论问题，如病原是如何启动和致病的？为什么选择性攻击心脏？在分子及细胞水平发生了哪些变化？部分患者出现了慢性化病程，其机制是什么，又如何治疗和预防？这些问题的阐明将进一步提高我们的认识水平和救治能力，这也是我们努力的目标。当然，本书难免有不足之处，敬请读者指正。

樊佳慧、何阳春医生为本书的文字编辑付出了辛勤劳动，在此致谢。

汪道文

2024 年 1 月 25 日

目　　录

典型病例及常见并发症

罕见合并症

延误的暴发性心肌炎

典型病例及常见并发症

病例1 以上呼吸道感染起病的暴发性心肌炎

关键词： 上呼吸道感染；心肌炎；休克

一、摘要

本病例是一名中青年女性患者，因"呼吸困难、不能平卧"入院。当地医院接诊时患者表现为休克状态，心脏彩超显示心功能明显下降，心电图显示心肌受损，病情进行性加重转入上级医院。入院后考虑暴发性心肌炎（FM），为了稳定和改善患者血流动力学，立即启用"以生命支持为依托的综合救治方案"，患者各项指标稳步向好，入院第8天行冠状动脉造影未见明显狭窄，入院第11天心脏磁共振成像显示心功能基本恢复正常，治疗第13天患者好转出院。

二、病例介绍

患者，女性，38岁。

主诉：呼吸困难、不能平卧伴恶心、呕吐、头晕、黑矇2天。

现病史：2天前患者无明显诱因出现呼吸困难，表现为憋喘、呼吸急促，不能平卧，自感肢体发冷，伴恶心、呕吐，呕吐物为胃内容物及胃液，伴食欲缺乏、头晕、黑矇，无晕厥，无发热，无咳嗽、咳痰等，于当地医院测收缩压小于80mmHg；遂就诊于当地上级医院，行心电图检查提示窦性心律＋加速交界性心律，广泛前壁可见病理性Q波，部分导联ST-T改变；心脏超声提示左心室壁弥漫性运动减弱，射血分数（EF）34%，因多器官衰竭，病情进行性加重，遂急诊转至笔者所在医院。

既往史：否认高血压、糖尿病、冠心病等病史。患者1个月内有上呼吸道感染病史。

体格检查：体温36.3℃，血压86/49mmHg［去甲肾上腺素0.2μg/（kg·min）］，脉搏68次/分，呼吸12次/分，血氧饱和度98%，嗜睡状，呼之能应，口唇发绀，面色苍白，全身湿冷，双肺底可闻及湿啰音，心音弱且不齐，心率110次/分，未闻及病理性杂音，双足背动脉搏动弱。余无特殊阳性发现。

入院诊断：心源性休克原因待查（暴发性心肌炎？急性冠脉综合征？其他？）。

三、诊疗经过

入院后，患者心电图提示三度房室传导阻滞，前间壁及侧壁ST段改变，T波异常。心肌肌钙蛋白I（cTnI）10.6ng/ml（参考值0～0.05ng/ml），肌红蛋白191ng/ml（参考值0～107ng/ml），肌酸激酶同工酶（CK-MB）37.2ng/ml（参考值0～4.3ng/ml），B型钠尿肽（BNP）667pg/ml（参考值0～100pg/ml）。心脏超声：左心室舒张期内径46mm，室间隔厚度 12mm，左心室后壁厚度 10mm，射血分数（EF）25%，每搏输出量（SV）15ml；考虑暴发性心肌炎，不除外急性冠脉综合征。为稳定和改善患者血流动力学，入院后立即应用体外膜肺氧合（ECMO）联合主动脉内球囊反搏（IABP）治疗，同时给予激素抗炎、免疫球蛋白冲击治疗调节免疫状态、抗感染、抗心律失常、改善心肌代谢、纠正肝功能、持续肾脏替代治疗（CRRT）等综合治疗。入院第 4 天复查心脏超声：暂停 IABP 辅助下 EF 42%、SV 40ml，IABP 辅助下 EF 53%、SV 56ml；患者心功能较前好转，予以拔除 ECMO 管道。入院第 5 天再次复查心脏超声：IABP 辅助下 EF 64%、SV 64ml，暂停 IABP 辅助下 EF 56%、SV 62ml；心功能进一步好转，予以拔除 IABP 管道。入院第 8 天冠状动脉造影提示冠状动脉血管未发现明显狭窄。入院第 9 天静息心肌灌注显像（图 1-1）提示左心室前壁近心尖、心尖、间壁、下壁近心尖及侧壁心肌血流灌注降低。入院第 11 天心脏磁共振成像提示左心室壁运动协调，左心室射血分数（LVEF）约 66%，左心室舒张受限，提示室间隔及左心室心肌水肿；三尖瓣少量反流，二尖瓣轻中度反流；少量心包积液。

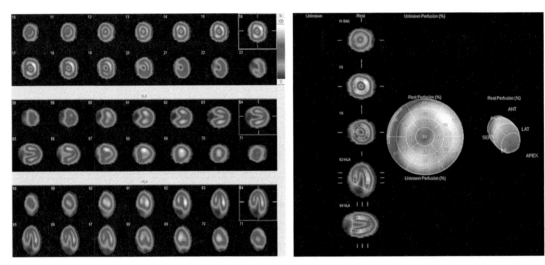

图 1-1　静息心肌灌注显像提示左心室前壁近心尖、心尖、间壁、下壁近心尖及侧壁心肌血流灌注降低

（一）诊断与鉴别诊断

该患者 1 个月内有上呼吸道感染病史，此次发病以呼吸困难为首发症状，伴不能平卧、恶心、呕吐等全心衰竭的临床表现。心电图提示前壁导联 R 波递增不良，且有各种心律失常发生，心脏超声提示左心室弥漫性室壁运动异常，心肌酶学异常升高，酷似心肌梗死，病情进展迅速，随即发展为多器官衰竭，血流动力学紊乱，经积极机械循环辅助联合药物治疗，病情相对稳定后行冠状动脉造影提示血管未见异常的阴性结果，确诊为暴发性心肌炎。

暴发性心肌炎通常需要与急性心肌梗死相鉴别。

急性心肌梗死通常由冠状动脉阻塞引起，血管阻塞导致心肌缺血，最终导致部分心肌死亡。冠心病风险因素如高血压、高血脂、糖尿病等与心肌梗死相关。典型的心肌梗死表现为特定的心电图改变，如 ST 段抬高或压低、T 波改变等。心脏超声可能表现为局部或阶段性室壁运动异常，通常与罪犯血管相对应，冠状动脉造影常有单支或多支血管病变。而暴发性心肌炎通常是由病毒感染或自身免疫反应引起。感染或免疫系统异常与暴发性心肌炎的发生有关。心电图可能显示非特异性 ST-T 波改变，如 ST 段抬高或倒置。血清标志物水平可能也升高，但与心肌梗死时的升高模式可能有所不同。心脏超声则可能显示心室扩张、射血分数下降等，冠状动脉造影常表现为血管未见明显狭窄。两者最终需要通过冠状动脉造影相鉴别。

（二）治疗

患者入院时以呼吸困难、恶心、呕吐等心力衰竭症状为首发临床表现；血压低，恶性心律失常，严重血流动力学紊乱，病情极其危重；紧急给予 ECMO 联合 IABP 机械循环辅助，实施"以生命支持为依托的综合救治方案"，同时留取病原学标本，根据《成人暴发性心肌炎诊断与治疗中国专家共识》给予奥司他韦 75mg/d 抗病毒治疗；给予甲泼尼龙首剂 200mg 冲击治疗以抗炎、减轻心肌水肿，160mg/d 维持治疗 3 天，然后根据病情变化酌情减量；给予免疫球蛋白 25g/d，共 5 天，以调节免疫；后根据病原学监测给予帕拉米韦注射液进行抗甲流治疗；给予护肝、抑酸护胃、CRRT、营养支持、预防深静脉血栓形成等综合支持治疗。

（三）治疗结果、随访及转归

采取上述治疗方案治疗 4 天后，查心脏超声提示 SV 40ml、EF 42%，IABP 辅助下 SV 上升至 56ml，EF 升高至 53%，患者心功能较前好转，予以拔除 ECMO 管道。治疗 5 天后心脏超声提示 SV 62ml、EF 56%，心功能进一步好转，予以拔除 IABP 管道。治疗 9 天后开始下床活动，治疗 13 天后患者好转出院。出院 1 个月后电话随访，患者已无特殊不适，能够自主完成日常活动。

四、诊疗体会

心肌炎是一种主要由病毒或细菌、真菌等病原体感染引起的，以及各种有毒物质、药物和系统免疫介导的心肌细胞的炎症性疾病。通过组织学和免疫组化技术，病理上可确定为多种免疫细胞对心肌的浸润。心肌炎分为急性、亚急性或慢性，可累及心肌的局灶性或弥漫性区域[1]。心脏病变的原因可能是病原体的直接细胞病变效应和免疫反应介导的心肌损伤[2]。心肌炎的前驱症状如咳嗽、胸闷、胸痛、疲劳和呼吸困难，以及消化道症状，并不具备特异性，甚至和普通感冒难以鉴别。心电图结果可能包括心动过速和心动过缓、传导异常、非特异性复极化改变等。心肌损害实验室标志物如肌钙蛋白 I 和肌钙蛋白 T 并不能区分心肌炎、心肌梗死或其他原因引起的心肌损伤。此外，肌钙蛋白不升高也不能排除心肌炎未来发生和发展的可能。心室充盈压升高的标志物，如 B 型利钠肽，既不敏感也不特异。超声心动图虽然可以为缺血性心肌病和瓣膜疾病的鉴别诊断、血流动力学的情况及量化收缩期和舒张期心室功能提供基本信息，但无法提供详细的组织特征。对于心电图表现为梗死样的疑诊心肌炎患者，利用冠状动脉造影排除冠状动脉疾病是有必要的。因此，心肌炎的诊断和鉴别具有极大的挑战性[3]。暴发性心肌炎是罕见且严重的一种心肌炎，其特征主要是心功能突然恶化，迅速发展为严重心力衰竭、心源性休克及恶性心律失常，进而导致血流动力学功能障碍和循环不稳定[4, 5]。暴发性心肌炎的诊断更多属于一个临床诊断，因此需要结合临床表现、实验室检查及影像学检查综合分析。根据中国专家共识声明，应满足以下条件：①病毒感染的前驱症状，特别是明显乏力和胃肠道反应；②严重心力衰竭症状（左心室 EF 快速下降或新发传导阻滞）在 2 周内迅速出现；③血流动力学障碍，需要血管活性药物或机械循环支持；④根据路易斯湖标准，经心脏磁共振成像（CMR）或心内膜心肌活检（EMB）证明的心肌炎；⑤排除其他心脏病，如瓣膜疾病、急性冠脉综合征、急性缺血性心肌病[6, 7]。

　　暴发性心肌炎急性发作，发展迅速，既往文献统计死亡率达 75% 以上，单纯药物治疗的效果很有限，因此，体外机械循环支持设备的辅助治疗可以为患者提供不可或缺的血流动力学支持，显著改善患者预后[8]。IABP 是一种通过与自主心律同步的气球膨胀和紧缩，增加主动脉内舒张压，提高通往冠状动脉和重要器官的血液供应，并降低主动脉内收缩压，从而减少心肌的后负荷和氧气消耗，增加心排血量的机械辅助治疗。但 IABP 只能提供约为自身循环需求 15% 的额外循环支持，对于暴发性心肌炎患者，可能还需要添加额外的更为强大的循环支持[4]。ECMO 是一种针对严重的循环衰竭和呼吸衰竭患者进行临时心肺支持的机械循环疗法，通过降低心肌壁张力、增加冠状动脉灌注压及维持稳定的氧供和血流动力学促进心脏恢复[9]。机械循环支持设备可以显著提高暴发性心肌炎患者的生存率，但成功率也仅能达到 40% ~ 70%。因此"以生命支持为依托的综合救治方案"（图 1-2）通过以免疫调节治疗和机械循环辅助设备为核心来进一步提高暴发性心肌炎患者的生存率，改善患者预后。免疫调节治疗是指使用足够剂量的糖皮质激素和静脉注射免疫球蛋白（但不使用环孢素或硫唑嘌呤等细胞毒性药物）恢复免疫系统的稳态。除此之外，考虑到病毒感染是暴发性心肌炎的最常见诱因，建议在临床治疗中考虑抗病毒治疗[4]。"以生命支持为依托的综合救治方案"虽然成功将死亡率降至低于 5%[10]，但是暴发性心肌炎的发病机制仍未完全明了，如何制订对患者有利的最佳治疗方案仍需要进一步探索并完善。

五、专家点评

1. 本病例介绍了发生于青年女性的暴发性心肌炎，患者以呼吸困难、胃肠道反应起病，发病前有上呼吸道感染病史，早期出现心肌损伤伴心电图改变，病情发展迅速，出现血流动力学障碍，大剂量血管活性药物应用下血流动力学仍不稳定，及时给予 ECMO 联合 IABP 治疗，同时给予激素抗炎、免疫球蛋白调节免疫状态、抗病毒、抗心律失常、改善心肌代谢、纠正肝肾功能等综合治疗，在经历 13 天的治疗后顺利出院。这里特别强调有前期呼吸道感染症状，类似感冒而掩盖了其严重的致命性疾病。所以，当患者出现类似感冒的症状而又不能在应用感冒药治疗后好转，随着时间延长病情反而加重，即应考虑心肌炎或暴发性心肌炎可能，心电图及心肌标志物检查对明确诊断有帮助。

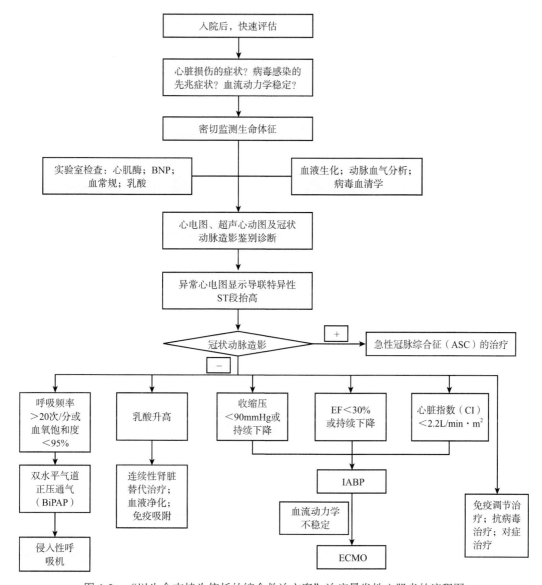

图 1-2 "以生命支持为依托的综合救治方案"治疗暴发性心肌炎的流程图

引自 Hang WJ，Chen C，Seubert JM，et al. Fulminant myocarditis：a comprehensive review from etiology to treatments and outcomes. Signal Transduction and Targeted Therapy，2020，5（1）：287.

2. 心肌炎的前驱症状不具备特异性，心电图、心肌损害实验室标志物、心室充盈压升高的标志物及超声心动图也都不具备特异性，因而心肌炎的诊断和鉴别具有极大的挑战性。尤其是暴发性心肌炎，发展迅速，死亡率非常高，因此需要临床医生高度重视，尽早甄别。一旦怀疑或诊断为暴发性心肌炎，应尽早采取生命支持治疗，联合免疫调节治疗，提高生存率，改善预后（图 1-3）。

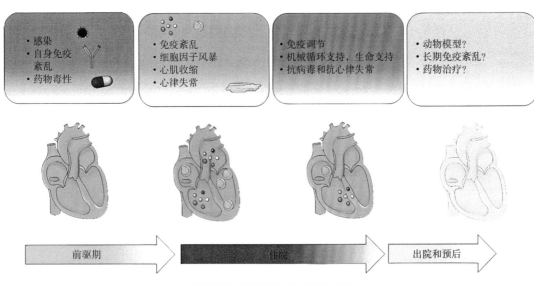

极早识别、极早诊断、极早预判、极早
救治以生命支持为依托的综合救治方案

图 1-3 暴发性心肌炎早期识别干预的重要性

引自 Hang WJ，Chen C，Seubert JM et al. Fulminant myocarditis：a comprehensive review from etiology to treatments and outcomes. Signal Transduction and Targeted Therapy，2020，5（1）：287.

作　　者：王颂薇　于　丹（阜外华中心血管病医院）

点评专家：张　静（阜外华中心血管病医院、河南省人民医院）

汪道文（华中科技大学同济医学院附属同济医院）

参 考 文 献

[1] Fung G，Luo H，Qiu Y，et al. Myocarditis. Circulation Research，2016，118（3）：496-514.

[2] Li HH，Zhang MZ，Zhao QY. Self-recruited neutrophils trigger over-activated innate immune response and phenotypic change of cardiomyocytes in fulminant viral myocarditis. Cell Discovery，2023，9（1）：103.

[3] Caforio ALP，Malipiero G，Marcolongo R，et al. Myocarditis：a clinical overview. Current Cardiology Reports，2017，19（7）：63.

[4] Hang WJ，Chen C，Seubert JM，et al. Fulminant myocarditis：a comprehensive review from etiology to treatments and outcomes. Signal Transduction and Targeted Therapy，2020，5（1）：287.

[5] Zhang XH，Wang SL，Jia J，et al. The use of extracorporeal membrane oxygenation in the treatment of fulminant myocarditis：current progress and clinical outcomes. Microvascular Research，2021，137：104190.

[6] Dai M，Yan Y，Wang L，et al. Characteristics of electrocardiogram findings in fulminant myocarditis. Journal of Cardiovascular Development and Disease，2023，10（7）：280.

[7] Wang D，Li S，Jiang J，et al. Chinese society of cardiology expert consensus statement on the diagnosis and treatment of adult fulminant myocarditis. Sci China Life Sci，2019，62（2）：187-202.

［8］Liu X，Song Y. Application of extracorporeal membrane oxygenation for acute fulminant myocarditis. Asian Journal of Surgery，2023，46（11）：5395-5396.

［9］Unverzagt S，Buerke M，de Waha A，et al. Intra-aortic balloon pump counterpulsation（IABP）for myocardial infarction complicated by cardiogenic shock. Cochrane Database of Systematic Reviews，2015，3：CD007398.

［10］Li S，Xu S，Li C，et al. A life support-based comprehensive treatment regimen dramatically lowers the in-hospital mortality of patients with fulminant myocarditis：a multiple center study. Sci China Life Sci，2019，62（3）：369-380.

病例 2　以晕厥起病的暴发性心肌炎

关键词：心肌炎；休克；晕厥

一、摘要

本病例是一名 17 岁的青少年，因"头晕、乏力 3 天"入院，当地医院检查显示心肌肌钙蛋白 I（cTnI）明显升高及三度房室传导阻滞，急诊置入临时起搏器后转入笔者所在医院。患者平车入院，血压在药物支持下仅能维持 70/50mmHg，急诊行冠状动脉造影未见明显狭窄，立即予以机械循环支持稳定患者生命体征。另外，立即完善相关检查明确诊断，心脏磁共振成像及心肌活检结果都提示心肌炎诊断，整个诊疗过程按照"以生命支持为依托的综合救治方案"进行，患者最终好转出院。

二、病例介绍

患者，女性，17 岁。

主诉：头晕、乏力 3 天。

现病史：患者连续劳累多日后于 3 天前无明显诱因出现乏力、头晕，在体位改变时头晕明显，伴黑矇，无头痛及恶心、呕吐，无发热，无咽痛及咳嗽、咳痰，无腹痛、腹泻，未予以重视。2 天前出现流清水样鼻涕，四肢乏力，出冷汗，头晕加重，食欲缺乏。于当地医院就诊后查 cTnI 明显升高（5.4ng/ml），行心电图检查提示三度房室传导阻滞，急诊置入临时起搏器后转入笔者所在医院。

发病以来，精神差，明显乏力，不思饮食。

既往史：平素身体健康。否认高血压、糖尿病及心脏病病史，否认肝炎、结核等传染病史，否认手术、外伤、输血史，否认食物、药物过敏史。

婚育与月经史：月经初潮 13 岁，经期 4 天，周期 28 天，末次月经日期 2021 年 4 月 23 日，经量中等，月经规律。未婚、未育。

家族史：无其他家族性遗传病、传染病史，无冠心病早发家族史，无糖尿病、高血压家族史。

体格检查：体温（T）36.2℃，脉搏（P）42 次 / 分，呼吸（R）18 次 / 分，血压（BP）70/50mmHg（在多巴胺静脉滴注治疗下）。平车推入病房，神志清楚，表情淡漠。面色苍白，皮肤湿冷，全身皮肤、巩膜无黄染，双侧瞳孔等大等圆，浅表淋巴结未触及肿大；颈静脉无充盈，肝颈静脉回流征阴性；双肺呼吸音清，未闻及明显干湿啰音；叩诊心界正常，心率 42 次 / 分，心律齐，心音明显低钝，心脏各瓣膜区未闻及杂音；腹软，无压痛及反跳痛，肝脾肋下未触及，墨菲（Murphy）征阴性；双下肢无水肿。神经系统查体无异常。

三、诊治经过

患者入院后完善相关检查（表 2-1，表 2-2），由于外院心电图（图 2-1）提示三度房室传导阻滞，完全性右束支传导阻滞，$V_1 \sim V_6$ 导联 ST-T 缺血性改变。入院后急诊行冠状动脉造影（图 2-2）显示冠状动脉无明显狭窄，并置入临时起搏器和主动脉内球囊反搏（IABP）作为机械循环支持，置入后复查心电图，如图 2-3 所示。

表 2-1　入院时血常规

项目	数值	参考值
白细胞计数（×10⁹/L）	8.1	3.5 ~ 9.5
中性粒细胞（×10⁹/L）	7.15 ↑	1.8 ~ 6.3
中性粒细胞百分比（%）	88.3 ↑	40 ~ 75
淋巴细胞（×10⁹/L）	0.6 ↓	1.10 ~ 3.2
淋巴细胞百分比（%）	7.4 ↓	20.0 ~ 50.0
单核细胞（×10⁹/L）	0.33	0.1 ~ 0.6
单核细胞百分比（%）	4.1	3.0 ~ 10
嗜酸性粒细胞（×10⁹/L）	0.01 ↓	0.02 ~ 0.52
嗜酸性粒细胞百分比（%）	0.1 ↓	0.4 ~ 8.0
嗜碱性粒细胞（×10⁹/L）	0.01	0.00 ~ 0.10
嗜碱性粒细胞百分比（%）	0.1	0.0 ~ 1.0
红细胞计数（×10⁹/L）	3.87	3.8 ~ 5.1
血红蛋白（g/L）	110 ↓	115 ~ 150
血小板计数（×10⁹/L）	185	125 ~ 350

表 2-2　生化及炎症因子

项目	数值	参考值
谷丙转氨酶（U/L）	15	≤ 33
谷草转氨酶（U/L）	106 ↑	≤ 32
总蛋白（g/L）	60.4	60 ~ 80
白蛋白（g/L）	36.3	32 ~ 45
球蛋白（g/L）	24.1	20 ~ 35
总胆红素（mmol/L）	10.2	≤ 21
间接胆红素（mmol/L）	4.5	≤ 12.9
总胆固醇（mmol/L）	2.73	< 5.18
甘油三酯（mmol/L）	0.55	< 1.7
高密度脂蛋白（mmol/L）	0.97 ↓	1.04 ~ 1.55
低密度脂蛋白（mmol/L）	1.72	< 3.37
肌酸激酶（U/L）	1012 ↑	≤ 170
血钾（mmol/L）	4	3.5 ~ 5.1

续表

项目	数值	参考值
血钠（mmol/L）	136.6	136 ～ 145
血氯（mmol/L）	106.7	99 ～ 110
肌酐（μmol/L）	47	45 ～ 84
乳酸（mmol/L）	3.5 ↑	0.5 ～ 2.2
碳酸氢根（mmol/L）	19.1 ↓	22 ～ 29
高敏肌钙蛋白（pg/ml）	33 330.7 ↑	≤ 26.2
NT-proBNP（pg/ml）	1124 ↑	< 300
超敏 C 反应蛋白（mg/L）	4.6 ↑	< 3
血沉（mm/h）	9	0 ～ 20
降钙素原（ng/ml）	0.05	0.02 ～ 0.05
sST2（ng/ml）	138.33 ↑	< 15
白介素 1β（pg/ml）	< 5.0	< 5.0
白介素 2 受体（U/ml）	1682 ↑	223 ～ 710
白介素 6（pg/ml）	33.08 ↑	< 7.0
白介素 8（pg/ml）	128.4 ↑	< 62
白介素 10（pg/ml）	25.0 ↑	< 9.1
肿瘤坏死因子 α（pg/ml）	29.1 ↑	< 8.1

注：NT-proBNP. N 末端 B 型钠尿肽前体；sST2. 可溶性生长刺激表达基因 2 蛋白。

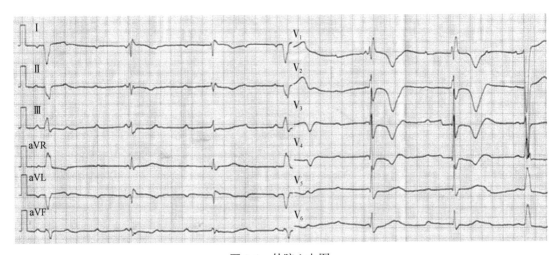

图 2-1　外院心电图

三度房室传导阻滞，完全性右束支传导阻滞，$V_1 \sim V_6$ 导联 ST-T 缺血性改变

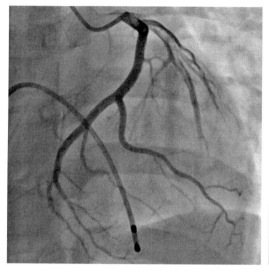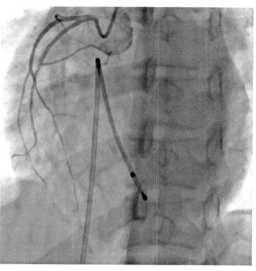

图 2-2　冠状动脉造影

左冠状动脉主干、前降支及回旋支和右冠状动脉未见明显狭窄

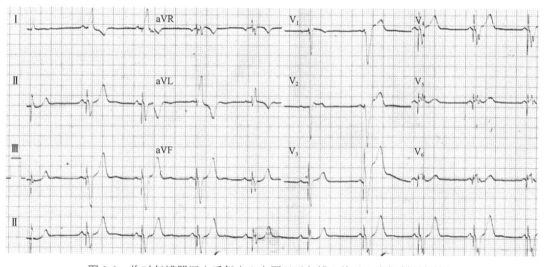

图 2-3　临时起搏器置入后复查心电图显示起搏心律（心室抑制型起搏）

乙型肝炎病毒、梅毒螺旋体、人类免疫缺陷病毒抗体阴性，血脂、尿常规、粪常规等无明显异常；风湿、类风湿、血管炎、抗磷脂抗体等免疫相关抗体阴性。

IABP 置入后行床旁心脏彩超检查（图 2-4）。①左心室不大（舒张末期内径 3.8cm），左心房不大（舒张末期内径 2.5cm），右心房不大，右心室增大（舒张末期内径 3.8cm）。②升主动脉窦部及近端均正常，主动脉瓣瓣膜未见异常。③二尖瓣前后叶逆向运动，瓣膜回声正常。E 峰 =89cm/s，A 峰 =52cm/s，E/A=1.71。④室间隔及左心室后壁增厚（1.1cm，为水肿所致），两者逆向运动。左心室运动明显减弱，未见明显节段性运动异常。⑤左心功能，EF 49%（正常青年人常 > 65%）。整体纵向应变（GLS）=–14.2%（正常者大于 –22%）。⑥组织多普勒超声显示室间隔二尖瓣环处 E'=9cm/s，A'=4cm/s，S=5cm/s，E/Em=11。⑦下腔静脉内径不宽（1.6cm），吸气相塌陷 < 50%。超声提示：①左心室肥厚并左心室收缩

功能降低；②右心室增大。

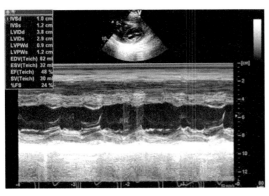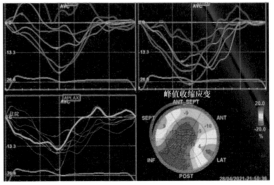

图 2-4 心脏彩超

本例患者是一名 17 岁女性，既往体健，持续劳累应激后出现乏力、头晕，伴随流涕和不思饮食。病情迅速加重，第 3 天就诊时心电图证实患者有缓慢性心律失常（三度房室传导阻滞）、心肌损伤标志物明显升高（cTnI 5.4ng/ml），入院体检发现患者为休克状态（70/50mmHg）。初步诊断：①心肌损伤原因待查，暴发性心肌炎？急性心肌梗死？②三度房室传导阻滞；③心源性休克？

本例患者是一名在县级医院首诊，血流动力学不稳定，生命危在旦夕的年轻患者，发现心率慢、三度房室传导阻滞和 cTnI 明显升高，考虑暴发性心肌炎而置入临时心脏起搏器后转至上级医院。笔者接诊后，首先采取正确有效的措施稳定患者的生命体征，另外以最快的速度明确诊断，并制订治疗方案。

需要鉴别诊断的疾病如下。

（1）急性冠脉综合征（急性心肌梗死）：多见于 30 岁以上的患者，高危因素包括吸烟及高脂血症、糖尿病、高血压病史等。本例患者为 17 岁青年，青年患者急性心肌梗死的病因有冠状动脉畸形、川崎病累及冠状动脉、冠状动脉自发性夹层、家族遗传性高胆固醇血症等。急性大面积心肌梗死可出现急性心力衰竭、肺水肿、房室传导阻滞、心源性休克，心电图呈现导联选择性 ST-T 缺血性改变，心肌标志物可显著升高。这些与暴发性心肌炎相似，难以仅从症状、体征进行鉴别，于是给该患者急诊行冠状动脉造影进行确认。造影结果证实该患者冠状动脉无明显狭窄、畸形。为明确诊断，仍需要进一步结合超声心动图、心脏磁共振成像（钆增强心肌灌注显像）、心肌活检进行鉴别诊断。超声见全心运动幅度明显降低，而非局部运动异常，不支持心肌梗死诊断。

（2）应激性心肌病（Takotsubo 综合征）：好发于绝经期后女性，有胸痛、心电图 ST-T 改变及心肌损伤标志物升高，常有强烈精神刺激等诱因。左心室造影可见节段性室壁运动异常，超过单一冠状动脉供血范围，最具有特征性的是心尖部室壁运动异常，呈"章鱼篓"样改变。冠状动脉造影结果阴性。该患者没有强烈精神刺激史，起病早期主要表现为上呼吸道感染症状，心脏彩超不支持此诊断。

（3）非感染性心肌炎：包括自身免疫性疾病、药物毒性和药物过敏等所致的暴发性心肌炎，临床上通常没有病毒感染的前期表现，但有自身免疫性疾病史、使用心脏毒性药物尤其是抗肿瘤药物或致过敏药物史，疾病发生同样迅速且凶险。临床治疗除不应用抗病毒药物外，其他与本病相似。如青年患者出现暴发性心肌炎，需要重点排查自身免疫性因素及药物毒性所致，尤其是自身免疫性疾病。本例患者进行了风湿、类风湿、血管炎、抗磷脂抗体等免疫相关抗体检测，结果显示为阴性，于是可排除自身免疫性疾病引起的心肌炎。

（4）脓毒症性心肌炎：脓毒症患者在严重细菌感染时可出现心肌损伤而加重休克，并可出现明显的心脏抑制表现。早期出现感染灶及血白细胞、降钙素原（PCT）水平显著升高及其他全身细菌感染表现有助于鉴别。

为了进一步获得影像学和组织学的证据支持暴发性心肌炎的诊断，完善心脏磁共振成像（MRI，钆增强心肌灌注显像）：MRI 是一种无创的检查方法，能够对心脏结构进行扫描、判定心功能，还能够直接观察心肌组织的病理改变，提供包括心肌水肿、充血、坏死及纤维化等多种病理图像证据，对鉴别急性心肌梗死和心肌病有一定的价值。经皮心内膜心肌活检仍是暴发性心肌炎确诊及细胞分型的客观标准，所以在病情允许时或好转后应积极完成活检以帮助发现病原和研究发病机制，评估患者预后。

对于诊断心肌炎的患者，应常规进行病原学检查，因为病毒性心肌炎常由呼吸道或肠道病毒感染所致，常见的为 B 组柯萨奇病毒，其 IgM 抗体检测可能有助于早期诊断。宏基因组及目标基因测序技术对明确病原体有帮助。在患者的整个病程中应动态监测肌钙蛋白、NT-proBNP，其是诊断心功能不全及其严重性、判断病情发展及转归的重要指标，尤其是对合并重症肺炎者，有重要鉴别诊断价值。白细胞的动态变化对判断患者的炎症状态、疾病转归有帮助。肝肾功能、凝血功能等相关指标的监测对早期发现患者的多器官功能不全有帮助。

该患者于入院后第 8 天（撤除 IABP、ECMO、临时起搏器后，2021 年 5 月 6 日）完善心脏 MRI（钆增强心肌灌注显像）和心肌活检病理。

MRI（图 2-5）：检查中患者心律齐，心率 63 次/分，左心室不大（舒张末期内径 4.7cm，收缩末期内径 3.6cm，缩短率 23%），左心房不大（前后径 2.1cm），左心室整体收缩运动正常；升主动脉近端直径 2.0cm。右心室不大（长径 7.2cm，短径 3.9cm），右心房横径 3.3cm，右心室整体收缩运动正常；左心室舒张末期室壁厚度在正常范围内：中间段室间隔下部 8.3mm，下侧壁 3.9mm；双反转快速自旋回波序列（DOUBLE）及三反转快速自旋回波序列（TRIPLE）见左心室基底段至中间段室间隔下部、下壁及下侧壁心外膜下心肌信号明显增高。心包膜不厚。心包可见液体信号影；双侧胸腔未见液体信号影。左心功能：左心室射血分数（LVEF）59%，心排血量（CO）4.1L/min，舒张期末容积指数（EDVi）76ml/m²。心肌灌注显像：首过灌注心肌未见明显异常充盈缺损信号，延迟扫描左心室基底段至中间段室间隔下部、下壁及下侧壁心外膜下心肌可见异常强化影。

结论：根据心脏上述改变，考虑急性心肌炎并心肌水肿、坏死。

心肌活检病理（图 2-6）：右心室心肌活检组织符合淋巴细胞性心肌炎病变。免疫组化：浸润淋巴细胞 CD3（＋），CD4（部分＋），CD8（部分＋），单核细胞 CD68（＋），CD19（－）。特殊染色：Masson 染色（散在胶原纤维＋，阳性对照＋）。

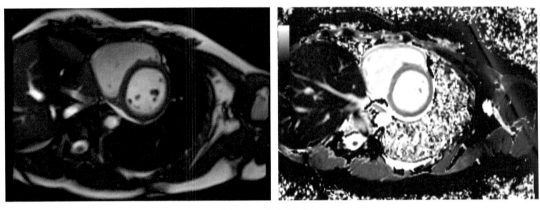

图 2-5 磁共振成像

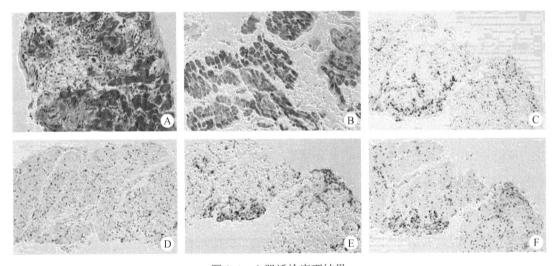

图 2-6 心肌活检病理结果

A. HE 染色；B. Masson（胶原）染色；C. CD4+；D. CD19−；E. CD68+；F. CD8+

综上所述，根据患者临床特点、实验室检查提示心肌损伤、炎症因子水平显著升高，尤其是 sST2 升高明显，冠状动脉造影阴性，心脏 MRI 及心肌活检病理学结果，确诊为暴发性心肌炎合并心源性休克。

因暴发性心肌炎是严重的心肌炎症性疾病，其发病机制是过度免疫激活和炎症风暴导致心肌严重损伤，起病急骤，病情进展迅速，早期病死率高，而患者一旦度过危险期，长期预后好。因此对于暴发性心肌炎的治疗，应高度重视，采用各种可能手段，尽力挽救患者生命。根据《成人暴发性心肌炎诊断与治疗中国专家共识》推荐，对于危重症患者，应做到"极早识别、极早诊断、极早预判、极早救治"，采用"以生命支持为依托的综合救治方案"进行救治。核心原则如下：①采用 IABP 和 ECMO 等循环支持治疗（而非强心、升血压药物治疗）；②免疫调节治疗，发生暴发性心肌炎时由于过度免疫激活和炎症风暴导致心肌严重损伤，针对这种病理生理基础，应采取免疫调节治疗。

基于上述救治原则，立刻给患者置入 IABP 治疗，并停用血管活性药多巴胺，血压仍波动于 70 ～ 80/50mmHg，周围循环状态仍未改善，立刻启动 ECMO 循环支持，血压升至

95～100/70mmHg，休克状态得到纠正；在接诊到患者，明确诊断的第一时间，在导管室内即给予地塞米松20mg静脉注射，同时使用甲泼尼龙200mg静脉滴注，每天2次，联合使用免疫球蛋白20g静脉注射（IGIV）（每天1次）以达到抗休克和调节免疫治疗炎症风暴的作用。在采取该方案治疗后病情迅速好转。入院第10天（5月8日）动态心电图表现如下（图2-7）。

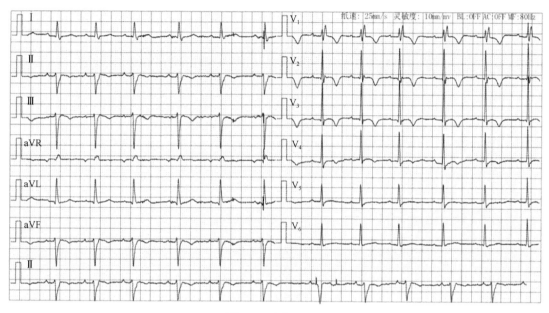

图2-7 动态心电图

1. 窦性心律，最小心率为41次/分，发生于02：16，最大心率为112次/分，发生于11：18。平均心率为62次/分。监测全程仅见1次心室起搏，为假性室性融合波。可见窦房结内游走心律。可见胸前导联T波低平或倒置。

2. 偶发室性早搏，8个/全程。

3. 完全性右束支传导阻滞+左前分支传导阻滞。

4. 监测中可见下壁、前壁T波改变。

5. 心率变异性分析：24小时全部正常窦性RR间期标准差（SDNN）173ms（正常范围102～180ms），24小时每5分钟正常RR间期平均值标准差（SDANN）152ms（正常范围92～162ms）。

心脏彩超显示左心室射血分数稳步回升（表2-3），心肌损伤标志物（hs-cTnI和NT-proBNP）稳步下降，均提示患者心功能逐渐恢复（图2-8）。患者治疗效果及转归如表2-4所示。

表2-3 左心室射血分数变化情况

	第0天	第1天	第2天	第3天	第4天	第5天	第6天	第7天
左心室射血分数（%）	48	46	47	47	47	49	55	56

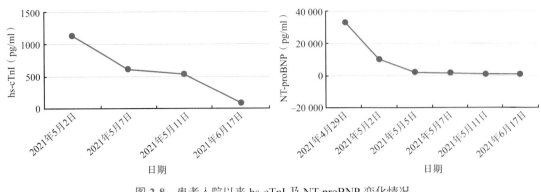

图 2-8　患者入院以来 hs-cTnI 及 NT-proBNP 变化情况

表 2-4　患者治疗效果及转归

治疗及用药	出院时情况及随访
甲泼尼龙（mg）：400 → 200 → 80 → 40	1. 无特殊不适
第 5 天：拔除 ECMO 管道	2. 心率 90 次 / 分
第 6 天：拔除 IABP 管道	3. 血压：105/55mmHg
第 13 天：拔除临时起搏器	4. 左心室未见明显节段性室壁运动异常，左心室射血分数 56%
第 17 天出院：带药，泼尼松 20mg 减量，曲美他嗪 35mg 每天 2 次，辅酶 Q10 10mg 每天 3 次	5. 1 年随访，心率 72 次 / 分，血压 105/55mmHg；左心室射血分数 65%

四、诊疗体会

心肌炎（myocarditis）是一种心肌的炎症性疾病。病因主要分为两类：感染性和非感染性。感染性病因最常见的是病毒感染，而病毒中，B 组柯萨奇病毒、细小病毒 B19、人类疱疹病毒 6 型等是常见病毒。细菌、真菌、螺旋体、立克次体等感染也可以引起心肌炎，但相对少见。非感染性心肌炎的病因包括药物、毒物、放射物、结缔组织病、血管炎等[1]。病毒性心肌炎起病缓急不定，少数呈暴发性，它可以导致急性心脏泵衰竭或猝死，称为暴发性心肌炎。有些患者可进展为扩张型心肌病。显微镜下见到的心肌组织被大量的淋巴细胞浸润是非常典型的炎症性改变[2]。心肌炎的临床表现差异很大，主要取决于病变的广泛程度与部位，轻者可完全没有症状，重者可出现心源性休克甚至猝死。普通急性心肌炎患者多数在发病前 1 ～ 3 周有病毒感染前驱症状，如发热、全身倦怠感、肌痛，或恶心、呕吐等消化道症状，随后可以有心悸、胸痛、呼吸困难、水肿等。查体常有心率增快，且与体温不相称，常可闻及第三心音、第四心音或奔马律，部分患者可于心尖部闻及收缩期吹风样杂音。而当患者病情进一步进展，出现血流动力学障碍时，则演变为暴发性心肌炎。后者主要表现为迅速发生的急性左心衰竭、心源性休克，肺循环淤血或休克表现，甚至晕厥、猝死。查体除了上述体征外，还可有颈静脉怒张、肺部湿啰音、肝大等。重症者可出现血压降低、四肢湿冷等心源性休克体征[3]。笔者所在中心在 2017 年报道了暴发性心肌炎"以生命支持为依托的综合救治方案"的专家共识及新近发布的指南[4, 5]，这个共识体现了笔者所在中心在普通心肌炎和暴发性心肌炎的救治中形成的一套方案，经临床反复实践，证实其行之有效。专家共识强调应尽早采取积极的综合治疗方法，一般治疗包括严格卧床休息、营养支持等。普通治疗，包括营养心肌、减轻心脏负荷、保护胃黏膜等，还包括抗感染、抗病毒、应用糖皮质激素、应用免疫球蛋白、血浆输注和血液净化及 IABP、ECMO 的机械辅助装置和呼吸机辅助呼吸、临时起搏器置入等措施的综合应用，必要时可行心脏移植。经过积极救治，笔者所在中心将暴发性心肌炎患者的死亡率由过去的 50%～60% 降至 5% 以内，这些患者的远期预后和生活质量良好[6]。因此对于暴发性心肌炎的治疗，应高度重视，采用各种可能手段，尽力挽救患者生命。

五、专家点评

1. 该例患者以乏力、头晕起病，在当地医院就诊时已出现三度房室传导阻滞，但经过治疗，1 周左右恢复自主窦性心律，且房室传导阻滞好转。部分病毒侵犯心脏传导系统而发作暴发性心肌炎，主要表现为恶性心律失常如高度房室传导阻滞，明显心动过缓或传导阻滞患者应立即置入临时起搏器，如不具备置入临时起搏器条件，暂时使用异丙肾上腺素缓慢静脉泵入，但要控制剂量，防止诱发快速心律失常。

2. 绝大多数心肌炎患者发生的缓慢型心律失常可恢复，急性期不建议置入永久起搏器。极少数病情稳定 2 周或更长时间后传导阻滞仍未恢复者，再考虑置入永久起搏器。

作　　者：汪璐芸　何阳春（华中科技大学同济医学院附属同济医院）

点评专家：汪道文（华中科技大学同济医学院附属同济医院）

参 考 文 献

[1] Kociol RD，Cooper LT，Fang JC，et al. Recognition and initial management of fulminant myocarditis：a scientific statement from the American Heart Association. Circulation，2020，141：e69-e92.

[2] Woudstra L，Biesbroek PS，Emmens RW，et al. Lymphocytic myocarditis occurs with myocardial infarction and coincides with increased inflammation，hemorrhage and instability in coronary artery atherosclerotic plaques. Int J Cardiol，2017，232：53-62.

[3] Wang D，Li S，Jiang J，et al. Chinese society of cardiology expert consensus statement on the diagnosis and treatment of adult fulminant myocarditis. Science China. Life sciences，2019，62：187-202.

[4] 中华医学会心血管病学分会精准医学学组，中华心血管病杂志编辑委员会，成人暴发性心肌炎工作组. 成人暴发性心肌炎诊断与治疗中国专家共识. 中华心血管病杂志，2017，45（9）：742-752.

[5] 中华医学会心血管病学分会，中华心血管病杂志编辑委员会. 中国成人暴发性心肌炎诊断和治疗指南. 中华心血管病杂志，2024，52（1）：10-33.

[6] Jiang J，Cui G，Chen C，et al. Long term prognosis of fulminant myocarditis and predictors related to impaired cardiac function post discharge. Chin J Cardiol，2022，50（3）：263-269.

病例3 疫苗接种相关的暴发性心肌炎

关键词：心肌炎；新型冠状病毒疫苗

一、摘要

笔者描述了2名受试者在接种第一剂灭活新型冠状病毒疫苗后出现暴发性心肌炎的病例。心脏磁共振成像显示广泛心肌水肿和坏死。心内膜心肌活检组织病理评估显示，炎性细胞（淋巴细胞）浸润、间质水肿、肌细胞坏死和局灶性纤维化。笔者采用"以生命支持为依托的综合救治方案"进行治疗，包括采用IABP的机械循环支持，以及免疫调节治疗，如应用糖皮质激素和静脉注射免疫球蛋白；最终，患者康复出院。

二、病例介绍

（一）病例1

患者，女性，57岁。

主诉：发热后出现间断胸闷、乏力4天。

现病史：患者4天前出现发热，最高体温为38.5℃，继而出现胸闷症状加重，并伴有心悸，不伴有胸痛、恶心呕吐、黑朦、晕厥或反酸等不适。为求进一步诊治来笔者所在医院就诊，以"胸闷待查"收入院。

既往史：患者4天前接种了灭活新型冠状病毒疫苗，既往有高血压病史，其他健康状况良好。

体格检查：体温为37.2℃，血压为102/58mmHg，脉搏为99次/分，呼吸为16次/分，血氧饱和度为99%。心脏检查显示心音低钝。

（二）病例2

患者，男性，63岁。

主诉：发热3天，伴乏力、胸闷1天。

现病史：患者4天前接受了新型冠状病毒疫苗注射。在接种疫苗后1天出现发热和疲劳，最高体温39℃，无心悸、胸闷、咳嗽、头晕、头痛、腹痛、腹泻、恶心或呕吐。患者到当地诊所就诊，口服酚麻美敏混悬液（泰诺），体温在正常范围内。就诊前一天，患者突然出现胸闷、心悸、头晕，意识丧失持续数秒。急诊心电图显示为三度房室传导阻滞。患者立即通过胸痛中心直接转诊到笔者所在医院。患者血压为90/60mmHg，心率为30次/分。急诊冠状动脉造影未发现明显的冠状动脉狭窄。此时，笔者拟诊断为暴发性心肌炎。在静脉注射 20mg 地塞米松后，患者紧急置入临时起搏器以维持心率，并置入 IABP 以支持其循环；患者血压上升至 105/60mmHg。患者被转移至冠心病重症监护病房行进一步治疗。

三、诊治经过

（一）病例 1

患者入院时生化检查结果见表 3-1。实验室检查结果提示严重的心肌损伤［高敏肌钙蛋白 I ＞ 50 000pg/ml，肌酸激酶（CK）1186U/L，乳酸脱氢酶（LDH）764U/L］，白细胞计数（WBC）升高（8.83×10⁹/L）和中性粒细胞百分比升高（92.6%），淋巴细胞水平降低（0.44×10⁹/L）。此外，超敏 C 反应蛋白、红细胞沉降率和炎性细胞因子（白介素 1β 8.9pg/ml；肿瘤坏死因子 α 11pg/ml）均显著升高。

表 3-1　病例 1 入院时生化检查结果

检测指标	参考范围	发病第 4 天（住院第 1 天）	发病第 6 天（住院第 3 天）	发病第 8 天（住院第 5 天）	发病第 10 天（住院第 7 天）
白细胞计数（×10⁹/L）	3.5 ～ 9.5	8.83	14.66	11.76	7.94
红细胞计数（×10¹²/L）	3.8 ～ 5.1	4.49	3.74	4.1	3.98
中性粒细胞（×10⁹/L）	1.8 ～ 6.3	8.18	12.98	9.92	6.2
淋巴细胞（×10⁹/L）	1.1 ～ 3.2	0.44	1.02	1.22	1.23
血小板（×10⁹/L）	125.0 ～ 350.0	156	171	234	254
血红蛋白（g/L）	115.0 ～ 150.0	132	111	124	135
红细胞压积（%）	35.0 ～ 45.0	39.3	34.3	36.9	40.2
钠（mmol/L）	136.0 ～ 145.0	133.3	136.8	/	/
钾（mmol/L）	3.5 ～ 5.1	3.47	4.41	3.69	4.17
氯（mmol/L）	99.0 ～ 110.0	95.4	103.4	/	/
钙（mmol/L）	2.20 ～ 2.55	2.19	2.14	/	/
碳酸氢根（mmol/L）	22.0 ～ 29.0	20.7	22.7	26.6	22.2
葡萄糖（mmol/L）	3.9 ～ 6.1	14.18	5.6	6.1	/
血尿素氮（mmol/L）	2.6 ～ 7.5	6.26	10.10	7.93	11.75
肌酐（μmol/L）	45 ～ 84	79	63	59	69
总蛋白（g/L）	64.0 ～ 83.0	73.3	65.9	72	67.2
白蛋白（g/L）	35.0 ～ 52.0	36.3	30.4	28.9	31.5
总胆红素（μmol/L）	≤ 21.0	18.6	4.4	3.4	5.7
降钙素原（ng/ml）	0.02 ～ 0.05	0.6	/	/	0.33
谷丙转氨酶（U/L）	≤ 33	43	32	80	36
谷草转氨酶（U/L）	≤ 32	231	78	79	130
碱性磷酸酶（U/L）	35 ～ 105	106	85	98	86
纤维蛋白原（g/L）	2.0 ～ 4.0	5.93	3.22	/	/
乳酸脱氢酶（g/L）	135.0 ～ 214.0	764	688	629	550

续表

检测指标	参考范围	发病第 4 天 （住院第 1 天）	发病第 6 天 （住院第 3 天）	发病第 8 天 （住院第 5 天）	发病第 10 天 （住院第 7 天）
凝血酶原时间（s）	$11.5 \sim 14.5$	13.4	13.4	/	/
国际标准化比值	$0.8 \sim 1.2$	1.01	1.03	/	/
肌酸激酶（U/L）	$\leqslant 190$	1186	846	647	274
乳酸（mmol/L）	$0.5 \sim 2.2$	/	1.77	/	1.82

鉴于患者的临床症状，笔者对患者进行了两次新型冠状病毒核酸检测，结果为阴性。甲型流感和乙型流感病毒、副流感病毒、呼吸道合胞病毒、鼻病毒、腺病毒、已知可引起人类疾病的 4 种常见冠状病毒株（HKU1、NL63、229E 和 OC43）及新型冠状病毒抗体（IgG 和 IgM）检测也呈阴性。

入院心电图显示右束支传导阻滞（图 3-1A）。冠状动脉造影排除了冠状动脉疾病（图 3-2A ～图 3-2C）；经胸超声心动图（TTE）应变分析显示弥漫性左心室运动功能减退，中室间隔壁厚度增加（间隔壁 13mm；下壁 11mm），左心室射血分数（LVEF，30%）显著降低（图 3-3B，图 3-3C）。

根据上述临床表现和实验室检查数据，该患者被诊断患暴发性心肌炎，并立即开始使用 IABP 进行治疗，治疗后患者收缩压从 95mmHg 升高到 110mmHg，心率从 100 次 / 分降至 85 次 / 分；静脉滴注甲泼尼龙（第 1 天静脉滴注 400mg，然后每天 200mg，连续 4 天）和静脉滴注免疫球蛋白（每天 20g，连续 5 天）。经过这些治疗，患者的循环趋于稳定并逐渐恢复。第 5 天，进行心脏磁共振成像检查，结果显示广泛心肌水肿和坏死，主要分布在心外膜下 / 室间隔，高度提示心肌炎（图 3-3G，图 3-3H）。此外，在不同位置的晚期钆增强成像检测到内侧隔膜大量心肌坏死、心肌侧壁变薄和纤维化。在 T_1 标测上观察到室间隔肌水肿，心肌 T_1 值显著增加（1364ms，图 3-3J）。此外，进行了心内膜心肌活检，组织学分析显示心肌细胞直径轻度增加，伴有一些变形细胞核、间质水肿及淋巴细胞浸润、心肌细胞坏死和局灶性纤维化（图 3-3L）。所有这些结果都支持暴发性心肌炎的最终诊断。

（二）病例 2

体格检查显示，体温为 36.2℃，血压为 101/60mmHg，脉搏为 77 次 / 分（起搏器心率，图 3-1C），呼吸为 18 次 / 分，血氧饱和度为 99%。听诊心音低钝。入院时生化分析结果见表 3-2。结果反映了严重的心肌损伤（hs-cTnI 17 961.8pg/ml，CK 586U/L）。白细胞计数在正常范围内（5.16×10^9/L），而中性粒细胞百分比升高（90.1%），淋巴细胞水平降低（0.47×10^9/L）。入院时心电图显示三度房室传导阻滞（图 3-1B），立即进行带有应变分析功能的经胸部超声心动图检查，结果提示弥漫性左心室运动障碍和室间隔厚度增加（13mm），左心室射血分数降至 28%（图 3-3A，图 3-3D）。基于上述临床表现和检查结果，患者被诊断患暴发性心肌炎，笔者立即启动"以生命支持为依托的综合救治方案"，使用了 IABP 设备，以及使用足量甲泼尼龙和免疫球蛋白进行免疫调节治疗，患者情况很快稳定。

5 天后，患者恢复窦性心律，此时，心脏磁共振成像检查显示广泛心肌水肿和坏死，主要分布在心外膜下 / 室间隔，高度提示心肌炎（图 3-3E，图 3-3F）。在 T_1 标测中观察到室间隔肌水肿，心肌 T_1 值显著增加（患者为 1380ms，图 3-3I，图 3-3J）。

心内膜心肌活检组织学分析证实为暴发性心肌炎，伴有间质水肿和淋巴细胞浸润（图 3-3K）。

表 3-2　病例 2 入院时生化检查结果

检测指标	参考范围	发病第 4 天（住院第 1 天）	发病第 6 天（住院第 3 天）	发病第 8 天（住院第 5 天）	发病第 10 天（住院第 7 天）
白细胞计数（$\times10^9$/L）	3.5 ~ 9.5	5.16	9.36	7.81	4.87
红细胞计数（$\times10^{12}$/L）	3.8 ~ 5.1	3.25	3.79	4.3	4.1
中性粒细胞（$\times10^9$/L）	1.8 ~ 6.3	4.65	8.08	7.16	5.3
淋巴细胞（$\times10^9$/L）	1.1 ~ 3.2	0.47	0.64	0.38	0.98
血小板（$\times10^9$/L）	125.0 ~ 350.0	91	83	61	110
血红蛋白（g/L）	130.0 ~ 175.0	98	111	125	134
红细胞压积（%）	40.0 ~ 50.0	29.7	34.2	38.6	42
钠（mmol/L）	136.0 ~ 145.0	138.8	137.8	/	139.3
钾（mmol/L）	3.5 ~ 5.1	3.86	3.97	4.08	4.18
氯（mmol/L）	99.0 ~ 110.0	108.9	107.0	/	/
钙（mmol/L）	2.20 ~ 2.55	2.08	1.95	/	/
碳酸氢根（mmol/L）	22.0 ~ 29.0	17.9	22.8	26.6	25.7
葡萄糖（mmol/L）	3.9 ~ 6.1	8.49	/	5.5	/
血尿素氮（mmol/L）	3.6 ~ 9.5	8.14	7.7	5.68	5.9
肌酐（μmol/L）	45 ~ 84	83	76	72	77
总蛋白（g/L）	64.0 ~ 83.0	63.4	61.7	69.5	68.4
白蛋白（g/L）	35.0 ~ 52.0	34.4	30.1	31.2	33.8
总胆红素（μmol/L）	≤ 26.0	5.8	4.9	4.3	6.9
降钙素原（ng/ml）	0.02 ~ 0.05	0.03	/	/	/
谷丙转氨酶（U/L）	≤ 33	28	41	80	85
谷草转氨酶（U/L）	≤ 32	93	34	44	36
碱性磷酸酶（U/L）	40 ~ 130	45	42	52	51
纤维蛋白原（g/L）	2.0 ~ 4.0	3.94	/	3.87	/
乳酸脱氢酶（g/L）	135.0 ~ 214.0	586	459	501	334
凝血酶原时间（s）	11.5 ~ 14.5	14.2	15.5	14.6	12
国际标准化比值	0.8 ~ 1.2	1.09	/	/	/
肌酸激酶（U/L）	≤ 190	586	687	423	211
乳酸（mmol/L）	0.5 ~ 2.2	1.41	/	1.23	/

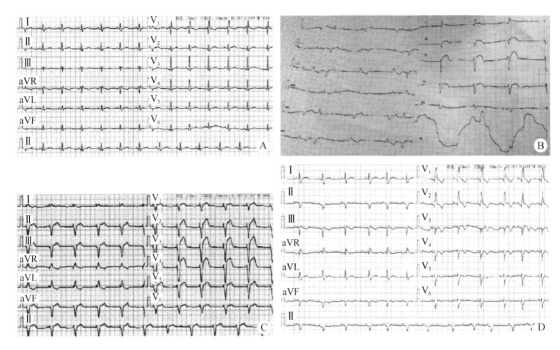

图 3-1　2 例患者入院时心电图

A. 病例 1 患者入院时心电图：窦性心律，右束支传导阻滞；B. 病例 2 入院时心电图：$V_1 \sim V_3$ 导联 ST 段抬高，三度房室传导阻滞；

C. 病例 2 患者置入临时起搏器后心电图；D. 病例 2 患者出院时心电图：窦性心律，右束支传导阻滞

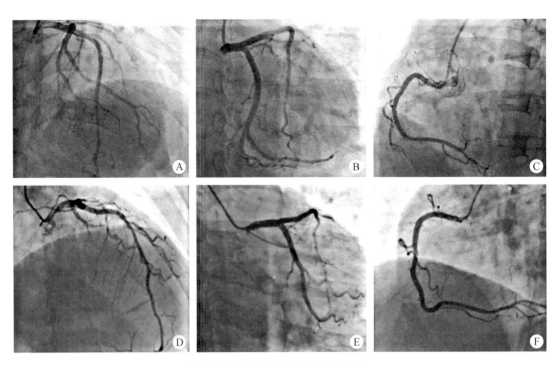

图 3-2　2 例患者冠状动脉造影结果

病例 1 冠状动脉造影结果（A ～ C）：A. 左冠状动脉，头位 30°；B. 左冠状动脉，足位 30°；C. 右冠状动脉，左前斜 45°。

病例 2 冠状动脉造影结果（D ～ F）：D. 左冠状动脉，头位 30°；B. 左冠状动脉，足位 30°；C. 右冠状动脉，左前斜 45°

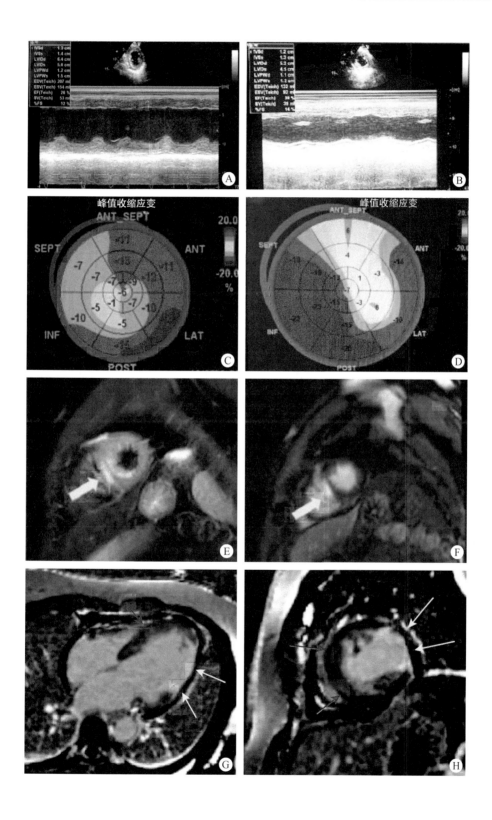

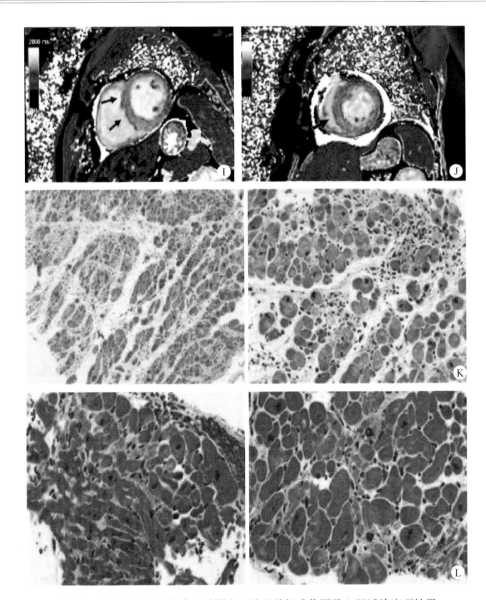

图 3-3　入院时记录的超声心动图和心脏磁共振成像图及心肌活检病理结果

A. 病例 2 左心室射血分数降低（射血分数 28%）；B. 病例 1 左心室射血分数降低（射血分数 30%）；C. 病例 1 超声心动图应变分析（GLS=−12.1%）；D. 病例 2 超声心动图应变分析（GLS=−9.8%）；E. 病例 2 心尖室间隔外层心肌信号增强（水肿）（箭头）；F. 病例 2 延迟钆增强成像显示心尖室间隔外层心肌增强（心肌坏死）（箭头）；G. 病例 1 长轴延迟钆增强成像提示中室间隔心肌坏死（红色箭头）、侧壁变薄和强化（黄色箭头）；H. 病例 1 短轴延迟钆增强成像显示心室中隔心肌坏死（红色箭头），侧壁变薄，纤维化形成（黄色箭头）；I. 病例 2 在 T_1 标测中观察到室间隔心肌水肿，心肌 T_1 值显著增加，T_1=1380ms（正常值 T_1=1180ms±20ms）；J. 病例 1 在 T_1 标测中观察到室间隔下部的心肌水肿，心肌 T_1 值显著增加，T_1=1364ms（正常值 T_1=1180ms±20ms）；K. 病例 2 心肌活检显示心肌纤维轻微水肿，间质水肿伴炎性细胞浸润；L. 病例 1 心肌活检显示心肌萎缩、部分心肌细胞肥大、心肌间质水肿、局部纤维化、心肌细胞散在性局灶性坏死并伴有炎性细胞浸润

（三）临床结局与随访

病例 1：住院 10 天，该患者左心室射血分数恢复至 52%，出院时口服 β 受体阻滞剂

（47.5mg/d）、培哚普利（4mg/d）和泼尼松（20mg/d）。在 1 个月后的第 1 次随访中，患者左心室射血分数为 60%，hs-cTnI 水平从出院时的 12 000pg/ml 降至 4700pg/ml，NT-proBNP 降至接近正常水平（108ng/L）。

病例 2：住院 9 天，出院后继续口服 β 受体阻滞剂（47.5mg/d）、培哚普利（4mg/d）和泼尼松（20mg/d）。出院时，左心室射血分数恢复到 59%，窦性心律（图 3-1D）。在 1 个月后的第 1 次随访中，患者左心室射血分数为 62%，hs-cTnI 水平从出院时的 17 961.8pg/ml 降至 45pg/ml，NT-proBNP 降至正常水平（76ng/L）。

四、诊疗体会

此前的研究报道，新型冠状病毒疫苗接种后仅出现轻度或中度不良事件，包括血栓形成，甚至肺血栓形成[1]。据笔者所知，这是首次报道灭活新型冠状病毒疫苗相关暴发性心肌炎病例。本文提到的 2 名患者以前没有心肌炎病史，健康状况良好，近期没有旅行史。他们都在没有新型冠状病毒感染病例的社区居住。然而，笔者发现患者在接种新型冠状病毒疫苗的第 2 天都出现了临床症状。目前，不知道灭活新型冠状病毒疫苗是否能直接引起心肌炎。然而，根据流行病学分析，本文 2 例暴发性心肌炎可能与新型冠状病毒疫苗接种有关。

心肌炎是指心肌炎症，可由感染、有毒物质或自身免疫过程引起。由于临床表现的异质性，心肌炎的诊断一直存在困难。心内膜心肌活检（EMB）被认为是诊断心肌炎的金标准。根据既往心肌炎诊断标准[2, 3]，本文 2 例患者的心肌纤维、心肌细胞和心肌间质均表现出不同程度的水肿并伴有慢性炎性细胞（淋巴细胞）浸润，从而诊断为心肌炎。此外，在病例 1 中也发生了心肌细胞坏死和局灶性纤维化。这种现象表明急性心肌炎有可能慢性转化为炎症性心肌病。心脏磁共振成像结果也与心肌炎的典型表现一致。值得注意的是，急性心肌炎的延迟钆增强（LGE）程度是一个动态过程，主要与急性期组织水肿有关，可以随着时间推移逐渐消失，而在晚期，LGE 主要反映炎症后的心肌纤维化。此外，免疫组织化学检查是目前用于评估组织中浸润免疫炎性细胞的标准方法。白细胞（CD45）、巨噬细胞（CD68）、T 细胞（CD3）及其主要亚型、辅助细胞（CD4）和细胞毒 T 细胞（CD8）及 B 细胞（CD19/CD20）的免疫组织化学特异性抗体也可以增加 EMB 的敏感性。这些措施将有助于心肌炎的诊断和鉴别诊断。

目前，暴发性心肌炎的潜在发病机制尚不清楚，但可能涉及病毒或其他病原体诱导心肌损伤，更重要的是，随后通过病原体相关分子模式和损伤相关分子模式识别固有免疫细胞上的模式识别受体（PRR），炎性细胞和细胞因子风暴加重，造成严重损伤[4-6]。在这 2 名患者中没有发现其他感染的证据。根据流行病学史，考虑新型冠状病毒疫苗诱导免疫相关心肌炎的可能性，但还不清楚注射疫苗是如何诱发暴发性心肌炎的。在特定条件下，抗原疫苗接种最初被固有免疫细胞识别，如树突细胞和巨噬细胞，然后被吞噬，并将病原体衍生的肽抗原呈递给幼稚的 T 细胞，然后激活并指导抗原特异性适应性免疫。然而，灭活新型冠状病毒含有 RNA 和蛋白质，并诱导非适应性反应，导致过度激活的炎症反应，如心肌炎或致命的暴发性心肌炎[4-7]。

暴发性心肌炎的主要治疗方法是免疫调节治疗和优化的心力衰竭治疗方案。笔者所在中心在治疗暴发性心肌炎方面积累了很多实践经验，包括新型冠状病毒相关心肌炎[8-11]。在笔者的报道中，根据专家一致建议，优先采用"以生命支持为依托的综合救治方案"[12]。在此治疗方案中，机械循环支持是基础，同时，采用足量糖皮质激素和静脉注射免疫球蛋白的免疫调节治疗，其在治疗心肌损伤和调节炎症反应方面发挥着重要作用。在之前的一项研究中，笔者证明早期应用IABP足以稳定大多数暴发性心肌炎患者[8]。糖皮质激素和免疫球蛋白的组合可以调节过度激活的免疫反应并抑制严重的心脏炎症[13-16]；因此，其在这两种情况下都得到了成功的应用。

五、专家点评

1. 本文报道了两例与新型冠状病毒疫苗相关的暴发性心肌炎，结合临床和心内膜心肌活检分析均证实了暴发性心肌炎的诊断。尽管少见，但是结合国际报道和临床所见[17-20]，其是可以发生的。这并不是在否认疫苗接种的功效和重要性，接种疫苗仍是预防传染性疾病的主要手段，但接种后应该密切关注疫苗相关的不良反应。

2. 一般出现暴发性心肌炎合并症，应该基于中国指南和专家共识要求，采用"以生命支持为依托的综合救治方案"，强调"极早识别、极早诊断、极早预判、极早救治"，因为，其发病机制依然是致病源（无论是蛋白疫苗，灭活病毒疫苗或mRNA疫苗[21, 22]）损伤心肌后，激活固有免疫和促发炎症风暴。只有及时有效治疗才能阻断炎症风暴等病理生理变化和进展。

作　　者：崔广林　李　瑞（华中科技大学同济医学院附属同济医院）

点评专家：汪道文（华中科技大学同济医学院附属同济医院）

参 考 文 献

[1] Hippisley-Cox J，Patone M，Mei XW，et al. Risk of thrombocytopenia and thromboembolism after covid-19 vaccination and SARS-CoV-2 positive testing：self-controlled case series study. BMJ，2021，374：n1931.

[2] Maisch B，Portig I，Ristic A，et al. Definition of inflammatory cardiomyopathy（myocarditis）：on the way to consensus A status report. Herz，2000，25（3）：200-209.

[3] Caforio AL，Pankuweit S，Arbustini E，et al. Current state of knowledge on aetiology，diagnosis，management，and therapy of myocarditis：a position statement of the European Society of Cardiology Working Group on Myocardial and Pericardial Diseases. Eur Heart J，2013，34（33）：2636-2648，48a-48d.

[4] Gong T，Liu L，Jiang W，et al. DAMP-sensing receptors in sterile inflammation and inflammatory diseases. Nat Rev Immunol，2020，20（2）：95-112.

[5] Takeda K，Akira S. Toll-like receptors in innate immunity. Int Immunol，2005，17（1）：1-14.

[6] Boyd JH，Mathur S，Wang Y，et al. Toll-like receptor stimulation in cardiomyoctes decreases contractility and initiates an NF-κB dependent inflammatory response. Cardiovasc Res，2006，72（3）：384-393.

[7] Quagliariello V，Bonelli A，Caronna A，et al. SARS-CoV-2 infection：NLRP3 inflammasome as plausible target to prevent cardiopulmonary complications. Eur Rev Med Pharmacol Sci，2020，24（17）：

9169-9171.

［8］Li S，Xu SY，Li CZ，et al. A life support-based comprehensive treatment regimen dramatically lowers the in-hospital mortality of patients with fulminant myocarditis：a multiple center study. Sci China Life Sci，2019，62（3）：369-380.

［9］Chen C，Zhou Y，Wang DW. SARS-CoV-2：apotential novel etiology of fulminant myocarditis. Herz，2020，45（3）：230-232.

［10］Chen C，Li H，Hang W，et al. Cardiac injuries in coronavirus disease 2019（COVID-19）. J Mol Cell Cardiol，2020，145：25-29.

［11］Ammirati E，Wang DW. SARS-CoV-2 inflames the heart.The importance of awareness of myocardial injury in COVID-19 patients. Int J Cardiol，2020，311：122-123.

［12］Wang D，Li S，Jiang J，et al. Chinese society of cardiology expert consensus statement on the diagnosis and treatment of adult fulminant myocarditis. Sci China Life Sci，2019，62（2）：187-202.

［13］Hang W，Chen C，Seubert JM，et al. Fulminant myocarditis：a comprehensive review from etiology to treatments and outcomes. Signal Transduct Target Ther，2020，5（1）：287.

［14］Guilliams M，Bruhns P，Saeys Y，et al. The function of Fcγ receptors in dendritic cells and macrophages. Nat Rev Immunol，2014，14（2）：94-108.

［15］Pincetic A，Bournazos S，DiLillo DJ，et al. Type Ⅰ and type Ⅱ Fc receptors regulate innate and adaptive immunity. Nat Immunol，2014，15（8）：707-716.

［16］Anthony RM，Nimmerjahn F，Ashline DJ，et al. Recapitulation of IVIG anti-inflammatory activity with a recombinant IgG Fc. Science，2008，320（5874）：373-376.

［17］Sularz AK，Hua A，Ismail T. SARS-CoV-2 vaccines and myocarditis. Clin Med（Lond），2023，23（5）：495-502.

［18］McDonald MA，Kafil TS，Khoury M，et al. Myocarditis and pericarditis following mRNA COVID-19 vaccination：2024 status and management update. Can J Cardiol，2024：S0828-282X（24）00277-0.

［19］Zwiers LC，Ong DSY，Grobbee DE. COVID-19 vaccine-induced myocarditis and pericarditis：towards identification of risk factors. Glob Heart. 2023，18（1）：39.

［20］Tsang HW，Kwan MYW，Chua GT，et al. The central role of natural killer cells in mediating acute myocarditis after mRNA COVID-19 vaccination. Med，2024，5（4）：335-347.

［21］Zhou M，Wong CK，Yeung WYW，et al. Case report：coronavirus disease 2019（COVID-19）modified RNA vaccination-induced adult-onset Still's disease with fulminant myocarditis as initial presentation. Front Cardiovasc Med. 2023 Mar 15；10：1066699.

［22］Vila-Olives R，Uribarri A，Martínez-Martínez M，et al. Fulminant myocarditis following SARS-CoV-2 mRNA vaccination rescued with venoarterial ECMO：a report of two cases. Perfusion，2023，2023：2676591231170480.

病例 4　心功能断崖式下降的暴发性心肌炎

关键词：暴发性心肌炎；休克

一、摘要

本病例是一名 33 岁女性患者，起病 2 天入院，表现为胸闷、低热，伴头晕、心悸、乏力，用退热类药物后体温下降，但胸闷持续性加重。于当地入院后见心电图显著变化，心肌标志物显著升高，及时进行冠状动脉造影排除了心肌梗死，诊断为暴发性心肌炎，异地经置入 ECMO 转运至笔者所在医院，获得救治。中国专家提出的以"生命支持为依托的综合救治方案"提高了临床救治成功率，该方案强调"极早识别、极早诊断、极早预判、极早救治"。

二、病例介绍

患者，女性，33 岁。

主诉：胸闷 2 天，加重伴发热 1 天。

现病史：患者入院前 2 天活动后出现胸闷，呈压迫感，可忍受，伴头晕、心悸、乏力，非喷射性呕吐胃内容物 1 次，量不详。无胸痛、发热，无咳嗽、咳痰，无晕厥及肢体功能障碍，未治疗。入院前 1 天出现发热，自测体温 38.7℃，自服"布洛芬缓释胶囊"退热类药物，体温逐渐降至正常，胸闷症状无好转，呈持续性加重。遂到当地县医院就诊，查心电图提示窦性心律，不完全性右束支传导阻滞，Ⅱ、Ⅲ、aVF、V₁、V₂ 导联 ST 段抬高。cTnI 1.76ng/ml，CK-MB 28.2ng/ml，拟诊"冠状动脉粥样硬化性心脏病，急性 ST 段抬高心肌梗死"，遂给予"阿司匹林肠溶片 300mg、氯吡格雷片 300mg、阿托伐他汀钙片 20mg"口服，转往当地市医院治疗。至当地市医院后急诊行冠状动脉造影提示冠状动脉未见明显狭窄。术后胸闷症状呈持续性加重，伴心悸、气短，血压下降，考虑"暴发性心肌炎"，给予"注射用甲泼尼龙琥珀酸钠、静注人免疫球蛋白、去甲肾上腺素注射液"等药物。为进一步治疗由笔者所在医院体外循环团队在当地医院行 VA-ECMO 置入后转运至笔者所在医院继续治疗，急诊以"暴发性心肌炎、上呼吸道感染"收入院。

患者发病以来神志清，精神差，饮食、睡眠差，大小便未见明显异常，体重无加重或减轻。

既往史：剖宫产手术史 2 次；胃炎病史 3 年，既往行胃镜检查提示糜烂性胃炎，间断有反酸、烧心症状；上呼吸道感染病史 1 周，自服板蓝根颗粒后好转。个人史及家族史无特殊。

体格检查：体温 36.5℃，脉搏 103 次 / 分，呼吸 21 次 / 分，血压 128/86mmHg，血氧饱和度 100%，咽部充血，右侧扁桃体Ⅱ度肿大，双肺呼吸音粗，未闻及干湿啰音，心尖冲动减弱，心音低，各瓣膜听诊区未闻及杂音，腹软，无压痛、反跳痛，四肢末梢凉，双下肢无水肿，生理反射存在、对称，病理反射未引出。

三、诊治经过

入院后完善相关辅助检查，结合病史明确诊断：暴发性心肌炎，心源性休克，上呼吸道感染，胃炎。动态监测患者心肌梗死三项提示肌钙蛋白急剧升高，超声提示"左心功能断崖式下降"，射血分数降至 8%。胸部 CT：考虑双肺炎症，右肺下叶及左肺上叶肺大疱，双侧胸膜增厚，心包少量积液，獭尾肝，肝右叶小囊肿可能，肝脏钙化灶，胆囊腔密度增高，考虑胆汁淤积可能，双肾小结石或钙化灶，双侧肾上腺局部增粗，盆腔积液，腹盆部分肠管积气扩张，右下腹壁皮下脂肪间隙斑片影，盆壁软组织水肿。超声心动图提示心脏收缩功能极差。病程中氧合指标下降，使用有创呼吸机辅助通气。给予奥司他韦胶囊 75mg（2 次 / 天）口服抗病毒、甲泼尼龙琥珀酸钠 200mg（1 次 / 天）静脉滴注抗炎、静注人免疫球蛋白 20g（1 次 / 天）静脉滴注调节免疫，注射用哌拉西林钠他唑巴坦钠 4.5g（8 小时 / 次）静脉滴注抗感染，辅酶 Q10 10mg（3 次 / 天）口服、盐酸曲美他嗪片 20mg（3 次 / 天）口服、门冬氨酸钾镁片 2 片（3 次 / 天）口服、维生素 C 注射液 3g（1 次 / 天）静脉滴注改善心肌能量代谢，肝素钠注射液微量泵泵入抗凝、重组人血小板生成素注射液 15 000U（1 次 / 天）皮下注射提升血小板等。VA-ECMO 辅助期间主要实验室检查结果及变化如表 4-1 所示。

VA-ECMO 辅助治疗 7 天后患者循环稳定，超声心动图提示心脏收缩功能改善，无血管活性药物，由心脏重症医学科、体外循环科共同评估后停用 VA-ECMO 并拔除气管插管。完善心脏磁共振成像检查：室间隔 T_2 压脂高信号，室间隔及基底段左心室侧壁灌注降低并强化，考虑心肌炎，左心室收缩及舒张功能降低，心脏运动节律欠规整，二尖瓣、三尖瓣少量反流，心包少量积液。治疗后无胸闷、心悸等症状，肌钙蛋白、BNP 等血清学指标恢复正常，顺利出院。出院后门诊随访 6 个月，复查心脏磁共振成像提示心肌水肿及延迟强化范围减小，心功能正常，恢复良好。

四、诊疗体会

暴发性心肌炎是心肌炎最为严重和特殊的类型，在组织学和病理学上与普通病毒性心肌炎比较并没有特征性差别，临床表现为起病急骤，病情进展极其迅速，很快出现血流动力学异常及严重心律失常，并可伴有多器官功能损伤，如呼吸衰竭和肝肾衰竭，早期病死率极高[1]。此病前期表现不典型，且个体差异较大，多有低热、乏力、食欲下降、腹泻等，易被忽视，但却是诊断暴发性心肌炎的重要线索，接诊医生要保持高度的敏感和警惕，特别是监测血流动力学、心电图、生化检测（如 cTnI、NT-proBNP）及超声心动图变化，以期做到"极早识别、极早诊断、极早预判、极早救治"，挽救更多患者的生命[2]。

表 4-1 主要检查结果的变化情况

时间	心率(次/分)	白细胞计数(×10⁹/L)	血红蛋白(g/L)	血小板(×10⁹/L)	C反应蛋白(mg/L)	谷丙转氨酶(U/L)	血肌酐(μmol/L)	心肌肌钙蛋白(ng/ml)	B型钠尿肽(pg/ml)	乳酸(mmol/L)	左心室舒张末期内径(mm)	左心室收缩末期内径(mm)	每搏输出量(SV)(ml)
第0天	103	8.58	110	114	39.95	—	48	8.36	409	2.55	41	36	17
第1天	98	12.38	111	96	37.44	84	61	—	—	2.64	41	39	8
第2天	64	7.9	100	70	25.9	223	63	11.5	431	1.82	41	39	11
第3天	76	5.96	84	47	17.09	153	86	11.8	2210	2.45	45	40	22
第4天	62	7.44	87	48	9.71	118	68	8.02	>5000	1.70	44	36	33
第5天	76	7.19	96	58	5.43	—	75	6.08	—	2.12	40	32	29
第6天	66	5.4	88	43	3.02	98	76	4.12	—	1.70	45	36	37
第7天	85	7.33	86	56	1.67	88	84	1.89	1140	1.50	41	33	29

暴发性心肌炎临床常见原因是感染、免疫损伤、毒素/药物毒性等,本病冬春季节多见,其中病毒感染是最主要的致病因素,早期导致心肌损伤的机制包括病毒复制的直接损伤和免疫介导的继发损伤[1]。在急性期病毒侵蚀、裂解及释放细胞因子引起心肌功能失常、变性和坏死为直接损伤,细胞炎症因子导致的水肿和炎性细胞趋化为间接损伤,其是病情恶化和全身多器官损伤的重要病理生理机制,也是亚急性期免疫反应的主要原因。但是由于监测手段等因素,只有10%～20%的患者心肌组织中检测到病毒基因,病理学改变与临床严重程度并不对应,而且病毒检测阴性不能排除心肌炎,不推荐病毒血清学检测,本病更多是一项临床诊断[3-5]。由于本病进展迅速,临床呈暴发性进程,在临床治疗中常抗病毒与免疫调节治疗联合进行。

暴发性心肌炎多见于平时身体健康、无基础器质性疾病的青壮年,临床表现具有多样性,需要排除其他有相应临床表现的疾病,如脓毒症性心肌病、应激性心肌病及由自身免疫性疾病、使用毒性药物和药物过敏所致的急性心肌炎。对于高龄的患者,特别需要高度重视与冠心病急性心肌梗死进行鉴别,对于青壮年,亦建议行冠状动脉造影检查进行鉴别诊断,有报道冠状动脉血栓形成,卵圆孔未闭反向栓塞导致急性心肌梗死的病例,两种疾病治疗方案完全不同,需要引起高度重视。

目前认为暴发性心肌炎患者痊愈后的生存率与普通人群几乎没有差异。本病早期病死率高,一旦怀疑本病,需要高度重视,尽早识别、快速反应、多学科合作,全力救治。2017年中国专家发布暴发性心肌炎"以生命支持为依托的综合救治方案",强调机械循环支持、免疫调节治疗[6]。与国外的暴发性心肌炎治疗方案"强调心内膜活检并给予细胞毒性药物治疗"不同,中国专家方案的基本原则是减轻心脏负担让心脏休息、合理采用免疫调节治疗、配合使用神经氨酸酶抑制剂,包括器械循环支持治疗,如IABP、ECMO、Impella™CP装置、CRRT、呼吸机等,共同起到循环支持、免疫调节、抑制心肌损伤等作用,将住院患者死亡风险降至5%以下,改善了预后[7,8]。

五、专家点评

1. 暴发性心肌炎临床表现不典型,对于迅速出现血流动力学不稳定的心肌炎患者,接诊医生需要保持一定的敏感性,寻找暴发性心肌炎的特征,如心音低钝,心率快,血压骤降,心电图显示低电压、QRS增宽,TnI和NT-proBNP或BNP升高等,特别注意循环衰竭和心律失常的表现[2]。诊断明确后临床治疗以调节免疫功能紊乱为当务之急,尽早使用糖皮质激素与大剂量免疫球蛋白。

2. 《成人暴发性心肌炎诊断与治疗中国专家共识》及《中国成人暴发性心肌炎诊断和治疗指南》提出"以生命支持为依托的综合救治方案",显著提高了临床救治生存率。通过专题学习班、大会宣讲等方式大力推广中国专家方案,特别是在容易出现认识不足、诊断延迟的基层医院产生了很好的效果。例如,此例患者在县医院得到及早识别,到市医院及早明确诊断并及早给予免疫调节治疗和器械循环辅助支持,再转至国家区域医疗中心进行规范救治。目前,河南省的暴发性心肌炎抢救成功率得到了极大的提高,阜外华中心血管病医院暴发性心肌炎的抢救成功率在 90% 以上。

作　　　者：胡振杰　郭素萍　肖文涛　王伯乐　肖亚楠
（阜外华中心血管病医院、河南省人民医院）
点评专家：张　静（阜外华中心血管病医院、河南省人民医院）
汪道文（华中科技大学同济医学院附属同济医院）

参 考 文 献

[1] 中华医学会心血管病学分会精准医学学组，中华心血管病杂志编辑委员会，中国成人暴发性心肌炎工作组. 中国成人暴发性心肌炎诊断和治疗指南. 中华心血管病杂志，2024，52（1）：10-33.

[2] 汪道文，惠汝太. 推行暴发性心肌炎处理的中国方案，挽救更多生命. 中华心血管病杂志，2022，50（3）：212-218.

[3] Kociol RD, Cooper LT, Fang JC, et al. Recognition and initial management of fulminant myocarditis: a scientific statement from the American Heart Association. Circulation, 2020, 141（6）: e69-e92.

[4] Merlo M, Ammirati E, Gentile P, et al. Persistent left ventricular dysfunction after acute lymphocytic myocarditis: frequency and predictors. PLoS ONE, 2019, 14, e0214616-e0214628.

[5] Mahfoud F, Gärtner B, Kindermann M, et al. Virus serology in patients with suspected myocarditis: utility or futility. Eur Heart J, 2011, 32: 897-903.

[6] 蒋建刚，赵春霞，汪道文. 提高暴发性心肌炎的救治成功率，需要"早诊早治". 内科急危重症杂志，2022，28（6）：441-443.

[7] Zhou N, Zhao Y, Jiang J, et al. Impact of mechanical circulatory support and immunomodulation therapy on outcome of patients with fulminant myocarditis: Chinese registry of fulminant myocarditis. Signal Transduct Target Ther, 2021, 6（1）: 350.

[8] 叶发民，张晶晶，王伯乐，等. 机械循环支持和免疫调节联合治疗暴发性心肌炎合并心源性休克患者的疗效分析. 中华心血管病杂志，2021，49（9）：894-899.

病例5 机械辅助装置置入联合免疫调节救治暴发性心肌炎

关键词：心肌炎；机械辅助装置；免疫治疗

一、摘要

暴发性心肌炎是急性心肌炎中最为严重和特殊的类型，起病急骤，进展迅速，可在短时间内出现各种严重并发症，包括心源性休克、严重心律失常、多器官衰竭等，如不经积极救治，死亡率极高。本文选取笔者所在中心1例代表性病例，介绍救治过程。本病例是一名33岁年轻女性患者，因"胸闷、乏力1周，加重3天"入院，入院后患者表现为持续性室性心动过速和心源性休克状态，立即予以IABP和VA-ECMO机械辅助装置置入维持患者血流动力学稳定，给予患者连续性肾脏替代治疗和呼吸机辅助通气，患者心肌肌钙蛋白水平逐渐趋于正常，血流动力学趋于稳定，入院后11天康复出院。本例患者临床特征符合暴发性心肌炎的发病特点，发病第3天即出现恶性心律失常、心搏骤停和顽固性心源性休克。

二、病例介绍

患者，女性，33岁。

主诉：胸闷、乏力1周，加重3天。

现病史：患者于1周前感冒后出现胸闷、乏力、咳嗽等不适，自服抗感冒药（具体不详），症状无好转，近3天来感胸闷、乏力加重，当地医院心电图提示"室性心动过速"，予以电复律及胺碘酮持续静脉泵入，效果不佳，遂转至笔者所在医院急诊科，急诊科就诊期间测不出血压，复查心电图仍为室性心动过速，再次予以电复律及应用"去甲肾上腺素、利多卡因、硫酸镁"等救治，后转为窦性心律，以"暴发性心肌炎"收治入院。

起病以来，患者精神、饮食、睡眠不佳，大小便正常，体力下降，体重变化不明显。

既往史：1个月前有人工流产史；否认高血压、糖尿病、肝炎、结核等病史，有剖宫产手术史，否认外伤、输血史，无药物及食物过敏史。

体格检查：体温36.0℃，血压测不出，脉搏测不出，呼吸28次/分，意识淡漠，平车推入病房，平卧位，体格检查欠合作，全身皮肤、巩膜无黄染，浅表淋巴结无肿大。四肢冷，颈静脉无怒张，颈软，双肺呼吸音清，未闻及干湿啰音。心率165次/分，律不齐，心音低钝，闻及奔马律；心脏各瓣膜区未闻及明显杂音，腹平软，全腹无压痛、反跳痛，肝脾肋下未触及。双下肢无水肿，双肾区无叩痛。

辅助检查：外院及笔者所在医院急诊心电图提示室性心动过速。血钾 2.79mmol/L，NT-proBNP 7260pg/ml，高敏肌钙蛋白 I（hs-cTnI）> 50 000pg/ml（大于检测上限）。

入院诊断：暴发性心肌炎，持续性室性心动过速。

诊断依据：年轻女性，胸闷、乏力 1 周，加重 3 天；以休克和恶性心律失常为主要起病表现，急诊心电图提示室性心动过速；心力衰竭标志物 NT-proBNP 和心肌损伤标志物高敏肌钙蛋白 I 显著升高。

三、诊治经过

患者入院后血压、脉搏测不出，神志淡漠，心电监护提示室性心动过速，立即予以升压、补钾、抗心律失常（胺碘酮、利多卡因、艾司洛尔等）、免疫调节治疗（地塞米松 10mg 静脉注射后继之以甲泼尼龙 200mg 静脉滴注、免疫球蛋白 10g 静脉滴注），多次电复律后恢复窦性心律或交界性逸搏心律，但是血压及脉搏仍测不出，立即予以气管插管呼吸机辅助呼吸和床旁 IABP 置入，设置为心电 1 ：1 触发模式，反搏压约为 60mmHg。其间患者血压仍很不稳定，反复发生室性心动过速，遂行床边 VA-ECMO 置入，设置 ECMO 初始参数为转速 3500r/min，流量为 3.5L/min。患者血压逐渐稳定回升至 86/64mmHg。入院后复查高敏肌钙蛋白 I > 50 000pg/ml。

VA-ECMO 和 IABP 支持下，血压 88/59mmHg，脉搏 66 次 / 分，呼吸 20 次 / 分，患者镇静状态，复查高敏肌钙蛋白 I 仍 > 50 000pg/ml，肌红蛋白 887.0ng/ml（正常范围 < 106ng/ml），肌酸激酶同工酶 71.0ng/ml（正常范围 < 3.4ng/ml）；血糖测定 17.75mmol/L（正常范围 4.11 ～ 6.05mmol/L）。

入院后 24h 内进行心脏彩超检查，未见明显心腔扩大，室间隔不增厚，左心收缩功能测值：射血分数为 55%，2h 后左心室射血分数为 40%。但 6h 后再次复查心脏彩超可见左心室弥漫性室壁运动减弱，左心室射血分数为 14%。床旁胸部 X 线片提示双肺纹理增强，右肺中上野结片影（图 5-1）。

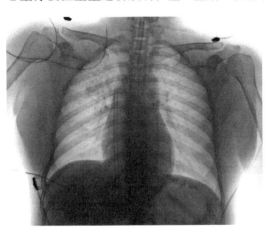

图 5-1　胸部正位片

双肺纹理增强，右肺中上野结片影，可见右心房上腔静脉端 VA-ECMO 的静脉引流导管。降主动脉可见 IABP 球囊导管。主气管内可见气管插管

入院后当天以持续 IABP+VA-ECMO 辅助循环，气管插管和呼吸机辅助通气。甲泼尼龙 200mg/d 静脉滴注，免疫球蛋白 20g/d 静脉滴注。奥司他韦 150mg/d、曲美他嗪 70mg/d×11 天口服 + 辅酶 Q10 30mg/d。

入院后第 2 天进行连续性肾脏替代治疗。持续气管插管，轻度镇静状态，无发热情况，入院首日 24h 入量 2740ml，出量 3150ml。心电监护提示窦性心律，未见明显恶性心律失常，血氧饱和度 100%。持续 ECMO 应用，为 VA 模式，调转速为 3490r/min，流量为 2.39L/min，气流量为 5L/min，吸入氧浓度（FiO$_2$）为

50%，水箱温度为 36.8℃，ECMO 仪器运转正常。持续 IABP 应用，反搏比 1∶1，心电触发模式。查体：血压 88/47mmHg；无颈静脉怒张，颈软，双肺呼吸音清，未闻及干湿啰音。心率 69 次 / 分，心律齐，心音低钝，心脏各瓣膜听诊区未闻及明显杂音，腹平软，全腹无压痛、反跳痛，肝脾肋下未触及。双下肢无水肿。复查白细胞计数 14.97×10⁹/L ↑，中性粒细胞百分比 80.9% ↑，中性粒细胞 12.11×10⁹/L ↑，红细胞计数 3.56×10¹²/L ↓，血红蛋白 108.0g/L ↓；降钙素原 2.11ng/ml ↑；NT-proBNP 1190pg/ml ↑，高敏心肌肌钙蛋白 I 41 743.0pg/ml；电解质未见异常。由于患者循环趋于稳定，呼吸功能好转，予以拔除气管插管，将 ECMO 转速逐渐下调，输注浓缩红细胞改善携氧能力，继续进行免疫调节、抗病毒、抗感染、改善心肌代谢、护胃及补充营养等治疗。

入院后第 2 天心脏彩超提示左心室弥漫性室壁运动减弱，以下壁、前间隔室壁运动减弱更明显。左心室射血分数为 20%。心包脏壁层分离，最大液性暗区为左室侧壁 0.5cm。左心室收缩功能降低，二尖瓣轻中度关闭不全，主动脉瓣轻中度关闭不全，三尖瓣轻中度关闭不全。

入院后第 3 天患者拔除气管插管后恢复自主呼吸和意识，无再发恶性心律失常，偶发室性早搏，循环逐渐稳定，ECMO 参数逐渐下调后，血压持续稳定在 80 ～ 100/ 50 ～ 65mmHg，心率 95 次 / 分，左侧指氧饱和度为 100%。于入院后第 4 天停止连续性肾脏替代治疗，第 5 天撤除 ECMO 辅助。由于患者撤除生命辅助装置之后，血流动力学稳定，遂加用改善心肌重构药物，培哚普利 2mg/d+ 美托洛尔缓释片 23.75mg/d，视血压情况逐渐加量。复查超声提示射血分数为 56%，较前明显好转。第 5 天射血分数为 53%，但仍有少量心包积液。入院后 1 周检查心脏磁共振灌注加权成像（MR-PWI）＋多方位延迟增强提示室间隔及左心室前、下壁心肌水肿、坏死，主动脉瓣轻中度关闭不全；少量心包积液（图 5-2）。

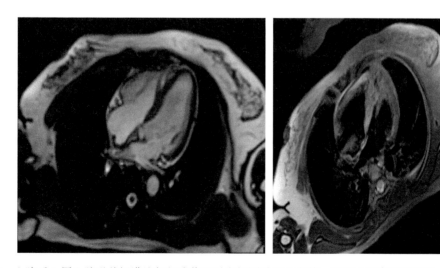

图 5-2　入院后 1 周心脏磁共振灌注加权成像显示室间隔及左心室前、下壁心肌高亮密度影，提示心肌组织严重水肿和坏死，室间隔厚度 14mm，左心室心尖部厚度也显著增加

入院后 1 周动态心电图提示窦性心律，最小心率为 49 次 / 分，最大心率为 99 次 / 分，平均心率为 71 次 / 分，可见 V_1、V_2 导联呈 QS 型，下壁、前壁呈缺血性 ST-T 异常（图 5-3）。同样，心脏超声斑点示踪技术显示心脏室壁运动基本恢复正常（图 5-4）。入院后，患者高敏肌钙蛋白、NT-proBNP 及射血分数变化趋势如图 5-5 ～图 5-7 所示。

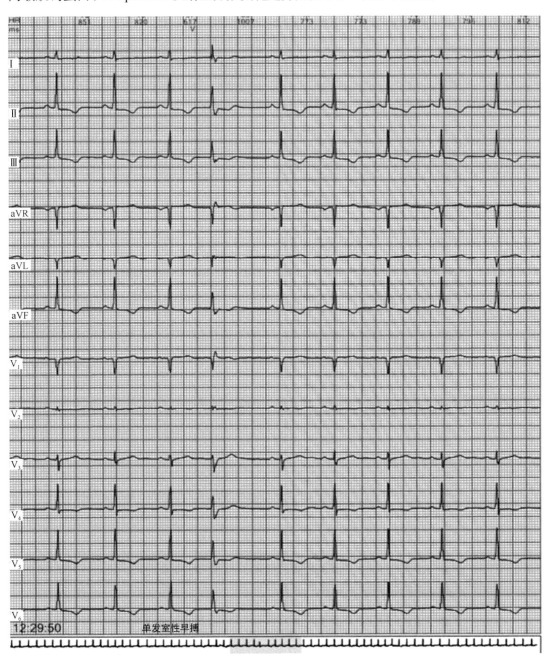

图 5-3　入院后 1 周动态心电图未见明显心律失常，但仍有广泛导联的 ST-T 改变，没有明显的室性心动过速等恶性心律失常表现

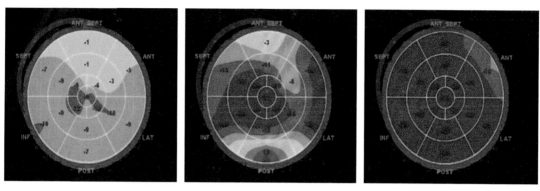

图 5-4　入院后第 1 天、第 3 天和第 8 天心脏超声斑点示踪技术显示的心脏室壁运动"牛眼图"

红色越浅提示室壁运动越弱，越深提示室壁运动越强。蓝色提示室壁逆向运动。动态的心脏超声斑点示踪提示患者室壁弥漫性运动减弱，伴有局部运动更弱甚至反向运动。经过 8 天的治疗，患者仅遗留部分左心室前壁运动减弱，其余部分室壁运动基本恢复

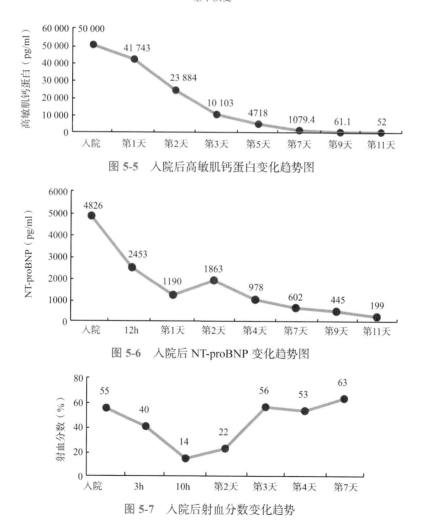

图 5-5　入院后高敏肌钙蛋白变化趋势图

图 5-6　入院后 NT-proBNP 变化趋势图

图 5-7　入院后射血分数变化趋势

四、诊疗体会

暴发性心肌炎是急性弥漫性炎症性心肌病，其特点是起病急骤，病情进展极其迅速，死亡风险极高。其发病机制涉及心脏过度免疫激活和炎症风暴形成。本病例即一例经典暴发性心肌炎病例，根据《中国成人暴发性心肌炎诊断和治疗指南》，我们做到了"四个极早"，即"极早识别、极早诊断、极早预判、极早救治"。依据该指南，暴发性心肌炎救治能显著提高患者生存率。

五、专家点评

本病例是一个起病过程非常典型的暴发性心肌炎病例，起病之初以恶性心律失常、心搏骤停和顽固性心源性休克为主要临床特征。此病例抢救成功，给笔者留下了如下 3 个深刻印象。

1. 基层医院及时转诊为患者生还创造了条件：很多暴发性心肌炎患者均以恶性心律失常和顽固性心源性休克为主要表现，病情在短时间内急剧加重，进入不可逆性全身多器官功能衰竭甚至猝死，这也是大部分暴发性心肌炎患者死亡的主要原因[1, 2]。这类患者首诊医院以基层单位居多，如果基层医院对这一疾病认识不足，出现误诊或漏诊，等待患者的几乎均是死亡。只有循环辅助装置才能够让患者安全度过起病初期的恶性心律失常和心源性休克。而基层医院通常因为没有设备或技术力量匮乏，救治能力相对薄弱，所以及时转诊是挽救患者生命的第一道关口。此患者比较幸运，在基层医院接诊之后，第一时间向上级有治疗条件的单位进行转运。

2. 疾病进展和病情变化瞬息万变：该患者在就诊时接受了超声心动图检查，从结果来看，入院后间断的窦性心律下检测所得的左心室射血分数达到 55%，接近正常，但是仅仅3h 之后就降到了 40%，入院后 10h 就降到了极低水平（14%），整个心室壁运动弥漫性减弱，呈现"蠕动样"搏动。这种心功能瞬息万变的疾病特征，给出了警示：在接诊疑似暴发性心肌炎患者时，患者可能处于疾病的早期，心脏彩超显示患者心功能在正常水平，但是必须要高度警惕心功能急剧恶化的潜在可能性，因此必须要有预见性，不能等到患者循环衰竭之后再进行干预和救治，那样患者会付出疾病恶化甚至死亡的代价。

3. 暴发性心肌炎诊疗需要综合救治：对于暴发性心肌炎的诊治，一个训练有素的心脏危重症救治团队是极为重要的。这个团队必须在极短的时间内顺利完成各种类型生命辅助装置的安装，包括 IABP、ECMO、心脏临时起搏器，和完成冠状动脉造影检查及治疗操作，因为暴发性心肌炎早期的救治是争分夺秒的。机械生命支持能暂时稳定循环，是治标之策，必须辅助采取免疫调节治疗以治疗心肌炎，其为治本之举，特别是及时足量糖皮质激素的使用[3-5]。这名患者在 1 天的治疗之后心功能显著好转，很大程度上得益于免疫调节药物及时、足量、足时间的使用。因此，暴发性心肌炎的治疗是一套"组合拳"，是以机械生命支持和免疫调节治疗为基础，联合预防感染、补充水溶性和脂溶性维生素治疗等在内的综合治疗[2]。

作　　者：周　宁（华中科技大学同济医学院附属同济医院）
点评专家：汪道文（华中科技大学同济医学院附属同济医院）

参 考 文 献

[1] 汪道文，惠汝太 . 推行暴发性心肌炎处理的中国方案，挽救更多生命 . 中华心血管病杂志，2022，50（3）：212-218.

[2] 中华医学会心血管病学分会精准医学学组，中华心血管病杂志编辑委员会，成人暴发性心肌炎工作组 . 中国成人暴发性心肌炎诊断和治疗指南 . 中华心血管病杂志，2024，52（1）：10-33.

[3] Wang D，Li S，Jiang J，et al. Chinese society of cardiology expert consensus statement on the diagnosis and treatment of adult fulminant myocarditis. Sci China Life Sci，2019，62：187-202.

[4] Zhou N，Zhao Y，Jiang J，et al. Impact of mechanical circulatory support and immunomodulation therapy on outcome of patients with fulminant myocarditis：Chinese registry of fulminant myocarditis. Signal Transduct Target Ther，2021，6：350.

[5] Chinese Society of Cardiology，Chinese Medical Association，Writing Group，et al. Chinese Society of Cardiology guidelines on the diagnosis and treatment of adult fulminant myocarditis. Sci China Life Sci，2024，67（5）：913-939.

病例 6 心电图下壁导联抬高的暴发性心肌炎

关键词：暴发性心肌炎；心电图；休克；循环辅助支持

一、摘要

本病例是 1 名 19 岁的青年男性患者，因"发热 2 天，伴胸闷 1 天"入院。入院后诊断为暴发性心肌炎，给予抗病毒、免疫调节（激素、免疫球蛋白）、改善心肌代谢、循环辅助（IABP）、清除炎症因子（连续性血液滤过）等对症支持治疗，患者病情逐渐好转，下降的心功能逐渐恢复，住院 10 天好转后出院。

二、病例介绍

患者，男性，19 岁。

主诉：发热 2 天，伴胸闷 1 天。

入院体格检查：神志清楚，精神较差，被动体位，双侧颈静脉无怒张，双肺呼吸音粗，未闻及明显干湿啰音。心率 86 次 / 分，血压 99/66mmHg，律齐，第一心音低钝，心脏各瓣膜听诊区未闻及明显杂音。腹平软，无明显压痛、反跳痛，肝脾肋下未触及，双下肢无明显水肿。

入院后完善相关检查：血清高敏肌钙蛋白 49 331.4pg/ml，甲状腺功能各项指标均在正常范围，糖化血红蛋白为 5.3%，超敏 C 反应蛋白为 84mg/l，白细胞计数 10.07×10^9/L，红细胞计数 4.36×10^{12}/L，血红蛋白为 131g/L，血小板计数 177×10^9/L。血乳酸为 1.48mmol/L，NT-proBNP 为 1920ng/ml。抗 B 组柯萨奇病毒 IgM 抗体阴性，巨细胞病毒 IgM 抗体阴性，EB 病毒衣壳抗原 IgM 抗体阴性。心电图：窦性心律，Ⅱ、Ⅲ、aVF 导联 ST 段轻度升高，T 波倒置。心脏彩超：左心室增大，左心室弥漫性室壁运动减弱，以下壁减弱更明显。

入院诊断：暴发性心肌炎。

三、诊治经过

患者入院后完善相关检查，诊断考虑为急性暴发性心肌炎，立即给予抗病毒、免疫调节（激素、免疫球蛋白）、改善心肌代谢，循环辅助（IABP，共辅助治疗 4 天）、清除炎症因子（血液滤过治疗 1 次）等治疗，入院当天下午复查心脏彩超显示左心室增大［左心室舒张末期内径（LVDD）6.2cm］，左心室射血分数为 27%，提示心功能严重受损，且进行性加重，变化极快。患者入院后第 2 天复查相关指标，高敏肌钙蛋白为 8185.1pg/ml，NT-proBNP 为 1228pg/ml，心脏彩超显示左心室增大（LVDD 6.1cm），左心室弥漫性室壁运动减弱，左心室射血分数 30%，提示心功能较前稳定，未再进一步恶化。患者入院后第 3 天复查相关指标，高敏肌钙蛋白为 4793.5pg/ml，NT-proBNP 为 616pg/ml，心脏彩超显示左心室增大（LVDD 6.0cm），左心室弥漫性室壁运动减弱，左心室射血分数为 47%，提示心功能较前明显好转。患者入院后第 4 天复查相关指标，高敏肌钙蛋白为 3499.7pg/ml，心脏彩超显示左心室增大（LVDD 5.7cm），左心室弥漫性室壁运动减弱，左心室射血分数 49%，提示心功能较前明显好转。患者入院后第 10 天复查相关指标，高敏肌钙蛋白为 84.6pg/ml，心脏彩超显示左心室稍增大（LVDD 5.5cm），左心室未见明显的室壁运动异常，左心室射血分数为 56%，提示心功能较前明显好转。患者病情逐渐恢复，心功能逐渐改善，乏力症状消失，自我感觉良好，住院 10 天好转后出院。

四、诊疗体会

暴发性心肌炎是心肌炎的一种极其重要和特殊的类型，主要特点是起病急骤，病情进展极其迅速，患者很快出现血流动力学异常（泵衰竭和循环衰竭及严重心律失常），并可伴有呼吸衰竭和肝肾衰竭，早期病死率极高[1]。

多种病因可能诱发暴发性心肌炎，其中以病毒感染最常见。除此之外，细菌、真菌、寄生虫感染及药物过敏、自身免疫性疾病等病因导致的暴发性心肌炎均有见报道[2, 3]。无一例外的是，各种病因在早期起到了诱发机体免疫反应的作用，而后期由于免疫调节功能的异常，早期的免疫反应不能及时终止，促进了更多的炎性细胞浸润，导致过多的细胞因子产生，最终导致细胞因子风暴。由于暴发性心肌炎的病程进展迅速，因此需要对暴发性心肌炎进行迅速有效的诊断与鉴别诊断，这样才能够进行有效的救治。需要认识到的是，暴发性心肌炎并非病因学或病理学诊断，更多的是一种临床诊断[4]。根据《成人暴发性心肌炎诊断与治疗中国专家共识》的推荐[1]，一般可以通过如下临床症状做出暴发性心肌炎的临床诊断：① 2 周内新近发生严重心力衰竭症状，表现为心脏射血分数快速下降及新发传导阻滞；②有上呼吸道病毒感染的前驱症状；③迅速出现血流动力学障碍，需要大剂量血管活性药物维持循环，甚至需要机械循环辅助装置；④心脏磁共振成像或心内膜心肌活检证实存在心肌炎；⑤排除了其他心脏重症疾病，特别是急性缺血性心肌病及冠状动脉疾病。因此，在诊断暴发性心肌炎时，需要尽早鉴别、尽早干预，尽早鉴别是为了明确诊断，尽早干预是为了避免暴发性心肌炎病情突然恶化。

由于暴发性心肌炎是一种临床诊断，因此需要做出及时的鉴别诊断，尤其需要与冠心病急性心肌梗死相鉴别，因为两者临床症状类似，但是相应的治疗措施却完全不同。进行急诊冠状动脉造影即可鉴别。虽然有学者担心对重症患者进行急诊冠状动脉造影可能会加重患者的症状，但是根据笔者所在医院的临床经验，对暴发性心肌炎患者进行急诊冠状动脉造影并未引起严重不良事件。

由于暴发性心肌炎以心脏泵功能迅速恶化及循环衰竭为主要特征，以往对暴发性心肌炎的治疗通常过分强调血管活性药物的使用，如使用大剂量多巴胺、多巴酚丁胺等。但是，不断有文献报道仅使用血管活性药物会使暴发性心肌炎的病死率升高。随着临床治疗措施的不断改进，以及对暴发性心肌炎病理生理机制认识的不断加深，笔者逐渐认识到单纯采取强心治疗对暴发性心肌炎可能是无效甚至是有害的。反之，以细胞因子风暴为代表的免疫炎症反应在暴发性心肌炎中的重要作用得到了越来越多证据的支持。因此，汪道文团队在 2017 年首次提出了"以生命支持为依托的综合救治方案"，提出以免疫调节治疗及机械循环辅助支持治疗为核心的综合救治方案，成功使暴发性心肌炎的病死率降至 5% 以下。

综上所述，暴发性心肌炎虽然是一种极其凶险的心脏炎症性疾病，但是如果可以做到"极早识别、极早诊断、极早预判、极早救治"，则可以有效挽救患者的生命。单纯应用大剂量血管活性药物维持心脏泵功能对暴发性心肌炎患者是无益的，因为患者心脏泵功能衰竭是过度免疫激活反应产生的细胞因子风暴导致的，所以在治疗时更需要使用免疫调节治疗以"治本"，而非血管活性药物"治标"。积极的循环辅助治疗也对维持循环稳定有着重要的意义。只有密切关注患者病情变化、采用综合救治方案，才能够帮助患者平稳过渡，最终恢复心功能。

五、专家点评

1. 该病例是一个典型的暴发性心肌炎的临床案例，患者为 19 岁的青年男性，临床表现典型，病情变化极其迅速，短期内心功能急剧恶化，迅速给予抗炎、免疫调节、机械循环支持、清除炎症因子等治疗，患者病情迅速好转，心功能逐渐改善。

2. 从该病例的诊治过程可以看出，对于暴发性心肌炎，需要做到"极早识别、极早诊断、极早预判、极早救治"，这样患者才能有一个较好的临床转归。

3. 急性期精细化管理，密切监测生命体征，随时启动生命支持治疗；亚急性期不容忽视超声心动图、NT-proBNP、血氧饱和度、周围循环等指标，随时调整治疗方案。

作　　者：徐西振（华中科技大学同济医学院附属同济医院）
点评专家：汪道文（华中科技大学同济医学院附属同济医院）

参 考 文 献

[1] 中华医学会心血管学分会精准医学学组，中华心血管病杂志编辑委员会，成人暴发性心肌炎工作组. 成人暴发性心肌炎诊断与治疗中国专家共识. 中华心血管病杂志，2017，45（9）：742-752.

[2] Lazaros G, Oikonomou E, Tousoulis D. Established and novel treatment options in acute myocarditis, with or without heart failure. Expert Rev Cardiovasc Ther，2017，15（1）：25-34.

[3] Fung G, Luo H, Qiu Y, et al. Myocarditis. Circ Res，2016，118（3）：496-514.

[4] Pollack A, Kontorovich AR, Fuster V, et al. Viral myocarditis-diagnosis, treatment options, and current controversies. Nat Rev Cardiol，2015，12（11）：670-680.

病例 7　血压"正常"的心源性休克

关键词： 心肌炎；休克

一、摘要

本病例是一名 15 岁青少年，因"鼻塞、流涕 5 天，腹痛、腹泻、全身乏力 2 天"入院。入院时患者呈极重度心源性休克状态，迅速完成实验室检查，结果显示患者左心室收缩功能下降明显，心肌肌钙蛋白明显升高，考虑暴发性心肌炎，立即启用"以生命支持为依托的综合救治方案"，整个治疗过程中患者相关指标逐步向好，住院 16 天患者好转后出院。

二、病例介绍

患者，男性，15 岁。

主诉：鼻塞、流涕 5 天，腹痛、腹泻、全身乏力 2 天。

现病史：患者 5 天前受凉后出现鼻塞、流清涕，无明显咳嗽、咳痰、畏寒、发热，自行服用"三九感冒灵颗粒"治疗。患者 2 天前开始出现腹痛、腹胀、腹泻，排黄色稀水样及糊状便，伴恶心、呕吐，呕吐物为胃内容物，伴全身乏力，无呕血、便血，无黑矇、晕厥，无心悸、胸闷、胸痛、气促，未进行特殊处理，患者上述症状逐渐加重，遂由外院转入笔者所在医院科室。

患者自患病以来，精神、食欲、睡眠差，大便如上述，小便正常，体力下降，体重无明显改变。

既往史：患者有心动过速病史 5 年余，平素心率＞ 130 次 / 分，未行诊治。否认高血压、糖尿病及心脏病病史，否认肝炎、结核等传染病史，否认手术、外伤、输血史，否认食物、药物过敏史。

个人史：否认吸烟、饮酒史；长期生活于当地，无毒物、粉尘、放射性物质接触史，无冶游史。

家族史：否认家族遗传病史。

体格检查：体温（T）36.5℃，脉搏（P）182 次 / 分，呼吸（R）30 次 / 分，血压（BP）108/76mmHg，嗜睡，神志淡漠，四肢湿冷，全身皮肤、巩膜无黄染，浅表淋巴结无肿大。面色苍白，口唇发绀，颈静脉充盈，甲状腺不大。呼吸浅促，双肺呼吸音清，未闻及明显干湿啰音。心率 182 次 / 分，心律齐，未闻及明显杂音。腹软，无压痛及反跳痛，肝脾肋下未触及，双下肢无水肿，病理征阴性。

三、诊治经过

患者入院时呈极重度心源性休克状态，迅速完成实验室检查（表 7-1，表 7-2），急诊行床旁彩超显示左心室增大并左心室收缩功能降低（LVDD 6.2cm，左心室射血分数 13%，GLSavg=0%，GLSavg 为纵向应变均值），左心室局部心肌致密化不全，右心室增大，二尖瓣轻中度关闭不全，少量心包积液。结合病史及实验室检查考虑诊断为暴发性心肌炎，由于患者已经处于极重度心源性休克状态，立即给予患者置入 IABP+ECMO 治疗，并同时进行无创通气及床旁 CRRT，应用甲泼尼龙联合免疫球蛋白等。维持平均血压在 65mmHg，周围循环状态逐渐改善，顺序撤除无创通气及床旁 CRRT，血压升至 95/65mmHg，休克得到纠正；心脏彩超显示左心室射血分数稳步回升，心肌损伤标志物（hs-cTnI 和 NT-proBNP）稳步下降，均提示患者心功能逐渐恢复，病情迅速好转。

表 7-1　入院时血常规

血常规	数值	参考值
白细胞计数（×10⁹/L）	15.58 ↑	3.5 ~ 9.5
中性粒细胞（×10⁹/L）	13.06 ↑	1.8 ~ 6.3
中性粒细胞百分比（%）	83.8 ↑	40 ~ 75
淋巴细胞（×10⁹/L）	1.53	1.10 ~ 3.2
淋巴细胞百分比（%）	9.8 ↓	20.0 ~ 50.0
单核细胞（×10⁹/L）	0.98 ↑	0.1 ~ 0.6
单核细胞百分比（%）	6.3	3.0 ~ 10
嗜酸性粒细胞（×10⁹/L）	0.0 ↓	0.02 ~ 0.52
嗜酸性粒细胞百分比（%）	0.0 ↓	0.4 ~ 8.0
嗜碱性粒细胞（×10⁹/L）	0.01	0.00 ~ 0.10
嗜碱性粒细胞百分比（%）	0.1	0.0 ~ 1.0
红细胞计数（×10⁹/L）	4.64	3.8 ~ 5.1
血红蛋白（g/L）	142	115 ~ 150
血小板计数（×10⁹/L）	208	125 ~ 350

表 7-2　入院时生化及炎症因子

项目	数值	参考值
谷丙转氨酶（U/L）	2949 ↑	≤ 33
谷草转氨酶（U/L）	4897 ↑	≤ 32
总蛋白（g/L）	54.6	60 ~ 80
白蛋白（g/L）	36.0	32 ~ 45
球蛋白（g/L）	18.6	20 ~ 35
总胆红素（mmol/L）	66.7	≤ 21
间接胆红素（mmol/L）	42.1	≤ 12.9
总胆固醇（mmol/L）	2.3	< 5.18
甘油三酯（mmol/L）	1.05	< 1.7
高密度脂蛋白（mmol/L）	0.70 ↓	1.04 ~ 1.55

续表

项目	数值	参考值
低密度脂蛋白（mmol/L）	1.51	＜ 3.37
肌酸激酶（U/L）	＞ 1867 ↑	≤ 170
钾（mmol/L）	4.29	3.5 ～ 5.1
钠（mmol/L）	141.3	136 ～ 145
氯（mmol/L）	99.1	99 ～ 110
肌酐（μmol/L）	127 ↑	45 ～ 84
乳酸	2.4 ↑	0.5 ～ 2.2
碳酸氢根	12.5 ↓	22 ～ 29
高敏肌钙蛋白（pg/ml）	185.6 ↑	≤ 26.2
NT-proBNP（pg/ml）	2813 ↑	＜ 300
超敏 C 反应蛋白（mg/L）	24.6 ↑	＜ 3
血沉（mm/h）	2	0 ～ 20
降钙素原（ng/ml）	0.49 ↑	0.02 ～ 0.05
sST2（ng/ml）	＞ 200 ↑	＜ 15
白介素 1β（pg/ml）	＜ 5.0	＜ 5.0
白介素 2 受体（U/ml）	1068 ↑	223 ～ 710
白介素 6（pg/ml）	17.49 ↑	＜ 7.0
白介素 8（pg/ml）	67.7 ↑	＜ 62
白介素 10（pg/ml）	47.5	＜ 9.1
肿瘤坏死因子 α（pg/ml）	8.6 ↑	＜ 8.1

乙型肝炎病毒、梅毒螺旋体、人类免疫缺陷病毒抗体阴性，血脂、尿常规、粪常规等无明显异常；风湿、类风湿、血管炎、抗磷脂抗体等免疫相关抗体阴性。呼吸道合胞病毒、柯萨奇病毒、腺病毒、流感病毒、副流感病毒、巨细胞病毒、单纯疱疹病毒、风疹病毒、人类细小病毒 B19（PVB19）、EB 病毒、嗜肺军团菌、肺炎支原体 / 衣原体等 IgM 抗体均为阴性。

入院首份心电图（图 7-1）：房性心动过速，V_1 ～ V_3 导联 R 波递增不良。入院时心脏彩超如图 7-2 所示。

患者诊断：①暴发性心肌炎；②心肌致密化不全，慢性心功能不全急性加重；③房性心动过速。需要鉴别诊断的疾病：①急性冠脉综合征（急性心肌梗死），多见于 30 岁以上的患者，高危因素包括吸烟、高脂血症、糖尿病、高血压等。本例患者为 15 岁青少年，青少年患者出现急性心肌梗死的病因有冠状动脉畸形、川崎病累及冠状动脉、冠状动脉自发性夹层、家族遗传性高胆固醇血症等。急性大面积心肌梗死患者可出现急性心力衰竭、肺水肿、房室传导阻滞、心源性休克，心电图呈现导联选择性 ST-T 缺血性改变，心肌标志物可显著升高。这些与暴发性心肌炎相似，难以仅从症状、体征进行鉴别，于是对该患者急诊行冠状动脉造影确认。造影结果证实该患者冠状动脉无明显狭窄、畸形。为明确诊断，仍需要进一步结合超声心动图、心脏磁共振成像（钆增强心肌灌注显像）、心内膜心肌活检进行鉴别诊断。超声检查见全心运动幅度明显减弱，而非局部运动异常，不支持冠心病心肌梗死诊断。②应激性心肌病（Takotsubo综合征），好发于绝经期后女性，有胸痛、心电图ST-T改变及心肌损伤标志物升高，常有强烈精神刺激等诱因。左心室造影可见节段性室壁运动异常，超过单一冠状动脉供血范围，最具有特征性的是心尖部室壁运动异常，呈"章鱼篓"样改变。冠状动脉造影结果阴性。该患者没有强烈应激病史，心脏超声未见心尖部室壁运动异常，不支持此诊断。

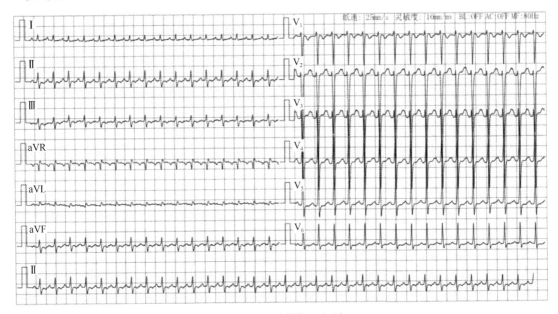

图7-1　入院首份心电图

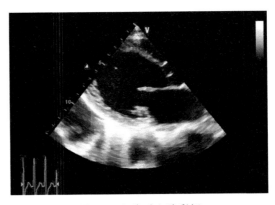

图7-2　入院时心脏彩超

根据《成人暴发性心肌炎诊断与治疗中国专家共识》推荐，对这一危重症患者应做到"极早识别、极早诊断、极早预判、极早救治"，采用"以生命支持为依托的综合救治方案"进行救治。治疗转归如表7-3所示。

第3天，停BiPAP、CRRT；第8天，拔除ECMO；第10天，消融房性心动过速；第12天，拔除IABP；第16天，出院血压113/63mmHg，心率95次/分，左心室舒张末期内径5.1cm，左心室射血分数44%，心率90次/分，血压105/55mmHg。

1 年随访，心率 72 次 / 分，血压 105/55mmHg，左心室射血分数 65%。

表 7-3 患者治疗转归

	第 1 天	第 2 天	第 3 天	第 4 天	第 5 天	第 6 天	第 7 天	第 8 天	第 11 天	第 16 天
射血分数（%）	14	18	27	26	28	35	38	41	42	44
GLS（%）	0	−1.2	−2.6	−5.0	−5.9	−6.8	−8.9	−9.7	−9.9	−11.6
hs-cTnI（pg/ml）	185.6	—	—		9.1	—	—	—		52.4
NT-proBNP（pg/ml）	2813	—	—		1922	—				2508
IABP										
ECMO										
无创通气										
CRRT										
甲泼尼龙	200mg qd	200mg qd	200mg qd	80mg qd	80mg qd	80mg qd	40mg qd	40mg qd	40mg qd	30mg qd
免疫球蛋白	20g qd	20g qd	20g qd	10g qd	10g qd	10g qd	5g qd	5g qd	5g qd	—

注：qd. 每天 1 次；IABP. 主动脉内球囊反搏；ECMO. 体外膜肺氧合；CRRT. 连续性肾脏替代治疗。黄色代表使用设备。

四、诊疗体会

暴发性心肌炎虽然是一种极其凶险的心脏炎症性疾病，但是如果可以做到"极早识别、极早诊断、极早预判、极早救治"，则可提高患者的生存率。需要认识到的是，过度免疫激活反应产生的细胞因子风暴导致了暴发性心肌炎患者心力衰竭，所以积极采取免疫调节治疗应是治疗之本。同时，积极采取循环辅助治疗对患者生命体征的稳定起到了至关重要的作用。暴发性心肌炎诊疗中，只有密切关注患者病情变化、采用综合救治方案，才能帮助患者平稳过渡，最终康复出院。

五、专家点评

1. 心源性休克主要原因为心脏泵功能严重受损，通常定义为收缩压＜ 90mmHg 或平均动脉血压低于 65mmHg 超过 30min，心脏指数（CI）在无药物或机械支持的情况下＜ 1.8L/（min·m²），或在有支持的情况下＜ 2.0L/（min·m²）[1, 2]。在临床实践中，临床医生对收缩压＜ 90mmHg 的患者容易考虑休克的诊断。

2. 然而，血压受到诸多因素的影响，如心率、心排血量、外周血管阻力、容量等。当心排血量已明显下降，外周已经表现出明显缺血征象（如皮肤苍白湿冷、少尿、神志淡漠），尤其是使用血管活性药物升高外周血管阻力的情况下，部分患者的血压仍然能维持在 90/60mmHg 以上，这种"血压假性正常化"使临床医生对患者病情的严重程度认识不足，未积极行进一步机械循环支持、纠酸、扩容等治疗，甚至以为患者病情尚稳定，在未进行周全安排的情况下贸然转诊，这些患者极易出现瞬间的心功能失代偿而导致循环崩溃甚至死亡。

3. 值得注意的是，患者在急诊就诊时心率非常快（心率 130 次 / 分），血压看起来在正常范围（101/86mmHg），但脉压偏小，其原因是心脏泵功能衰竭，收缩和舒张功能均明显下降，心脏呈充血性改变，胀满似球形，产生脉压的始动因素减弱。因此，脉压缩小也是这类患者心功能差、血流动力学不稳定的又一特征，需要引起重视。

作　　者：汪璐芸　何阳春（华中科技大学同济医学院附属同济医院）

点评专家：汪道文（华中科技大学同济医学院附属同济医院）

参 考 文 献

[1] 中华医学会心血管病学分会心血管急重症学组，中华心血管病杂志编辑委员会. 心源性休克诊断和治疗中国专家共识（2018）. 中华心血管病杂志，2019，（4）：265-277.

[2] Henry TD, Tomey MI, Tamis-Holland JE, et al. invasive management of acute myocardial infarction complicated by cardiogenic shock: a scientific statement from the American Heart Association. Circulation, 2021, 143（15）: e815-e829.

病例 8 免疫调节联合循环支持治疗暴发性心肌炎疗效分析

关键词：心肌炎；免疫调节；循环支持

一、摘要

暴发性心肌炎是心肌炎中最为严重和特殊的类型，患者发病后病情凶险，进展迅猛，本文介绍了 1 例临床确诊的暴发性心肌炎患者，该 20 岁女性患者，在出现感染性腹泻症状 5 天内出现心源性休克和暴发性心肌炎。在给予有效免疫调节治疗及积极机械生命支持等措施救治后，最终心功能明显恢复，住院 17 天后康复出院。此病例较典型地表现出暴发性心肌炎发病、进展、恶化的迅猛过程，临床医生应该保持警惕，以早期识别这种少见但可能致命的疾病，及时采取免疫调节治疗及生命支持治疗完全可以逆转病情。

二、病例介绍

患者，女性，20 岁。

主诉：持续腹泻 5 天，心前区不适 9h。

现病史：患者 5 天来频繁排黄色水样便，伴疲乏无力，无发热、恶心、呕吐等，未处理；就诊前 9h 开始出现心前区持续不适（具体描述不清），伴心悸、头晕、精神差，由朋友送至医院就诊。

既往史：患者既往无心脏病病史，发病前身体健康，体力良好。无手术、外伤史。无使用特殊药物史。

体格检查：精神差，体温正常，血氧饱和度 99%；血压 106/70mmHg，心率 56 次 / 分，心律不齐，呼吸 18 次 / 分，肺部无啰音。

辅助检查：肌钙蛋白（cTnI）＞ 50ng/ml（参考值 0 ～ 0.05ng/ml，图 8-1），BNP 381.1pg/ml（参考值＜ 100pg/ml，图 8-2），肌酸激酶（CK）1020.8U/L（参考值 0 ～ 167U/L），肌酸激酶同工酶（CK-MB）98.1U/L（参考值 0 ～ 24U/L），血常规、肝肾功能、凝血功能、降钙素原均正常。入院时心电图（图 8-3）：高度房室传导阻滞、加速性室性逸搏心律，伴有广泛导联 ST 段抬高。收入冠心病监护病房（CCU）时体格检查：精神极差，嗜睡，肢端皮肤干冷，血氧饱和度 94%（鼻导管给氧 4 ～ 5L/min），血压 85/60mmHg，心率 110 次 / 分，心律尚齐，心音非常低钝，肺部无啰音。急查血气分析：pH 7.30，全血乳酸 2.6mmol/L。入院当天床旁超声心动图检查：右心增大（右心房舒张末期横径 3.5cm，右心室舒张末期横径 3.4cm），下腔静脉稍宽（内径 1.8cm），室间隔与左心室壁回声稍增强，升主动脉周边少量积液，三尖瓣少量反流，射血分数 50%。

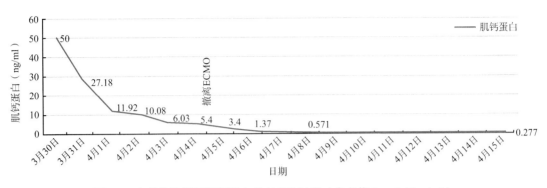

图 8-1 患者住院期间肌钙蛋白动态变化过程（参考值 0 ～ 0.05ng/ml）

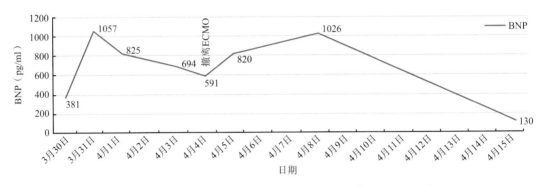

图 8-2 患者住院期间 BNP 动态变化过程（参考值＜ 100pg/ml）

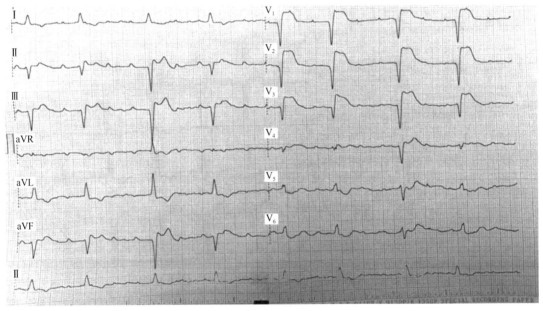

图 8-3 患者入院时高度房室传导阻滞、加速性室性逸搏心律，伴有广泛导联 ST 段抬高的心电图表现

三、诊治经过

患者临床表现及辅助检查提示为暴发性心肌炎，合并心源性休克及高度房室传导阻滞。

入院后立即给予积极的免疫调节治疗，应用甲泼尼龙（200mg/d）、人类免疫球蛋白（20g/d），以及抗感染治疗，应用奥司他韦胶囊（75mg/d）、更昔洛韦（250mg，2次/天）、头孢噻肟舒巴坦（2.25g，1次/12小时）。除药物治疗外，给予患者无创呼吸机辅助通气［S/T模式，呼气相气道正压（EPAP）5cmH$_2$O，吸气相气道正压（IPAP）16cmH$_2$O，吸入氧浓度（FiO$_2$）60%］；开通中心静脉，监测中心静脉压（CVP），液体均经微量泵输入；予以间羟胺联合多巴胺持续静脉泵入维持血压；导尿后记录每小时尿量。

入院后3h患者出现短暂意识丧失，约10s后自行恢复意识，但随即血压下降至86/56mmHg，血压下降前间羟胺与多巴胺未停用，持续静脉泵入。入院5h给予患者气管插管，置入动脉导管进行血流动力学监测，并给予主动脉内球囊反搏（IABP）治疗。随后患者转入ICU治疗，入院后10h患者动脉血气分析中pH 7.23，乳酸6.4mmol/L，且患者出现少尿，遂给予连续性肾脏替代治疗（CRRT）。考虑患者血流动力学障碍不断加剧，入院18h给予ECMO治疗。ECMO治疗有效改善了患者循环衰竭状态，血管活性药物用量不断下降，ECMO工作24h后停用血管活性药物，此后患者病情日趋稳定，6天后成功撤离ECMO，保留IABP及有创呼吸机辅助治疗。撤离ECMO前床旁心脏超声：左心室前壁运动幅度稍降低，三尖瓣少许反流，心包腔少量积液，射血分数57%。患者病情持续好转，cTnI及BNP测定值逐日下降，至入院16天基本恢复至接近正常（cTnI 0.277ng/ml，BNP 130pg/ml）。患者于入院后17天治愈出院。

四、诊疗体会

暴发性心肌炎发病后病情凶险，进展迅猛，如处理不及时，死亡风险极高。暴发性心肌炎传统治疗包括一般对症支持治疗和抗感染治疗，针对在病程中合并循环障碍的病例，治疗以"强心、升压"为主，给予小剂量糖皮质激素治疗抑制过于强烈的炎症反应，此治疗下死亡率极高，遗留心功能受损发生率高[1-3]。2017年发布的《成人暴发性心肌炎诊断与治疗中国专家共识》[4]提出，对于暴发性心肌炎患者，应开展"以生命支持为依托的综合救治方案"，同时，汪道文、惠汝太教授发文《推行暴发性心肌炎处理的中国方案，挽救更多生命》呼吁对患者进行积极有效救治[5]，包括一般对症治疗、药物治疗（免疫调节治疗及胃黏膜保护剂等）、抗病毒、抗感染及生命支持治疗（包括IABP、ECMO），且在必要时可考虑心脏移植。早期应用大剂量糖皮质激素能抑制过度免疫反应引起的器官损伤，减轻心肌细胞水肿。免疫球蛋白能减轻病毒对心肌细胞的直接损伤，还能抑制炎症因子释放，减轻氧化应激反应，稳定心肌细胞结构。因而足量激素联合免疫球蛋白是治疗暴发性心肌炎的关键，治疗越早，效果越好。暴发性心肌炎患者早期炎症风暴中上调的细胞因子经过糖皮质激素治疗与充分循环支持治疗后可恢复至正常水平[6]。

五、专家点评

1. 经验有以下两点。①本例患者依据《成人暴发性心肌炎诊断与治疗中国专家共识》[3]给予规范治疗，给予糖皮质激素与静脉注射用人免疫球蛋白（甲泼尼龙250mg/d×3d、150mg/d×2d、100mg/d×2d、50mg/d×3d，其后改为泼尼松口服逐渐减量，免疫球蛋白

30g/d×5d、20g/d×2d）进行免疫调节治疗以纠正免疫紊乱引发的心肌损伤，最终患者自身心功能恢复良好，ECMO 治疗 6 天后成功脱机。②因患者合并严重循环功能障碍，因此及时有效地给予循环支持治疗，在循环支持的选择上，ECMO 联合 IABP 的使用比例较低，ECMO 能有效降低心脏前负荷，但会增加心脏后负荷。而 IABP 能有效降低后负荷，从而弥补 ECMO 的不足。本病例即联合应用 ECMO 与 IABP 治疗（IABP，8 天；ECMO，6 天），最终患者生存且心功能恢复至接近正常。

2. 教训如下。暴发性心肌炎的治疗关键主要在于临床诊断成立之后需要立刻、迅速开展积极的救治。本病例患者早期心电图表现为高度房室传导阻滞，并无特异性鉴别诊断意义，因其典型的发病过程与发病性别、年龄特点，患者诊断过程并无周折。但是临床中一些暴发性心肌炎与急性心肌梗死极易混淆，通常需要借助冠状动脉造影进行鉴别诊断。临床工作者保持对暴发性心肌炎的警惕意识尤为关键。一旦确诊，根据专家共识指导，需要采取"以生命支持为依托的综合救治方案"，救治方案的核心在于：免疫调节治疗及时、用药足量和足疗程；及时充分的循环支持。严格遵循指南及专家共识，可以让救治更科学、严谨、有据可依，可挽救更多暴发性心肌炎患者宝贵的生命[7]。

作　　者：陈　娟　张利芸　王晓玲（武汉市中心医院）
点评专家：陈曼华（武汉市中心医院）
　　　　　汪道文（华中科技大学同济医学院附属同济医院）

参 考 文 献

[1] Karcic A，Conrad AR. Fulminant myocarditis. N Engl J Med，2000，343（4）：299-300.

[2] Zhou N，Zhao Y，Jiang J，et al. Impact of mechanical circulatory support and immunomodulation therapy on outcome of patients with fulminant myocarditis：Chinese registry of fulminant myocarditis. Signal Transduct Target Ther，2021，6（1）：350.

[3] He W，Zhou L，Xu K，et al. Immunopathogenesis and immunomodulatory therapy for myocarditis. Sci China Life Sci，2023，66（9）：2112-2137.

[4] 中华医学会心血管病学分会精准医学学组，中华心血管病杂志编辑委员会，成人暴发性心肌炎工作组. 成人暴发性心肌炎诊断与治疗中国专家共识. 中华心血管病杂志，2017，45（9）：742-752.

[5] 汪道文，惠汝太. 推行暴发性心肌炎处理的中国方案，挽救更多生命. 中华心血管病杂志，2022，50（3）：212-218.

[6] Li S，Xu S，Li C，et al. A life support based comprehensive treatment regimen dramatically lowers the in-hospital mortality of patients with fulminant myocarditis：a multiple center study. Sci China Life Sci，2019，62（3）：369-380.

[7] 惠汝太. 暴发性心肌炎处理：中国方案简便易行，疗效卓著，亟需推广. 内科急危重症杂志，2022，28（1）：1-10.

病例9　体外膜肺氧合成功治疗池田恙虫病暴发性心肌炎

关键词：恙虫病；恙虫病暴发性心肌炎；体外膜肺氧合

一、摘要

恙虫病（又称丛林斑疹伤寒）是一种由恙虫病东方立克次体引起的急性人畜共患病，具有特定的流行区。这种感染可能并发多器官受累，包括严重程度不同的心肌炎。本文报道了1例罕见的恙虫病病例，经活检证实为恙虫病暴发性心肌炎。该疾病病情进展非常迅速，并迅速发展为心搏骤停，通过体外膜肺氧合（ECMO）治疗成功挽救了该患者的生命。本病例提示临床医生应时刻警惕恙虫病心肌炎可能会迅速发展为暴发性心肌炎，并做好密切监测和临时机械支持的准备。

二、病例介绍和诊治经过

患者，男性，61岁。患者10天前开始反复发热，在一家私立医院治疗未见缓解，4天前患者出现了呼吸暂停和少尿，遂转入笔者所在医院。在急诊科的初步查体中，患者双肺可闻及轻微的吸气湿啰音，并且在患者阴囊观察到一个1cm×1cm大小的红斑至黑色溃疡性病变，上覆硬皮（图9-1A）。躯干（图9-1B）和背部（图9-1C）也有弥漫性斑丘疹。笔者通过仔细询问病史得知，约20天前，患者曾在草坪上坐过几小时。胸部X线片显示双肺多灶性模糊斑片影，实验室检查提示白细胞处于参考值上限，中性粒细胞百分比增加（93.1%），C反应蛋白升高（28.59mg/dl），降钙素原升高（30ng/ml），血清肌酐也升高至252.8μmol/L，而4天前患者血清肌酐为97.24μmol/L。由于患者心电图在$V_5 \sim V_6$导联上显示轻微的ST段压低（图9-2A），高敏肌钙蛋白T升高至0.231ng/ml，因此笔者对患者进行了超声心动图检查，结果提示基底节段、基底下节段和中基底下外侧节段局灶性运动减弱，伴有轻度左心室收缩功能障碍，射血分数为45%，左心室壁厚度正常（图9-4A）。患者表现为多器官受累，包括肺炎、急性肾损伤（acute kidney injury，AKI）和心肌炎。表9-1总结了其他实验室检查结果。

表9-1　住院第1天的实验室检查结果

项目	数值	单位	参考值
全血细胞计数			
白细胞	9.8	$\times 10^9$/L	4.8 ~ 10.8

续表

项目	数值	单位	参考值
中性粒细胞百分比	93.1	%	50 ～ 75
单核细胞百分比	2.3	%	2 ～ 9
嗜酸性粒细胞百分比	0	%	0 ～ 5
嗜碱性粒细胞百分比	0.5	%	0 ～ 2
血红蛋白	11.0	g/dl	12 ～ 18
血小板	50 000	/ml	130 000 ～ 450 000
生化			
总蛋白质	5.4	g/dl	6 ～ 8.3
白蛋白	3.0	g/dl	3.5 ～ 5.2
谷草转氨酶	188	U/L	10 ～ 37
谷丙转氨酶	70	U/L	10 ～ 37
总胆红素	0.97	mg/dl	0.22 ～ 1.3
直接胆红素	0.47	mg/dl	0.05 ～ 0.3
碱性磷酸酶	248	U/L	35 ～ 129
γ- 谷氨酰转移酶	134	U/L	5 ～ 61
尿素氮	50.6	mg/dl	8 ～ 23
肌酐	252.8	μmol/L	45 ～ 84
钠	138	mmol/L	136 ～ 146
钾	4.7	mmol/L	3.5 ～ 5.1
氯	107	mmol/L	98 ～ 110
肌酸激酶	842	U/L	0 ～ 170
C 反应蛋白	28.59	mg/dl	0 ～ 0.3
降钙素原	30.0	ng/ml	0 ～ 0.5
CK-MB	38.62	ng/ml	0 ～ 5
高敏肌钙蛋白 T	0.231	ng/ml	0 ～ 0.014
活化部分凝血活酶时间	36.3	s	22.5 ～ 34.5
凝血酶原时间（INR）	1.16		
纤维蛋白原	484.6	mg/dl	180 ～ 400
纤维蛋白原降解产物	90.5	μg/ml	0 ～ 5
D- 二聚体	23.78	mg/L	0 ～ 0.55

尽管夏季不是韩国恙虫病的高峰期，并且该患者的恙虫病抗体结果为阴性，但根据焦痂、典型皮疹（图 9-1A ～图 9-1C）和户外活动史，笔者对该患者下了恙虫病的临床诊断，并开始静脉注射阿奇霉素（每 24 小时 500mg）。图 9-2 展示了患者心电图变化，图 9-3 总结了临床过程中的主要事件和相关治疗信息。

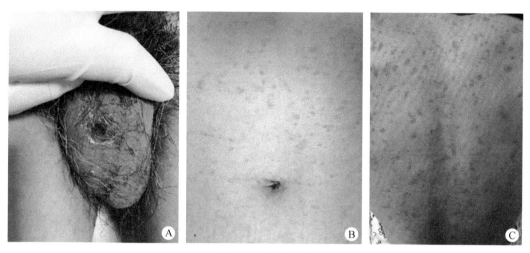

图 9-1　皮肤损伤

A. 在患者阴囊观察到 1cm×1cm 大小的红斑至黑色溃疡性病变，上覆硬皮；B、C. 躯干和背部弥漫性斑丘疹

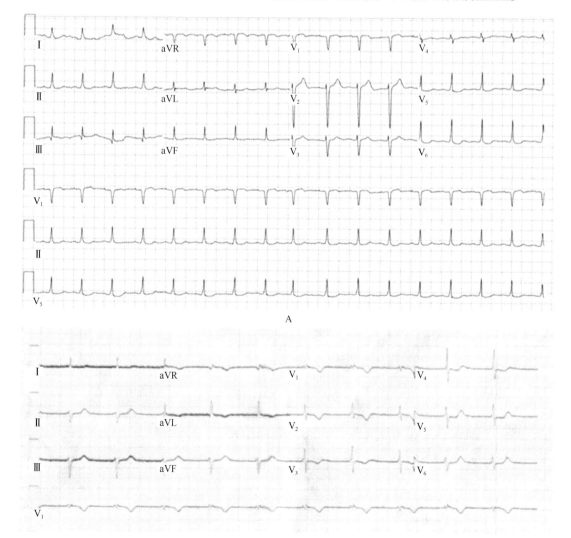

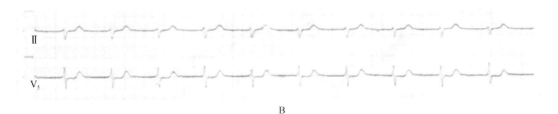

图 9-2　心电图变化

A. V₅ ～ V₆ 导联显示轻微 ST 段压低；B. V₁ ～ V₃ 导联出现新的 T 波倒置

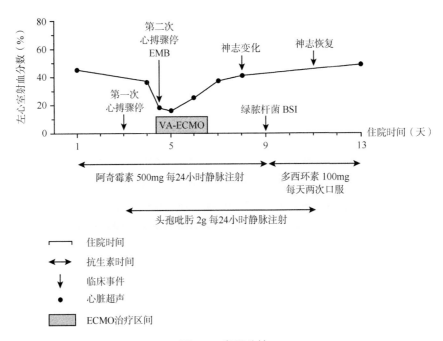

图 9-3　病程总结

图中总结了主要事件和治疗方法。BSI. 血流感染；ECMO. 体外膜肺氧合；EMB. 心内膜心肌活检

　　住院第 3 天，该患者的胸部 X 线片显示肺炎浸润加重，考虑为医院获得性肺炎，于是开始静脉注射头孢吡肟（每 24 小时 2g，住院第 3 ～ 11 天应用）。随后患者的血氧饱和度快速下降，肾功能开始恶化，并出现了心搏骤停。立刻对患者进行了 25min 的常规心肺复苏术（cardiopulmonary resuscitation，CPR），并将患者转移到重症监护病房（intensive care unit，ICU）。随后对患者进行了机械通气和持续性肾脏替代治疗。第 2 天（住院第 4 天），肌钙蛋白 I 从 1 天前的 2.771ng/ml 显著升高至 9.383ng/ml，V₁ ～ V₃ 导联出现 T 波倒置（图 9-2B）。随访超声心动图显示心肌整体运动功能减退，左心室收缩功能下降，左心室和右心室壁厚度正常（图 9-4）。笔者怀疑患者的心肌炎开始进展，于是在 4h 后对其进行了右心心内膜心肌活检（endomyocardial biopsy，EMB）和冠状动脉造影（coronary angiography，CAG）。冠状动脉造影提示血管没有明显病变。

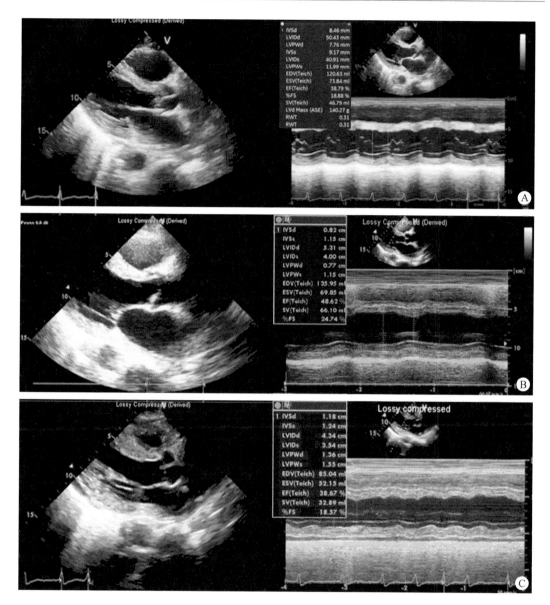

图 9-4　超声心动图

A. 超声心动图显示左心室壁厚度和心室大小正常；B. 心搏骤停前 6h 的超声心动图显示左心室壁厚度正常；C. 体外心肺复苏
术后超声心动图显示左心室壁（后壁 13.6mm，室间隔 11.8mm）和右心室壁增厚

　　在将患者从导管手术室转移到 ICU 时，患者心率突然降至约 40 次 / 分，并伴有交界
性心律，收缩压降至 80～90mmHg，心搏骤停突然再次发生。笔者立刻对患者又进行了
10min 的常规心肺复苏术，但患者并没有恢复自主循环。心肺复苏过程中，患者的心脏呈
现无脉性心电活动（pulseless electrical activity，PEA），因此没有对其进行电复律。于是
迅速开展了体外心肺复苏术（extracorporeal cardiopulmonary resuscitation，ECPR），并成
功地在右侧股总动脉中插入 15F 灌注套管，在同侧股总静脉中插入 21F 引流套管。静脉 -
动脉体外膜肺氧合（VA-ECMO）随后开启。ECMO 置入后进行的超声心动图显示，心脏

射血分数为 14%，两心室壁明显增厚（图 9-4C），有新形成的轻度至中度心包积液，但无心脏压塞。

第 2 天的超声心动图显示心功能稍好，射血分数为 18%，心包积液量没有变化，但肺水肿的治疗仍然很困难。笔者使用 21F 引流套管经左股总静脉、隔膜造口对左心房进行插管，减轻左心负荷后，肺水肿终于得到了改善。当天，患者的精神状态开始恢复，检查发现患者没有遗留任何神经系统问题。

在 VA-ECMO 治疗期间，检测获得了恙虫病的聚合酶链反应（PCR）结果，显示为阳性。DNA 测序提示致病菌为恙虫病立克次体的池田毒株。心内膜心肌活检显示心肌和间质中有淋巴细胞浸润（图 9-5），CD3 和 CD5 染色阳性，CD20 染色阴性。其他病毒或自身免疫病因的检测结果均为阴性。这些结果证实该病例为恙虫病引起的暴发性心肌炎。

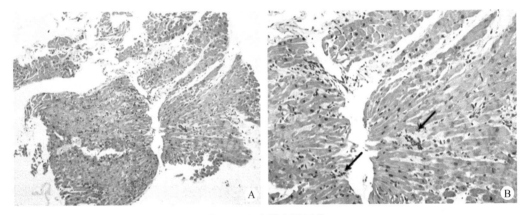

图 9-5　心内膜心肌活检

炎性细胞浸润，由间质和心肌内的 T 淋巴细胞组成（A，×40，苏木精 - 曙红染色；B，×200，苏木素 - 曙红染色），黑色箭头显示的是淋巴细胞聚集区域

在 ECMO 治疗的第 3 天，患者的射血分数恢复到 38%。在第 4 天，成功拔出了 ECMO 和呼吸机。在此期间，患者未接受包括糖皮质激素或静脉注射用人免疫球蛋白在内的免疫调节剂治疗。

然而，此时患者的精神状态发生了变化。尽管患者看起来很警觉，但表现出了全面失语症。脑磁共振成像没有显示任何异常。脑脊液检查显示轻度淋巴细胞、白细胞增多（白细胞 65/µl），蛋白质略有增加（78.7mg/dl）。脑脊液（cerebral spinal fluid，CSF）腺苷脱氨酶为 20.3IU/L。CSF 培养和 PCR 结果没有提示任何微生物感染。这提示脑膜脑炎并发恙虫病。开始使用多西环素（100mg，每天 2 次）。3 天后，患者的精神状态恢复，失语症也好转。患者被转移到普通病房，病情平稳，于 10 天后出院，在此期间，没有发生其他临床事件。住院第 19 天时，免疫荧光检测显示患者的恙虫病抗体转为阳性。恙虫病的 IgG 滴度为 1 ∶ 2048，IgM 滴度为 1 ∶ 128。出院前的随访超声心动图显示左心室功能有更明显的改善（射血分数 54%），左心室壁厚度恢复正常。患者出院时服用了包括比索洛尔、缬沙坦、螺内酯和呋塞米在内的心肌炎慢性期治疗药物。后期没有对该患者进行相关随访。

三、疾病介绍

恙虫病（又称丛林斑疹伤寒）是一种由恙虫病东方立克次体引起的急性人畜共患性发热性疾病，恙虫病东方立克次体是一种胞内细菌，通过钩端毛螨的叮咬传播给人类[1]。该病主要发生在包括中国、日本、韩国、印度、印度尼西亚、泰国、斯里兰卡和菲律宾在内的称为恙虫病三角洲的亚太地区[2]，但也不乏一些来自该病区以外的恙虫病病例报道[3,4]。据估计，世界上一半以上的人口生活在恙虫病流行的地区，每年报道约 100 万例[5]。几乎所有人都容易患恙虫病，其中长期暴露在田野或果园中的人风险更高，丛林旅游史是恙虫病的重要危险因素[6-8]。恙虫病的主要临床表现包括焦痂、淋巴结肿和皮疹[9]。其中焦痂是诊断的关键，检出率为 46% ～ 86%[9]，男性焦痂主要出现在腋窝、腹股沟和生殖器[10]。恙虫病的病理生理特点是播散性血管炎，可累及皮肤、肝、大脑、肾脏、心脏等多个器官，因此该病可能并发多器官受累，包括肺炎、急性肾损伤、脑膜脑炎、胃肠道出血和心肌炎[11,12]，尤其是在应用抗生素不及时的情况下[13,14]。其中，心肌炎是一种罕见的心脏表现，其严重程度从轻度到暴发性心肌炎不等，仅在少数病例中有报道[15]。

四、诊疗体会

本病例为多器官感染的恙虫病，合并经活检证实的暴发性心肌炎。笔者从此病例中学习到的是，并发恙虫病的心肌炎可能会很快发展为暴发性心肌炎，及时采取包括机械循环支持在内的血流动力学支持措施对挽救患者生命至关重要。

该病例可能与其延迟治疗及感染高毒力毒株两个因素有关。该患者在被转移到笔者所在医院之前曾就诊于一家私立医院，但当时没有考虑恙虫病的临床诊断，没有应用对症的抗生素，在症状出现 10 天后才开始应用抗生素。先前的研究表明，当恙虫病患者应用抗生素治疗延迟时，复杂恙虫病发病率会增加[13]。引起复杂恙虫病的另一个原因与恙虫病池田毒株有关[15]。池田毒株属于日本吉列姆血清型，已知在动物实验中具有高毒力[16]。Chang 等报道，在对韩国人类恙虫病分离株的研究中，79% 被分为 Boryong，15% 被分为 Karp[17]。高毒力的池田毒株可能是导致这次不同寻常的暴发性心肌炎的重要原因。

据报道，恙虫病心肌炎的发病率为 2.4% ～ 14%[11,18,19]，ICU 患者中恙虫病心肌炎的死亡率为 15.5%[19]。这些发病率差异及恙虫病心肌炎临床病程的不同也可能反映不同严重程度的心肌炎。心肌炎的严重程度可以从轻度到像本例这样严重的[20,21]。此外，恙虫病本身的性质及复杂病例中可能累及多器官，掩盖了恙虫病心肌炎的暴发性和复杂性。在本例中，笔者使用 EMB 组织进行了恙虫病的聚合酶链反应和恙虫病抗体免疫组织化学染色，以揭示心肌炎的机制是病原体本身的入侵或免疫反应，但没有成功。《中国成人暴发性心肌炎诊断和治疗指南》指出，暴发性心肌炎发病机制复杂，可能涉及患者的遗传背景、机体的免疫状态、病毒毒力及环境等多种因素的相互作用。目前认为过度免疫激活及迅速触发免疫细胞大量释放炎症因子所引起的细胞因子风暴，也称"炎症风暴"，是暴发性心肌炎快速进展的核心机制[22]。恙虫病的病理生理特点是播散性血管炎，也涉及大量的炎症因子释放，可以部分解释其发病机制，但是在本病例中尚未检测相关的细胞因子和炎症介质。

本病例是第一例经活检证实的恙虫病暴发性心肌炎。1991 年，日本科学家报道了 1 例经活检证实的恙虫病心肌炎[20]，1996 年，韩国科学家报道了第 2 例恙虫病心肌炎[23]。尽管这些先前报道的病例与本病例一样，根据活检结果都归类为淋巴细胞性心肌炎，但这 2 例病例都不是暴发性病例，没有严重的血流动力学障碍，并且对抗生素治疗反应良好。相反，在本病例中，尽管使用了适当的抗生素，但患者在几小时内迅速发展为暴发性心肌炎和心搏骤停。多次超声心动图对这种进展进行了评估，结果显示心室的收缩功能和心肌壁厚度发生了显著变化。此外，患者在发展为暴发性心肌炎前后还存在复杂的多器官受累，包括 AKI、肺炎和脑膜脑炎，如此复杂的临床情况，可能会使暴发性心肌炎的临床诊断难以及时做出。

最后，在诊断为暴发性心肌炎和血流动力学明显障碍时，及时成功置入 ECMO 对挽救患者生命至关重要。《中国成人暴发性心肌炎诊断和治疗指南》指出，采用"以生命支持为依托的综合救治方案"对暴发性心肌炎患者进行救治能显著降低死亡率[24, 25]，在本病例中 ECMO 仅仅使用了 4 天，患者的心功能就得到了明显改善。此外，炎症风暴是暴发性心肌炎发病的核心机制，适当的免疫调控可有效控制过度激活的免疫系统[26, 27]，但是本病例中没有检测患者血清中细胞因子的水平，因此无法得知炎症风暴的情况，本病例中也没有应用糖皮质激素及静脉注射免疫球蛋白等进行免疫调节治疗。暴发性心肌炎患者在出院后仍会存在不同程度的后遗症，包括左心室扩大、心律失常和心功能不全等，因此患者出院后仍需要进行康复治疗和长期随访，本病例患者出院时服用了包括比索洛尔、缬沙坦、螺内酯和呋塞米在内的药物，有助于患者后期恢复，但是出院后，对该患者并没有进行随访，因此也无从得知后期的情况。

本文描述了 1 例罕见的由恙虫病立克次体引发的暴发性心肌炎病例。该患者病情进展迅猛，并迅速进展为心搏骤停。临床医生应牢记恙虫病心肌炎快速发展的可能性，即使在几小时内也是如此，并应对患者的病情进行密切监测和必要的评估，以提供及时且恰当的治疗。

五、专家点评

1. 这是一例来自韩国的病例报道，证明恙虫病立克次体也可以作为致病源导致暴发性心肌炎，其机制依然是固有免疫过度激活和炎症风暴形成。

2. 尽管患者被救治成功，但是治疗过程中并未像中国指南中的救治方案那样强调"极早识别、极早诊断、极早预判、极早救治"，这显然是冒了极大的挑战和风险。

3. 治疗中使用较强的细胞毒性药物，而不是采用免疫调节治疗，这值得商榷。

本病例引自 Park H，Lim Y，Kim MC，et al. Case report：fulminant myocarditis successfully treated with extracorporeal membrane oxygenation in ikeda strain *Orientia tsutsugamushi* infection. Front Cardiovasc Med，2021，8：795249，已获授权允许。

编译作者：舒鸿洋（华中科技大学同济医学院附属同济医院）
点评专家：汪道文（华中科技大学同济医学院附属同济医院）

参 考 文 献

[1] Traub R, Wisseman CL. The ecology of chigger-borne rickettsiosis (scrub typhus). J Med Entomol, 1974, 11: 237-303.

[2] Xu G, Walker DH, Jupiter D, et al. A review of the global epidemiology of scrub typhus. PLoS Negl Trop Dis, 2017, 11: e0006062.

[3] Jiang J, Richards AL. Scrub typhus: No longer restricted to the tsutsugamushi triangle. Trop Med Infect Dis, 2018, 3 (1): 11.

[4] Costa C, Ferrari A, Binazzi R, et al. Imported scrub typhus in Europe: report of three cases and a literature review. Travel Med Infect Dis, 2021, 42: 102062.

[5] Goswami D, Hing A, Das A, et al. Scrub typhus complicated by acute respiratory distress syndrome and acute liver failure: a case report from Northeast India. Int J Infect Dis, 2013, 17: e644-e645.

[6] PicKard AL, McDaniel P, Miller RS, et al. A study of febrile illnesses on the Thai-Myanmar border: predictive factors of rickettsioses. Southeast Asian J Trop Med Public Health, 2004, 35: 657-663.

[7] Rapmund G. Rickettsial diseases of the far east: new perspectives. J Infect Dis, 1984, 149: 330-338.

[8] Silpapojakul K. Scrub typhus in the Western Pacific region. Ann Acad Med Singap, 1997, 26: 794-800.

[9] Kim DM, Won KJ, Park CY, et al. Distribution of eschars on the body of scrub typhus patients: a prospective study. Am J Trop Med Hyg, 2007, 76: 806-809.

[10] Jamil M, Bhattacharya P, Mishra J, et al. Eschar in scrub typhus: a study from North East India. J Assoc Physicians India, 2019, 67: 38-40.

[11] Kim DM, Kim SW, Choi SH, et al. Clinical and laboratory findings associated with severe scrub typhus. BMC Infect Dis, 2010, 10: 108.

[12] Peter JV, Sudarsan TI, Prakash JA, et al. Severe scrub typhus infection: clinical features, diagnostic challenges and management. World J Crit Care Med, 2015, 4: 244-250.

[13] Lee N, Tsang OTY, Lui G, et al. Risk factors associated with life-threatening rickettsial infections. Am J Trop Med Hyg, 2008, 78: 973-978.

[14] Tsay RW, Chang FY. Serious complications in scrub typhus. J Microbiol Immunol Infect, 1998, 31: 240-244.

[15] Sittiwangkul R, Pongprot Y, Silviliarat S, et al. Acute fulminant myocarditis in scrub typhus. Ann Trop Paediatr, 2008, 28: 149-154.

[16] Nakayama K, Yamashita A, Kurokawa K, et al. The whole-genome sequencing of the obligate intracellular bacterium *Orientia tsutsugamushi* revealed massive gene amplification during reductive genome evolution. DNA Res, 2008, 15: 185-199.

[17] Chang WH, Kang JS, Lee WK, et al. Serological classification by monoclonal antibodies of *Rickettsia tsutsugamushi* isolated in Korea. J Clin Microbiol, 1990, 28: 685-688.

[18] Taylor AJ, Paris DH, Newton PN. A systematic review of mortality from untreated scrub typhus (*Orientia tsutsugamushi*). PLoS Negl Trop Dis, 2015, 9: e0003971.

[19] Chin JY, Kang KW, Moon KM, et al. Predictors of acute myocarditis in complicated scrub typhus: an endemic province in the Republic of Korea. Korean J Intern Med, 2018, 33: 323-330.

[20] Yotsukura M, Aoki N, Fukuzumi N, et al. Review of a case of tsutsugamushi disease showing myocarditis and confirmation of *Rickettsia* by endomyocardial biopsy. Jpn Circ J, 1991, 55: 149-153.

[21] Ki YJ, Kim DM, Yoon NR, et al. A case report of scrub typhus complicated with myocarditis and rhabdomyolysis. BMC Infect Dis, 2018, 18: 551.

[22] Hang WJ，Chen C，Seubert JM，et al. Fulminant myocarditis：a comprehensive review from etiology to treatments and outcomes. Signal Transduction and Targeted Therapy，2020，5：15.

[23] Jeong MH，Ahn YK，Gill GC，et al. Tsutsugamushi myocarditis with congestive heart failure and persistent atrial standstill. Jpn Circ J，1996，60：382-388.

[24] Li S，Xu SY，Li CZ，et al.A life support-based comprehensive treatment regimen dramatically lowers the in-hospital mortality of patients with fulminant myocarditis：a multiple center study. Science China-Life Sciences，2019，62（3）：369-380.

[25] Hang W，Chen C，Seubert JM，et al. Fulminant myocarditis：a comprehensive review from etiology to treatments and outcomes. Signal Transduct Target Ther，2020，5（1）：287.

[26] He W，Zhou L，Xu K，et al. Immunopathogenesis and immunomodulatory therapy for myocarditis. Sci China Life Sci，2023，66（9）：2112-2137.

[27] Zhou N，Zhao Y，Jiang J，et al. Impact of mechanical circulatory support and immunomodulation therapy on outcome of patients with fulminant myocarditis：Chinese registry of fulminant myocarditis. Signal Transduct Target Ther，2021，6（1）：350.

病例10　暴发性心肌炎引起的反复室性心动过速

关键词：心肌炎；休克；恶性心律失常；循环辅助

一、摘要

本病例是一名中年男性患者，因"突发晕厥"就诊。患者到达笔者所在医院时出现休克、呼吸困难并突发意识丧失，予以紧急气管插管及应用血管活性药物维持血压。急诊冠状动脉造影未见明显狭窄，左心室造影发现心尖收缩稍减弱，心肌肥厚呈鸟嘴样改变，主动脉根部充盈缺损，左心室内压力 77/16mmHg，考虑暴发性心肌炎可能性大，立即予以机械辅助支持，并同时予以免疫调节等综合性治疗，患者循环功能逐渐稳定，逐步停用血管活性药物，于入院 11 天症状好转后出院。

二、病例介绍

患者，男性，45 岁。

主诉：晕厥伴胸痛 2h。

现病史：患者 2h 前上厕所时突发晕厥倒地，口吐白沫，无四肢抽搐，无二便失禁，1min 后自行苏醒，诉胸痛，送至当地医院查心电图提示心肌梗死（图 10-1），查肌钙蛋白在正常范围，当地医院诊断"急性冠脉综合征"，给予药物治疗（具体药物不详）后转至笔者所在医院。

既往史：否认高血压、糖尿病及其他病史，否认吸烟史，有饮酒史 20 余年，白酒 1～2 两 / 天。1 周前曾有阵发性咳嗽、咳痰，咳痰量不多，无发热，2～3 天后症状自行缓解，感觉乏力。

体格检查：患者为镇静状态，瞳孔对称，对光反射迟钝，体温 37.8℃，脉搏 133 次 / 分，血压 91/61mmHg[在去甲肾上腺素 2.0μg/（kg·min）治疗的状态下]，经口气管插管呼吸机辅助通气状态（AC 模式 +PEEP 模式 FiO$_2$ 100%）下，血氧饱和度无法测出，颈静脉稍充盈，双肺呼吸音粗，可闻及双肺满布湿啰音，心前区无隆起，未见异常搏动及震颤。心音正常，心率 133 次 / 分，律齐，心脏各瓣膜听诊区未闻及杂音，未闻及心包摩擦音。双下肢无水肿，双下肢足背动脉搏动弱。

辅助检查：入院后查血气分析显示 pH 7.264，氧分压 68.3mmHg，二氧化碳分压 57.1mmHg，碱剩余 1.1mmol/L，乳酸 6.2mmol/L。血肌酐 110μmol/L，CK 7799U/L（38～174U/L），CK-MB 609U/L，肌钙蛋白 10.857ng/ml，肌红蛋白定量 > 12 000ng/ml（0～154.9ng/ml）；BNP < 10pg/ml（0～100pg/ml）。心电图提示室性心动过速，予以电复律后心电图显示室内传导阻滞，广泛导联 ST-T 改变，并有短阵室性心动过速及心房颤动心律（图 10-2），急诊冠状动脉造影阴性（图 10-3），行左心室造影（图 10-4）发现心尖收缩稍减弱，

心肌肥厚呈鸟嘴样改变，主动脉根部充盈缺损，左心室内压力 77/16mmHg。

入院诊断：①心源性休克原因待查（梗阻性肥厚型心肌病？重症心肌炎？左主干血栓栓塞心肌梗死？）；②主动脉瓣上占位？主动脉夹层？

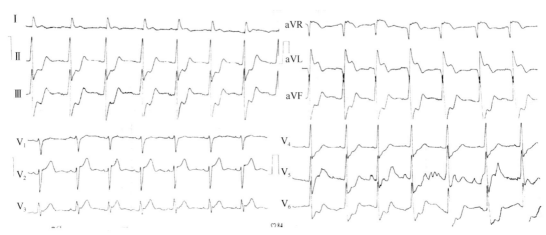

图 10-1　外院心电图提示窦性心律，前侧壁及下壁导联 ST 段显著压低，QRS 波群增宽，QTc 延长（550ms）

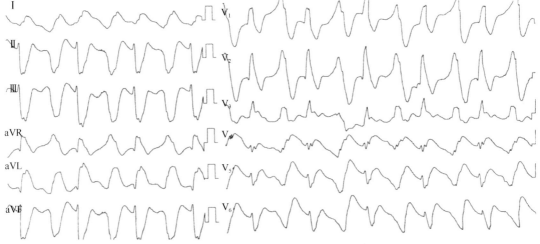

图 10-2　急诊心电图提示室性心动过速

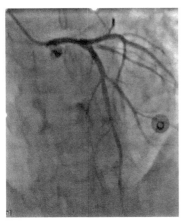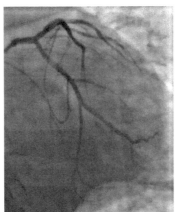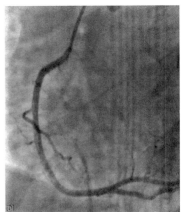

图 10-3　冠状动脉造影未见明显冠状动脉血管狭窄

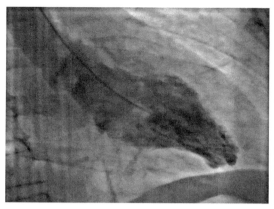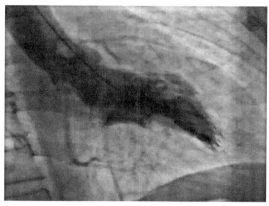

图 10-4　左心室造影

心尖收缩稍减弱，心肌肥厚呈鸟嘴样改变（提示收缩力降低），主动脉根部充盈缺损

三、诊治经过

患者到达笔者所在医院急诊科时出现呼吸困难、全身湿冷、血氧饱和度下降并突发意识丧失，予以紧急气管插管，插管内大量粉红色泡沫痰涌出，急诊给予去甲肾上腺素等血管活性药物维持血压，血压水平 75～90/34～50mmHg，心电图提示室性心动过速，予以电复律后心电图提示室内传导阻滞，广泛导联 ST-T 改变，并有短阵室性心动过速及心房颤动心律（图 10-2），急诊冠状动脉造影阴性（图 10-3），行左心室造影（图 10-4）发现心尖收缩稍减弱，心肌肥厚呈鸟嘴样改变，主动脉根部充盈缺损，左心室内压力 77/16mmHg，考虑暴发性心肌炎可能性大，并立即转入 CCU，予以 IABP 联合 VA-ECMO 辅助循环治疗，并应用糖皮质激素和免疫球蛋白，患者循环功能逐渐稳定，逐步停用血管活性药物，于入院 11 天症状好转后出院。

主要处置措施：入院后查胸腹主动脉计算机体层血管成像（CTA）未见明显主动脉夹层。心脏超声提示左心室整体收缩活动减弱，左心室壁增厚［左心室舒张末期内径（LVDD）39mm；左心室收缩末期内径（LVSD）27mm；室间隔厚度（IVS）14mm；左心室后壁厚度（LVPWT）13mm；左心室射血分数（LVEF）40%］；漂浮导管提示低心排血量，高外周阻力，高中心静脉压及肺动脉楔压（PAWP），证实为心源性休克，考虑暴发性心肌炎可能性大，立即予以静脉滴注甲泼尼龙 160mg/d，静脉滴注免疫球蛋白 20g/d 及营养心肌药物治疗。患者在大剂量血管活性药物［多巴胺 15μg/（kg·min）+ 多巴酚丁胺 5μg/（kg·min）+ 去甲肾上腺素 0.26μg/（kg·min）］维持下动脉血压 72/46mmHg，心率 141 次/分，复测心排血量 3.46L/min，心脏指数 2.01L/（min·m²），血管阻力指数（SVR）1017dyn·s/cm⁵，每搏输出量 24.5ml，中心静脉压（CVP）9mmHg，PAWP 15mmHg，立即行 IABP 支持治疗，但血流动力学仍无法维持，遂决定置入 VA-ECMO，成功上机后，ECMO 以 3.5～4L/min 流量运转，逐渐减用去甲肾上腺素等血管活性药物，并在 ECMO 置入后第 2 天全部停用。抗凝方案采用了直接凝血酶抑制剂比伐芦定，剂量为 0.015～0.4mg/（kg·h），活化部分凝血活酶时间（APTT）维持在 80s，激活全血凝血时间（ACT）维持在 200～220s。每天监测心电图变化及心肌酶学、肌钙蛋白变化，心脏超声评估不同流量下的心脏收缩功能；并给予左西孟旦适当强心、硝普钠减轻后负荷，以及根据全身水肿情况和 CVP、

PAWP 监测数据进行利尿，去除患者的肺水肿。

ECMO 联合 IABP 支持 11 天后，逐渐减少 ECMO 流量至 2L/min，心脏超声提示 LVEF 38%，CVP 6mmHg，PAWP 10mmHg，小剂量多巴胺 5μg/（kg·min）+ 多巴酚丁胺 2μg/（kg·min）维持下动脉血压 101/61mmHg，进一步减少流量至 1.5L/min，后顺利拔除 ECMO，第 2 天依次撤除 IABP，第 3 天拔除气管插管和呼吸机。最后经过一段时间的康复治疗后好转出院。

出院后随访期间，患者 LVEF 仍偏低，肺动脉压力进行性升高，考虑存在心肌炎向慢性心肌病改变，予以从小剂量开始加用沙库巴曲缬沙坦钠（诺欣妥）12.5mg（每天 2 次）及酒石酸美托洛尔（倍他乐克）6.25mg（每天 2 次）后，患者 BNP 稳定在 275 ～ 389pg/ml，血压 101/60mmHg，心率 90 ～ 98 次 / 分，尿量每天 1200 ～ 1500ml，体重无增长，无呼吸困难发作。基因测序提示巨细胞病毒感染，长期心脏超声随访，增厚的室间隔逐渐恢复到正常厚度（图 10-5），心脏 MRI 提示左心室壁及室间隔心肌多发斑片状、条片状高信号影，延迟增强可见显著强化，心肌延迟强化以中层明显，符合心肌炎的 MRI 表现（图 10-6）。

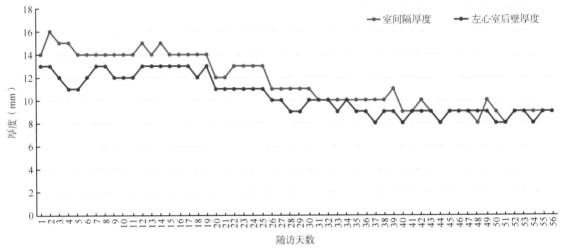

图 10-5　随访心脏超声显示的室间隔和左心室后壁厚度变化
表明在急性期心室壁增厚，其系心肌水肿所致，随着有效治疗的进行及病情好转，增厚的心肌逐渐恢复

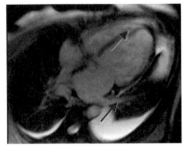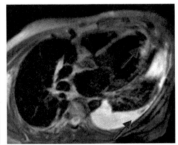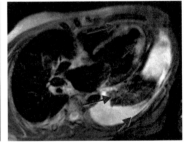

图 10-6　心脏 MRI
左心室肌小梁偏多，心尖部局部向外膨隆，心肌游离壁及室间隔多发斑片状、条片状异常高信号影，延迟增强见显著强化（箭头）

四、诊疗体会

《中国成人暴发性心肌炎诊断和治疗指南》特别强调的"四个极早"，即"极早识别、

极早诊断、极早预判、极早救治"，对提高暴发性心肌炎患者救治率起到了决定性的作用[1,2]。暴发性心肌炎是急性弥漫性炎症性心肌病，其特点是起病急骤，病情进展极其迅速，死亡风险极高。该病的诊疗对医生的专业素质及配套的医疗水平要求高，接诊医生对疾病的及时判断给患者的救治赢得了宝贵的时间。

暴发性心肌炎发病机制复杂，可能涉及患者的遗传背景、机体的免疫状态、病毒毒力及环境等多种因素的相互作用。细胞因子作为一类重要的免疫活性介质，在暴发性心肌炎发病过程中起着核心作用。目前认为，各种病因导致的过度免疫激活及迅速触发免疫细胞大量释放炎症因子所引起的细胞因子风暴（也称"炎症风暴"）是暴发性心肌炎起病急、进展快、病情重、死亡率高的重要原因。因此，在临床救治过程中，及时有效的生命支持及免疫调节治疗对暴发性心肌炎患者的救治至关重要。

五、专家点评

1. 重症心肌炎可以有多种不同的心电图表现，甚至可以有类似左主干病变心电图表现，心电图变化快、多样，常合并室内传导阻滞，易引起恶性心律失常和心源性休克。由于该病例患者存在类似左主干病变心电图表现及主动脉根部的充盈缺损，诊断的方向被干扰，导致诊断延迟，生命支持延迟，好在最终患者获得了成功救治。因此，一旦临床诊断重症心肌炎及并发心源性休克，在有条件的医院应该建议不依靠血管活性药物维持血压，而应该尽早、尽快进行机械辅助支持。

2. 心肌炎患者早期心肌肥厚提示心肌水肿，在恢复过程中，水肿逐渐消退，这是其他心肌病所不具有的表现；如临床高度怀疑心肌炎合并心肌水肿，要进行长期随访观察。重症心肌炎易并发血栓，该例患者存在主动脉根部充盈缺损，不除外心室内血栓，由于左心室造影导致脱落，被误以为主动脉瓣下占位。VA-ECMO 为挽救重症心肌炎患者提供了强而有力的支撑。重症心肌炎患者由于其进展快，需要反复评估，甚至结合漂浮导管进行监测，发生心源性休克时，早期进行机械辅助治疗，可改善心肌预后。

3. 激素及免疫球蛋白的应用对重症心肌炎患者心功能恢复、抑制炎症风暴具有较大的作用。ECMO 的管理并非只包括 ECMO 运行的当时，还包括 ECMO 术后患者的感染控制、血栓预防及康复训练。每个 ECMO 中心都应制订规范化的 ECMO 管理流程及细则，以降低 ECMO 本身的并发症及充分发挥其心脏支持作用，挽救更多的生命。

作　　者：周　希　冯霞飞　黄伟剑（温州医科大学附属第一医院）

点评专家：汪道文（华中科技大学同济医学院附属同济医院）

参 考 文 献

[1] Wang D，Li S，Jiang J，et al. Chinese society of cardiology expert consensus statement on the diagnosis and treatment of adult fulminant myocarditis. Sci China Life Sci，2019，62：187-202.

[2] 中华医学会心血管病学分会精准医学学组，中华心血管病杂志编辑委员会，成人暴发性心肌炎工作组. 成人暴发性心肌炎诊断与治疗中国专家共识. 中华心血管病杂志，2017，45（9）：742-752.

病例 11 首诊医师精确诊断的暴发性心肌炎

关键词： 暴发性心肌炎；休克；多器官功能衰竭

一、摘要

本病例是一名 16 岁女学生，1 个月前开始发热、咳嗽，自服退热药后好转，但仍有咳嗽不适。入院当日出现呕吐、腹泻多次，到当地医院就诊发现心肌肌钙蛋白、CK-MB 和 BNP 明显升高而转至笔者所在医院。入院血压 81/43mmHg，心率 160 次 / 分，呼吸 20 次 / 分，律齐，心音低钝，闻及奔马律。心电图显著异常，超声显示射血分数 30%，GLS=–4.9%，心室弥漫性运动减弱，诊断为暴发性心肌炎，立即启动规范治疗，经过 1 个月的救治基本恢复。出院时肾功能恢复不佳，BNP 仍然高达 20 000pg/ml。此患者主要由于延误就医时间长，恢复欠佳。

二、病例介绍

患者，女性，16 岁，学生。

主诉：发热、咳嗽 1 个月，呕吐、腹泻 1 天。

现病史：患者于 2022 年 12 月 12 日出现发热、咳嗽，咳黄色痰，最高体温不详，自服退热药后好转，无头晕，无晕厥、黑矇，无胸痛、胸闷，无呼吸困难，无呕血、黑便，无腹痛、腹泻、腹胀，就诊当日早晨患者突然出现呕吐、腹泻，呕吐少量清水，排多次稀水样便，家属送患者至武汉市黄陂区中医院就诊，查血显示"肌钙蛋白 8.77ng/ml，CK-MB ＞ 100ng/ml，肌红蛋白 76.94ng/ml，BNP 9900pg/ml，白细胞计数 5.65×10⁹/L，中性粒细胞百分比 74.2%，淋巴细胞百分比 18.6%，淋巴细胞绝对值 1.05×10⁹/L，血小板计数 230×10⁹/L，超敏 C 反应蛋白 3.72mg/ml "，接诊医生考虑为"暴发性心肌炎"，立即转至笔者所在医院。患者起病以来，精神、饮食、睡眠欠佳，小便正常，排多次稀便，体重无明显变化，体力较前下降。

既往史：平素身体健康。否认高血压、糖尿病及心脏病病史，否认肝炎、结核等传染病病史，否认手术、外伤、输血史，否认食物、药物过敏史。

婚育与月经史：月经初潮 13 岁，经期 5 天，周期 28 天，末次月经日期 2023 年 1 月 2 日，经量中等，月经规律。未婚未育。

家族史：无其他家族性遗传病、传染病史，无冠心病早发家族史，无糖尿病、高血压家族史。

体格检查：体温 36.5℃，血压 81/43mmHg，脉搏 160 次 / 分，呼吸 20 次 / 分。患者神志清，精神可，查体合作。全身皮肤、巩膜无黄染，浅表淋巴结无肿大，颈静脉无充盈。颈软，气管居中，甲状腺无肿大。双肺呼吸音清，未闻及干湿啰音。心率 160 次 / 分，律齐，心音低钝，闻及奔马律。腹平软，剑突下方压痛阴性，无反跳痛，肝脾肋下未触及。双肾区无叩击痛，双下肢无水肿。生理反射存在，病理反射未引出。

三、诊治经过

患者入院后完善相关检查（表 11-1，表 11-2）。入院心电图（图 11-1）：室性心动过速。心电监护提示低血压（收缩压 70 ～ 80mmHg），遂予以置入 IABP 和 ECMO 作为机械循环支持。

表 11-1　血常规结果

项目	数值	参考值
白细胞计数（×10^9/L）	6.26	3.5 ～ 9.5
中性粒细胞（×10^9/L）	5.14	1.8 ～ 6.3
中性粒细胞百分比（%）	82.1 ↑	40 ～ 75
淋巴细胞（×10^9/L）	1.02	1.10 ～ 3.2
淋巴细胞百分比（%）	16.3 ↓	20.0 ～ 50.0
单核细胞（×10^9/L）	0.1	0.1 ～ 0.6
单核细胞百分比（%）	1.6 ↓	3.0 ～ 10
嗜酸性粒细胞（×10^9/L）	0.00 ↓	0.02 ～ 0.52
嗜酸性粒细胞百分比（%）	0.0 ↓	0.4 ～ 8.0
嗜碱性粒细胞（×10^9/L）	0.00	0 ～ 0.10
嗜碱性粒细胞百分比（%）	0.0	0 ～ 1.0
红细胞计数（×10^9/L）	2.97 ↓	3.8 ～ 5.1
血红蛋白（g/L）	94 ↓	115 ～ 150
血小板计数（×10^9/L）	266	125 ～ 350

表 11-2　生化及炎症因子结果

项目	数值	参考值
谷丙转氨酶（U/L）	13	≤ 33
谷草转氨酶（U/L）	89 ↑	≤ 32
总蛋白（g/L）	36.3	60 ～ 80
白蛋白（g/L）	21.9 ↓	32 ～ 45
球蛋白（g/L）	14.4 ↓	20 ～ 35
总胆红素（mmol/L）	6.0	≤ 21
间接胆红素（mmol/L）	2.3	≤ 12.9
总胆固醇（mmol/L）	2.27	< 5.18
甘油三酯（mmol/L）	0.61	< 1.7
高密度脂蛋白（mmol/L）	0.51 ↓	1.04 ～ 1.55
低密度脂蛋白（mmol/L）	1.47	< 3.37
肌酸激酶（U/L）	500 ↑	≤ 170
钾（mmol/L）	3.81	3.5 ～ 5.1

续表

项目	数值	参考值
钠（mmol/L）	141.6	136～145
氯（mmol/L）	106.3	99～110
肌酐（μmol/L）	66	45～84
乳酸（mmol/L）	12.6↑	0.5～2.2
碳酸氢根（mmol/L）	14.6↓	22～29
高敏肌钙蛋白（pg/ml）	20 242.1↑	≤26.2
NT-proBNP（pg/ml）	5858↑	＜300
超敏C反应蛋白（mg/L）	2.6	＜3
血沉（mm/h）	2	0～20
降钙素原（ng/ml）	＜0.05	0.02～0.05
白介素1β（pg/ml）	＜5.0	＜5.0
白介素2受体（U/ml）	169↓	223～710
白介素6（pg/ml）	9.74↑	＜7.0
白介素8（pg/ml）	16.3	＜62
白介素10（pg/ml）	88.8↑	＜9.1
肿瘤坏死因子α（pg/ml）	6.1	＜8.1

患者乙型肝炎病毒、梅毒螺旋体、人类免疫缺陷病毒抗体检测结果为阴性，血脂无明显异常；B型流感病毒IgM抗体检测结果为弱阳性，核酸检测结果为阴性。

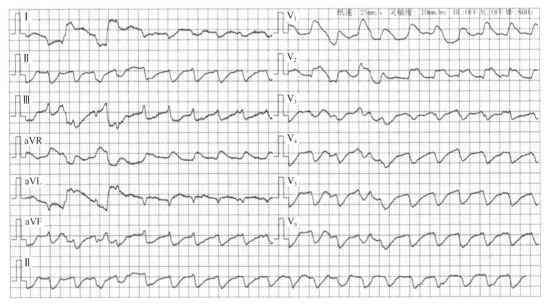

图11-1 入院心电图

IABP及ECMO置入后，患者入院当天（2023年1月13日）行动态心电图检查（图11-2），第2天（2023年1月14日）行常规心电图检查提示转为窦性心律（图11-3）。①上机至次日8:00为房性心动过速可能性大，完全性右束支传导阻滞，ST-T改变提示心肌损伤；心率波动于 85 ～ 130 次 / 分，平均心率 107 次 / 分。②室性早搏 174 次 / 全程，成对室性早搏 8 次，短阵室性心动过速 29 阵次（连 3 ～ 8 搏，频率 131 ～ 182 次 / 分）。③完全性右束支传导阻滞。④ ST-T 改变提示心肌损伤。⑤心率变异性分析：SDNN 164ms（正常范围为 102 ～ 180ms），SDANN 144ms（正常范围为 92 ～ 162ms）。

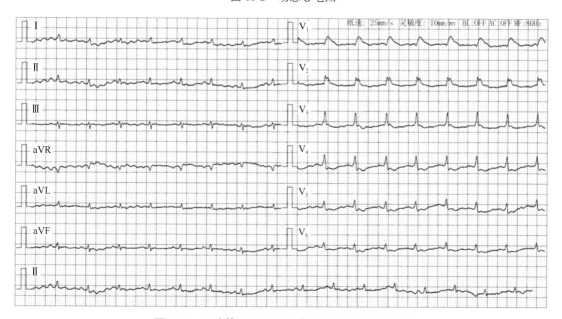

图 11-2　动态心电图

图 11-3　入院第 2 天（2023 年 1 月 14 日）心电图

IABP 及 ECMO 置入后（入院当天，2023 年 1 月 13 日）床旁心脏超声检查（图 11-4）、①左心室腔不大（舒张末期内径 3.9cm），左心房不大（舒张末期内径 2.7cm），右心房及右心室不大。②升主动脉窦部不宽（舒张末期内径 2.1cm）及近端不宽（舒张末期内径 2.0cm），主动脉瓣瓣膜未见异常。③二尖瓣前后叶逆向运动，瓣膜回声正常。④室间隔不厚（1cm）及左心室后壁不厚（1cm），两者逆向运动。左心室心尖、下壁中间段至心尖段、前壁、前间壁、下侧壁心尖段、后间隔室壁运动减弱。间隔基底段至中间段向外膨出（范围 2.7cm×2.6cm）。⑤左心室射血分数 30%（正常青年人常＞65%）。GLS=−4.9%（正常＞−22%）。⑥三尖瓣和肺动脉瓣未见明显异常，肺动脉瓣舒张期右心室侧见轻度反流信号；三尖瓣右心房侧收缩期见轻度反流信号及湍流频谱，PFV=216cm/s，PG=19mmHg（PFV 为峰值血流速度；PG 为压力阶差）。⑦下腔静脉内径不宽（1.7cm），吸气相塌陷＜50%。心脏超声诊断：①左心室收缩功能降低；②左心室节段性室壁运动异常；③左心室室间隔基底段至中间段室壁瘤形成。

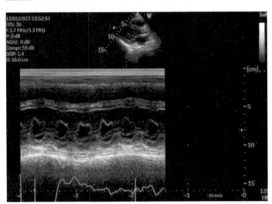
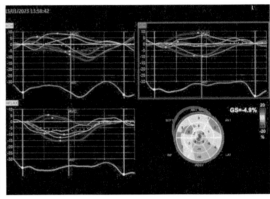

图 11-4 心脏超声（入院当天，2023 年 1 月 13 日）

入院第 2 天（2023 年 1 月 14 日）床旁心脏超声检查（图 11-5）：①左心室腔不大（舒张末期内径 4.4cm），左心房不大（舒张末期内径 2.5cm），右心房及右心室不大。②升主动脉窦部不宽（舒张末期内径 2.4cm）及近端不宽（舒张末期内径 2.3cm），主动脉瓣瓣膜未见异常。③二尖瓣前后叶逆向运动，瓣膜回声正常。④室间隔不厚（0.9cm）及左心室后壁不厚（0.9cm），两者逆向运动。左心室心尖、下壁中间段至心尖段、前壁、前间壁、下侧壁心尖段、后间隔室壁运动减弱。间隔基底段至中间段向外膨出（范围 2.7cm×2.6cm）。⑤左心室射血分数 14%（正常青年人常＞65%）。GLS=−1.9%（正常＞−22%）。⑥三尖瓣和肺动脉瓣未见明显异常，肺动脉瓣舒张期右心室侧见轻度反流信号；三尖瓣右心房侧收缩期见轻度反流信号及湍流频谱，PFV=201cm/s，PG=16mmHg。⑦下腔静脉内径不宽（1.6cm），吸气相塌陷＜50%。心脏超声诊断：①左心室收缩功能降低；②左心室节段性室壁运动异常。

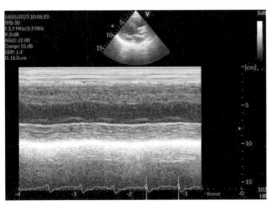
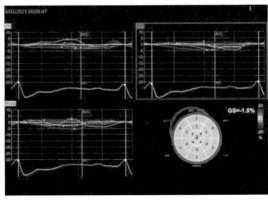

图 11-5 心脏超声（入院第 2 天，2023 年 1 月 14 日）

本病例是一名 16 岁女性，既往体健，患者 1 个月前（2022 年 12 月 12 日）出现发热、咳嗽，于入院当天（2023 年 1 月 13 日）晨起后出现乏力、头晕，伴呕吐和腹泻。病情迅速加重，就诊时心肌损伤标志物明显升高，遂由当地医院转入笔者所在医院，入科查体发现患者为休克状态（81/43mmHg）。初步诊断：①心肌损伤原因待查，暴发性心肌炎？②室性心动过速；③心源性休克？

很显然，这是一名在县级医院首诊，血流动力学不稳定，生命危在旦夕的年轻患者，发现患者 cTnI 明显升高，考虑暴发性心肌炎而转诊至上级医院。笔者接诊后，首先采取正确有效的措施稳定患者的生命体征，另外以最快的速度明确诊断，并制订治疗方案救治患者。

需要鉴别诊断的疾病如下。

（1）急性冠脉综合征（急性心肌梗死）：多见于 30 岁以上的患者，高危因素包括吸烟、高脂血症、糖尿病、高血压等。本例患者为 16 岁青少年，青少年患者出现急性心肌梗死的病因有冠状动脉畸形、川崎病累及冠状动脉、冠状动脉自发性夹层、家族遗传性高胆固醇血症等。急性大面积心肌梗死患者可出现急性心力衰竭、肺水肿、房室传导阻滞、心源性休克，心电图呈现导联选择性 ST-T 缺血性改变，心肌标志物可显著升高。患者入院心脏超声见全心运动幅度明显减弱，而非局部运动异常，不支持冠心病心肌梗死诊断。

（2）应激性心肌病（Takotsubo 综合征）：好发于绝经后女性，有胸痛、心电图 ST-T 改变及心肌损伤标志物升高，常有强烈精神刺激等诱因。左心室造影可见节段性室壁运动异常，超过单一冠状动脉供血范围，最具特征性的是心尖部室壁运动异常，呈"章鱼篓"样改变。冠状动脉造影结果阴性。该患者没有强烈精神刺激史，起病早期主要表现为上呼吸道感染症状，心脏彩超不支持此诊断。

（3）非感染性心肌炎：包括自身免疫性疾病、药物毒性和药物过敏等所致的暴发性心肌炎，临床上通常没有病毒感染的前期表现，但有自身免疫性疾病史、使用心脏毒性药物尤其是抗肿瘤药物或致过敏药物史，疾病发生同样迅速凶险。临床治疗除不应用抗病毒药物外，其他与本病相似。如青少年患者出现暴发性心肌炎，需要重点排查自身免疫性因素及药物毒性因素，尤其是自身免疫性疾病。本例患者进行了风湿、类风湿、血管炎、抗磷脂抗体等免疫相关抗体检测，未见明显异常，于是可排除自身免疫性疾病引起的心肌炎。

（4）脓毒症性心肌炎：脓毒症患者在严重细菌感染时可出现心肌损伤而加重休克，并可出现明显的心脏抑制表现。早期出现感染灶及血白细胞、PCT 显著升高及其他全身细菌感染表现有助于鉴别。

为了进一步获得影像学和组织学证据支持暴发性心肌炎的诊断，笔者完善心脏磁共振成像（MRI，钆增强心肌灌注显像）检查，MRI 是一种无创检查方法，能够对心脏结构进行扫描及判断心功能，还能够直接观察心肌组织的病理改变，提供包括心肌水肿、充血、坏死及纤维化等多种病理图像证据，对鉴别急性心肌梗死和心肌病有一定的价值。经皮心内膜心肌活检仍是暴发性心肌炎确诊及细胞分型的客观标准，所以在病情允许时或好转后应积极完成活检以帮助发现病因和研究发病机制，评估患者预后。

对于诊断心肌炎的患者，应常规进行病原学检测，病毒性心肌炎常由呼吸道或肠道病毒感染导致，常见的为 B 组柯萨奇病毒，其 IgM 抗体检测可能有助于早期诊断。采用宏基因组及目标基因测序技术对明确病原体有帮助。在患者的整个病程中应动态监测肌钙蛋白、NT-proBNP,其是诊断心功能不全及其严重程度、判断病情发展及转归的重要指标,尤其是对合并重症肺炎者有重要鉴别诊断价值。白细胞的动态变化帮助医师判断患者的炎症状态、疾病转归。肝肾功能、凝血功能、乳酸、尿量等相关指标的监测有助于早期发现患者的多器官功能不全。该患者入院后肝肾功能急剧恶化,呈现多器官功能不全表现。

该患者于入院后第 15 天 (2023 年 1 月 27 日) 完善心脏 MRI (钆增强心肌灌注显像)。

MRI 结果:患者左心室不大,舒张末期内径 4.6cm,收缩末期内径 3.0cm,缩短率 34.8%。左心房不大,内径 3.2cm。升主动脉未见明显增宽,内径 2.5cm。右心室不大,右心室舒张末期纵向径 × 横径为 6.8cm×3.8cm,右心房不大,右心房收缩末期内径 3.7cm。左心室壁不厚,中间段前间壁 6.6mm,下侧壁 4.8mm。二尖瓣口、三尖瓣口未见明显反流信号影。快速反转恢复 (FIR) 序列显示左右心室心肌弥漫性 T_2WI 信号升高。心包少量积液,双侧胸腔少量积液。胸壁皮下软组织及部分肌肉肿胀。心功能:左心室舒张末期容积指数 (LVEDVi) 76mL/m^2,左心室心排血量 (LVCO) 5.4L/min,左心室射血分数 (LVEF) 63%。心肌灌注显像:首过灌注未见明显充盈缺损,延迟扫描左心室心尖段侧壁心外膜下强化。检查结论/诊断:根据心脏上述改变,结合临床,考虑心肌炎,建议随诊复查 (3 个月);心包少量积液;双侧胸腔少量积液;胸壁皮下软组织及部分肌肉肿胀。

综上所述,根据患者临床特点、实验室检查提示心肌损伤、炎症因子水平显著升高,结合心脏彩超及心脏 MRI 结果,确诊为暴发性心肌炎合并心源性休克。

暴发性心肌炎患者一旦度过危险期,长期预后好。对于暴发性心肌炎的治疗,应高度重视,采用各种可能手段,尽力挽救患者生命。根据《成人暴发性心肌炎诊断与治疗中国专家共识》推荐,对这一危重症患者应做到"极早识别、极早诊断、极早预判、极早救治",采用"以生命支持为依托的综合救治方案"进行救治。核心原则:①采用 IABP 和 ECMO 等循环支持治疗 (而非强心、升压药物治疗);②免疫调节治疗心脏过度免疫激活和炎症风暴。

基于上述救治原则,立刻给患者置入 IABP 治疗,并停用血管活性药多巴胺,患者收缩压仍波动于 70 ~ 80mmHg,周围循环状态仍未改善,立刻启动 ECMO 循环支持,收缩压升至 100mmHg,休克得到纠正;入院当天行 CRRT 以清除患者体内炎症因子,同时使用甲泼尼龙 200mg 静脉滴注,每天 2 次,联合使用免疫球蛋白 20g 静脉注射 (IGIV) (每天 1 次),以达到抗休克和调节免疫治疗炎症风暴的作用。在采取该方案治疗后病情迅速好转。心脏彩超显示左心室射血分数稳步回升 (图 11-6),心肌损伤标志物 (高敏肌钙蛋白 I 和 NT-proBNP,图 11-7 和图 11-8) 稳步下降,均提示患者心功能逐渐恢复。白细胞的动态变化帮助我们判断患者的炎症状态、疾病转归。然而由于患者就诊不及时,入院后肝肾功能急剧恶化,呈现多器官功能不全表现。肝肾功能及尿量等指标的变化提示肝肾功能严重受损。经过积极治疗,患者白细胞计数、乳酸、肝功能等指标在住院期间已恢复正常 (图 11-9 ~ 图 11-11),患者住院期间规律透析,出院时肾功能尚未恢复正常 (图 11-12 和图 11-13),复诊时肾功能已恢复正常 (2023 年 3 月 1 日复查时肌酐已降至 47μmol/L)。

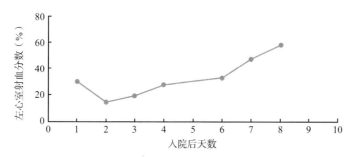

图 11-6　左心室射血分数变化情况

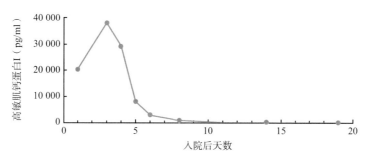

图 11-7　入院期高敏间肌钙蛋白 I 动态变化

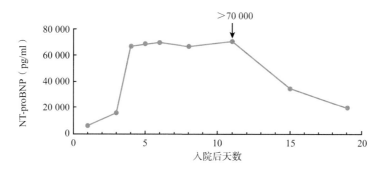

图 11-8　入院期间 NT-proBNP 动态变化

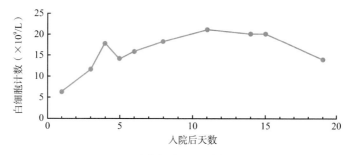

图 11-9　入院期间白细胞计数动态变化

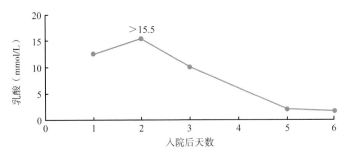

图 11-10　入院期间乳酸动态变化

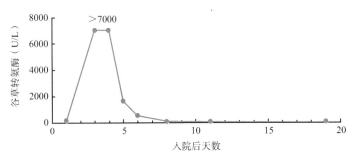

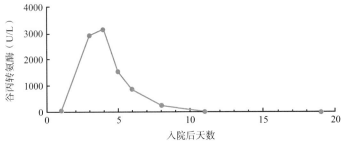

图 11-11　入院期间肝功能动态变化

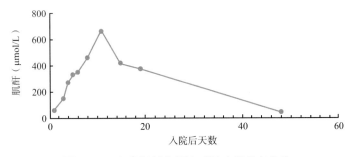

图 11-12　入院期间和复诊时肾功能动态变化

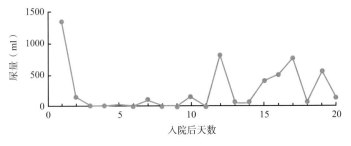

图 11-13　入院期间尿量动态变化

四、诊疗体会

心肌炎指由各种原因引起的心肌炎性损伤。暴发性心肌炎是一种特殊类型的、最为严重的弥漫性心肌炎，其主要特点是起病急骤、病情进展极其迅速，患者很快出现血流动力学异常及严重心律失常，并可继发或伴有呼吸衰竭和肝肾衰竭，早期病死率极高。暴发性心肌炎的病因与急性非暴发性心肌炎类似，包括感染性因素和非感染性因素，其中病毒感染是主要病因，感染性病因最常见的是病毒感染，而病毒中 B 组柯萨奇病毒、人类细小病毒 B19、人类疱疹病毒 6 型等为最常见。细菌、真菌、螺旋体、立克次体等感染也可以引起心肌炎，但相对少见。非感染性心肌炎的病因包括药物、毒物、放射、结缔组织病、血管炎等。

暴发性心肌炎发病机制复杂，可能涉及患者的遗传背景、机体的免疫状态、病毒毒力及环境等多种因素的相互作用。细胞因子作为一类重要的免疫活性介质，在暴发性心肌炎发病过程中起着核心作用。目前认为，各种病因导致的过度免疫激活及迅速触发免疫细胞大量释放炎症因子所引起的细胞因子风暴是暴发性心肌炎起病急、进展快、病情重、死亡率高的重要原因[1]。

对于这一危重症患者应做到"极早识别、极早诊断、极早预判、极早救治"，详细的病史采集和体格检查可为暴发性心肌炎的诊断提供线索。应询问上呼吸道感染及腹泻症状、药物或食物等过敏史、心脏毒性药物［抗肿瘤药物，尤其是免疫检查点抑制剂（ICI）］用药史及毒物如附子、蛇胆和鱼胆等摄入史；传染性疾病相关因素如新型冠状病毒感染、登革热疫区旅游史。近期长时间超负荷量工作、劳累应激是重要诱发因素；还应关注一些非心脏疾病，如结缔组织病、细菌感染或寄生虫感染、糖尿病、甲状腺功能亢进或减退、淀粉样变及嗜铬细胞瘤等病史。暴发性心肌炎的前驱症状常无特异性，首发症状可为发热、乏力、肌痛、卡他性症状（鼻塞、流涕、咽痛、咳嗽）、腹泻等。个体表现差异较大，许多患者早期仅有低热、明显乏力、不思饮食或伴轻度腹泻，这些症状可持续 3 ~ 5 天，多被患者忽视，也不是患者就诊的主要原因，但其是诊断心肌炎的重要线索。该患者入院前有感冒和发热病史，入院当天有呕吐、腹泻症状，为诊断暴发性心肌炎提供了线索。血流动力学障碍为暴发性心肌炎的重要特点。大部分患者有头晕、乏力，为低血压 / 休克所致，甚至黑矇或晕厥；部分患者虽能平卧，貌似平稳，但是患者心肌损害已经很严重，可迅速发生泵衰竭；部分患者也可出现急性左心衰竭，表现为呼吸困难、烦躁不安、出汗等；10% ~ 20% 的患者出现胸闷和胸痛，与炎症累及心包有关，部分患者可能由于炎症引起冠状动脉痉挛甚至个别患者会形成冠状动脉血栓；部分患者以恶性心律失常（室性心动过速、心室颤动或高度房室传导阻滞）为首诊表现，反复发生晕厥甚至心搏骤停。出现心源性休克时，可出现皮肤湿冷、苍白、发绀，可呈现皮肤花斑样改变甚至意识障碍等休克表现。该患者入院时，监护提示室性心动过速、低血压，表现为明显的血流动力学紊乱。查体常有心率增快，且与体温不相称，常可闻及第三心音、第四心音或奔马律，部分患者可于心尖部闻及收缩期吹风样杂音。而当患者病情进一步进展，出现血流动力学障碍时，则演变为暴发性心肌炎。后者主要表现为迅速发生的急性左心衰竭、心源性休克，出现肺循环淤血或休克表现，甚至晕厥、猝死。查体时除了可有上述体征外，还可以有颈静脉怒张、肺部湿啰音、肝大等体征。重症可出现血压降低、四肢湿冷等心源性休克体征。

暴发性心肌炎患者早期大多数没有明显的肝功能及肾功能损害，但也有少数患者（约5%）在心肌损害的同时合并明显肝功能损害，可能为病变同时累及所致。然而，多器官功能损害或衰竭主要为救治不及时和不规范、长时间休克所致，包括肝损伤、肾损伤、凝血功能异常，甚至出现弥散性血管内凝血（DIC）[2, 3]。由于患者长时间休克未及时纠正，或长时间大剂量应用去甲肾上腺素等血管活性药物，可出现严重肝损害、胆酶分离和DIC，并伴有肾功能不全等多器官功能损伤[4, 5]。肝肾功能不全的严重程度尤其是继发性损伤对暴发性心肌炎患者的预后有重要的影响[6-8]，建议常规动态监测肝肾功能。

笔者所在中心在2017年发布了暴发性心肌炎"以生命支持为依托的综合救治方案"的专家共识[2]，体现了笔者所在中心在普通心肌炎和暴发性心肌炎的救治中形成的一套方案，经临床反复实践，证实其行之有效。共识强调应尽早采取积极的综合治疗方法，一般治疗包括严格卧床休息、营养支持等，普通药物治疗包括营养心肌、减轻心脏负荷、保护胃黏膜等，还包括抗感染、抗病毒、应用糖皮质激素、应用免疫球蛋白、血浆输注和血液净化、IABP和ECMO机械辅助装置、呼吸机辅助呼吸、临时起搏器置入等措施的综合应用，必要时可行心脏移植。经过积极救治，笔者所在中心将暴发性心肌炎患者的死亡率由过去的50%～60%降低到5%以内，这些患者的远期预后和生活质量良好[9]。因此对于暴发性心肌炎的治疗，应高度重视，采用各种可能手段，尽力挽救患者生命。

五、专家点评

1. 该患者入院前经历了较长时间，没有正确诊断，入院时已经是较晚期，心电监护提示室性心动过速、低血压，查血显示乳酸升高，提示休克时间较长，入院检测相关指标显示肝肾功能损伤严重，提示病情危重。

2. 经过积极治疗，患者休克得到纠正，心功能逐步恢复，白细胞计数、乳酸、肝功能等指标住院期间已恢复正常，患者住院期间规律透析，出院时心肾功能尚未恢复正常，复诊时肾功能恢复正常（2023年3月1日肌酐复查时已降至47μmol/L）。虽然该病例经过积极救治获得成功，但是却是冒着极大风险，而且心功能恢复不算很理想，再次提醒，应做到"极早识别、极早诊断、极早预判、极早救治"，早期接诊医生的细致观察与分析包括心电图和心肌标志物检查对发现暴发性心肌炎极其重要。

作　　者：樊佳慧　苗　琨　赵春霞（华中科技大学同济医学院附属同济医院）

点评专家：汪道文（华中科技大学同济医学院附属同济医院）

参 考 文 献

[1] Chen C，Li HH，Hang WJ，et al. Cardiac injuries in coronavirus disease 2019（COVID-19）. J Mol Cell Cardiol，2020，145：25-29.

[2] 中华医学会心血管病学分会精准医学学组，中华心血管病杂志编辑委员会，成人暴发性心肌炎工作组. 成人暴发性心肌炎诊断与治疗中国专家共识. 中华心血管病杂志，2017，45（9）：742-752.

[3] Kociol RD，Cooper LT，Fang JC，et al. Recognition and initial management of fulminant myocarditis：a

scientific statement from the American Heart Association. Circulation，2020，141（6）：e69-e92.

［4］Hang W，Chen C，Seubert JM，et al. Fulminant myocarditis：a comprehensive review from etiology to treatments and outcomes. Signal Transduct Target Ther，2020，5（1）：287.

［5］Veronese G，Ammirati E，Chen C，et al. Management perspectives from the 2019 Wuhan international workshop on fulminant myocarditis. Int J Cardiol. 2021，324：131-138.

［6］Liu L，Yang XY，Gu YY，et al. Predictive value of the age，creatinine，and ejection fraction（ACEF）score in patients with acute fulminant myocarditis. Front Physiol，2021，12：596548.

［7］Colombo D，Albore M，Nonno FD，et al. Fatal fulminant HSV-2 myocarditis：a complicated presentation. Int J Infect Dis，2022，114：124-127.

［8］Wang Q，Pan W，Shen L，et al. Clinical features and prognosis in Chinese patients with acute fulminant myocarditis. Acta Cardiol，2012，67（5）：571-576.

［9］蒋建刚，刘超，崔广林，等. 暴发性心肌炎长期预后及心功能受损的危险因素分析. 中华心血管病杂志，2022，50（3）：270-276.

病例 12　携带体外膜肺氧合设备接力抢救暴发性心肌炎

关键词：暴发性心肌炎；心源性休克；恶性心律失常；多器官功能不全

一、摘要

本病例是一名 30 岁女性患者，4 天前因"受凉后发热、寒战、恶心、呕吐"就诊于当地医院，于当地医院行心电图检查提示窦性心动过速、前壁心肌梗死样改变，Ⅰ、aVL 导联呈 QS 型，肌钙蛋白显著升高，大剂量血管活性药物及主动脉内球囊反搏（IABP）应用下仍难以维持循环并出现多器官功能不全，紧急联系笔者所在医院危重症转运团队携带体外膜肺氧合（ECMO）设备到场，评估病情紧急置入 ECMO 和 IABP 机械辅助循环状态转至笔者所在医院。入院后查肌钙蛋白 I（cTnI）、肝功能指标、白细胞计数（WBC）、乳酸（Lac）均显著升高，左心室射血分数显著下降，频发室性心动过速，血流动力学不稳定，冠状动脉计算机体层血管造影（冠状动脉 CTA）提示冠状动脉未见明显异常。诊断为暴发性心肌炎。ECMO 和 IABP 机械辅助循环支持下及时给予大剂量糖皮质激素、免疫球蛋白等进行免疫调节治疗，在经历 18 天的重症监护治疗后患者显著好转后转入普通病房。

二、病例介绍

患者，女性，30 岁，全职母亲。

主诉：发热、寒战、恶心、呕吐 4 天。

现病史：患者 4 天前受凉后出现发热伴寒战，热峰 39.4℃，伴恶心、呕吐，呕吐物为胃内容物，无腹痛、腹泻、黑便，无头晕、头痛。

既往史：患者否认既往高血压、糖尿病、神经系统疾病、自身免疫病等，否认食物及药物过敏史，否认遗传病家族史。

体格检查：镇静镇痛状态，RASS 评分 1 分，血压 104/79mmHg（去甲肾上腺素 8mg/50ml 以 13ml/h 泵入），心率 120 次/分，血氧饱和度 95%（面罩吸氧 5L/min），体温 36.1℃（ECMO 水箱温度 36℃），双侧瞳孔等大等圆，对光反应灵敏。双肺呼吸音粗，双肺可闻及少量湿啰音，无胸膜摩擦音。心前区无隆起，心尖冲动正常，心浊音界正常，心率 120 次/分，律不齐，各瓣膜听诊区未闻及杂音，无心包摩擦音。左侧足背动脉搏动弱。余无特殊阳性发现。

患者于当地县级医院行相关检查，心电图检查提示窦性心动过速，Ⅰ、aVL 导联呈 QS 型，前壁心肌梗死样改变，肌酸激酶同工酶（CK-MB）300ng/ml，肌红蛋白（MYO）204.45mg/ml，cTnI 14.48ng/ml，余检查结果不详，诊断为"急性心肌梗死"，未行特殊治疗，转诊至当地市级三甲医院。入该医院时血压 70/41mmHg，心率 96 次/分，血氧饱和度 90%，体温 36℃，查心脏彩超显示左心室壁运动弥漫性减弱，左心室射血分数 48%，CK-MB 209.17ng/ml，MYO 191ng/ml，高敏肌钙蛋白 7.91μg/L，谷丙转氨酶 2054U/L，谷草转氨酶 2399U/L，肌酐 110μmol/L，尿素氮 13.4mmol/L，凝血酶原时间 20.9s，凝血酶原活动度 37.2%，D- 二聚体 6.1mg/L。患者血压进行性下降、意识障碍、瞳孔散大，应用大剂量血管活性药物、IABP 置入术后血流动力学仍不稳定，频发恶性心律失常，急查动脉血气显示 pH 7.28，二氧化碳分压（$PaCO_2$）36mmHg，乳酸＞ 15mmol/L，紧急联系笔者所在医院转运团队携带 ECMO 设备到场，评估病情后于当地医院病房紧急行 ECMO 置入术，在 ECMO 和 IABP 机械辅助循环状态下转至笔者所在医院进一步治疗。

三、诊治经过

患者入笔者所在医院时呈镇静镇痛状态，RASS 评分 1 分，血压 104/79mmHg（去甲肾上腺素 8mg/50ml 以 13ml/h 泵入），心率 120 次 / 分，血氧饱和度 95%（面罩吸氧 5L/min），体温 36.1℃（ECMO 水箱温度 36℃）。体格检查：双侧瞳孔等大等圆，对光反应灵敏。双肺呼吸音粗，双肺可闻及少量湿啰音，无胸膜摩擦音。心前区无隆起，心尖冲动正常，心浊音界正常，心率 120 次 / 分，律不齐，各瓣膜听诊区未闻及杂音，无心包摩擦音。左足背动脉搏动弱。心肌梗死标志物：CK-MB 30.4ng/ml，MYO ＞ 500ng/ml，cTnI 8.62ng/ml，B 型钠尿肽（BNP）3230pg/ml，白细胞计数 12.30×10⁹/L，中性粒细胞计数 10.95×10⁹/L，C 反应蛋白 33.46mg/L，谷丙转氨酶 7718U/L（危急值），谷草转氨酶 2039U/L（危急值），白蛋白 27.3g/L，尿素氮 16.30mmol/L，肌酐 160μmol/L，尿酸 799μmol/L，乳酸 11.27mmol/L，D- 二聚体 11.98mg/L，呈少尿状态。心脏彩超：左心室射血分数 36%，心室弥漫性运动减弱，尤以左心室心尖部为重，冠状动脉 CTA 提示冠状动脉未见明显狭窄（图 12-1A ～图 12-1D），胸部 CT 未见明显异常（图 12-1E）。

1. 诊断与鉴别诊断

（1）诊断：该患者发病前有病毒感染前驱症状，起病急骤，迅速出现严重血流动力学障碍、恶性心律失常、多器官功能不全，心肌酶学标志物提示心肌受损，心脏彩超提示弥漫性室壁运动减弱，冠状动脉 CTA 提示冠状动脉未见明显狭窄，综合病史、检查结果考虑诊断为暴发性心肌炎。

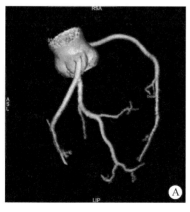
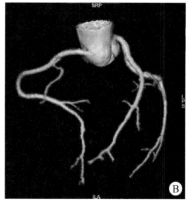

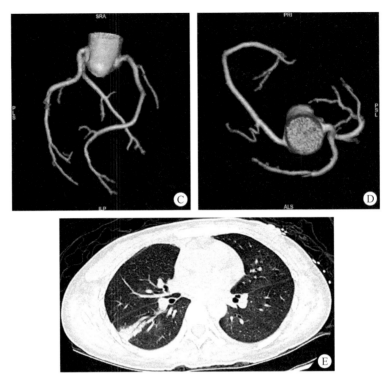

图 12-1　患者冠状动脉 CTA（A～D）及胸部 CT（E）

（2）鉴别诊断

1）急性心肌梗死[1]：可表现为心肌酶学标志物升高、持续胸痛，严重者可有心功能迅速恶化、血流动力学障碍、恶性心律失常，心电图呈典型心肌梗死样改变，心脏超声大多提示与罪犯血管相对应的节段性室壁运动异常。暴发性心肌炎与其主要通过冠状动脉造影进行鉴别。

2）脓毒症性心肌病[2]：严重细菌感染导致脓毒性休克时，大量细菌毒素、炎性细胞介质介导产生心肌损伤，导致心肌坏死标志物升高，心功能受到明显抑制。脓毒症性心肌病通常有明显且严重的感染灶，炎症指标、血象早期即显著升高。

3）应激性心肌病[3]：发病前通常有巨大的精神心理、物理性创伤，室壁运动异常通常为左心室心尖部功能障碍，心室中部或基底部功能障碍较少见，且心室功能恢复一般比心肌炎快，应激性心肌病常在 1 周内恢复，心肌炎大多在 4 周内恢复。除轻度纤维化外，应激性心肌病一般没有心肌炎症和瘢痕形成征象，而这两种表现是心肌炎的典型表现，因此心脏 MRI 可协助鉴别。

2. 治疗　在改善心肌能量代谢、抗心律失常、抗感染、保护器官功能、维持血压、抑酸、营养支持等基础上，给予抗病毒治疗，包括应用磷酸奥司他韦胶囊 75mg/d，免疫调节治疗，包括甲泼尼龙首剂 200mg 冲击治疗，160mg/d 维持治疗共 5 天，后依据病情变化酌情减量；丙种免疫球蛋白 25g/d 静脉滴注，共 5 天。早期发生血流动力学障碍，及时应用 IABP 降低心脏后负荷仍不足以改善循环时，及时启用 ECMO 辅助循环。因该患者入笔者所在科室后持续呈少尿或无尿状态，肌酐波动较大，故给予床旁持续性血液滤过治疗。

3. 转归及随访　启动上述治疗方案后，于入院第 4 天减停血管活性药物，血压维持在 141/76mmHg 左右，CK-MB 5.9ng/ml，MYO ＞ 500ng/ml，cTnI 0.17ng/ml，肌酐 145μmol/L，24h 尿量 40ml；入院第 5 天撤除 ECMO，IABP 辅助下血压维持在 120/58mmHg 左右，CK-MB 3.4ng/ml，MYO ＞ 500ng/ml，cTnI 0.15ng/ml，肌酐 144μmol/L，24h 尿量 20ml；入院第 7 天血压维持在 114/55mmHg 左右，调整 IABP 以 1 ∶ 2 辅助循环，肌酐 328μmol/L，24h 尿量 20ml；入院第 9 天血压维持在 126/48mmHg 左右，心脏彩超提示射血分数 49%，CK-MB 2.3ng/ml，MYO 2.3 ng/ml，cTnI ＜ 0.05ng/ml（降至正常范围），撤除 IABP，肌酐 384μmol/L，24h 无尿；入院第 14 天心脏彩超提示射血分数 60%，肌酐 345μmol/L，24h 尿量 120ml；入院第 18 天，循环功能已稳定，遗留肾功能不全及少尿，需要间断透析治疗，转至肾内科进行专科治疗，经历长达 38 天的治疗后顺利出院。患者出院 1 个月后至笔者所在医院门诊随访，射血分数 60%，已无特殊不适，可自行完成日常活动，肾功能基本恢复，已无须进行血液透析治疗。

四、诊疗体会

心肌炎一词最早由 Joseph Freidrich Sobernheim 于 1837 年提出；最初这一术语的使用包括以前未记载的其他心肌病，包括缺血性心脏病和高血压性心脏病 [4]。直到 20 世纪 80 年代，世界卫生组织才将心肌炎和其他心肌病区分开。心肌炎是累及局部或弥漫心肌细胞的炎症性疾病，可由病毒、细菌、衣原体、立克次体、真菌感染引起，也可由超敏反应等非感染因素诱发，其中以病毒感染最常见。心肌炎依病程长短可分为急性、亚急性或慢性三型；根据严重程度可分为普通型和重型。当急性心肌炎进展迅速，早期出现心源性休克、恶性心律失常合并呼吸衰竭、肝肾等器官损害，需要血管活性药物、机械辅助循环装置维持循环时即可诊断为暴发性心肌炎。暴发性心肌炎进展迅速，急性危险期病死率高，但若能度过急性危险期，长期预后良好 [5]。

病毒对心肌的直接损伤及免疫系统过度激活是暴发性心肌炎发病的主要病理生理机制。免疫系统过度激活、炎性细胞释放出大量细胞因子及炎症介质导致全身炎症反应综合征、全身器官组织损伤。因此，暴发性心肌炎是以心肌受累为主要表现的全身炎症性疾病，心内膜心肌活检是诊断的金标准 [6]。

出现以下情况应考虑暴发性心肌炎：① 2 周内出现严重的心力衰竭（射血分数迅速下降或新发传导阻滞）；②有上呼吸道或胃肠道等病毒感染前驱症状；③出现迅速进展的血流动力学障碍和恶性心律失常，需要正性肌力药物甚至 IABP、ECMO 等机械辅助循环装置帮助稳定循环；④心脏磁共振成像或心内膜心肌活检证实符合心肌炎表现；⑤排除其他心脏疾病，尤其是急性缺血心肌病或冠状动脉疾病。暴发性心肌炎与冠状动脉疾病的鉴别诊断至关重要，治疗方案也大相径庭。

暴发性心肌炎进展极快，应用常规血管活性药物及抗心衰治疗方案效果欠佳，而 IABP、ECMO 等机械辅助循环装置的应用使暴发性心肌炎治疗的成功率从 20% 以下上升至 40% ～ 70%，"以生命支持为依托的综合救治方案"更是将救治成功率提升至 90% 以上 [7,8]。暴发性心肌炎针对性的治疗主要包括免疫调节治疗及生命支持治疗 [9]。

1. 免疫调节治疗：理论上可阻断过度激活的免疫系统、减轻炎症反应、挽救心肌、改善预后[9]。①糖皮质激素具有抗炎、抑制免疫反应、抗休克等作用，可减轻炎症介质及细胞因子所引起的全身炎症反应，建议早期足量使用。建议甲泼尼龙以 200mg/d 静脉滴注为起始量，连续应用 3～5 天后依病情变化减量。②免疫球蛋白具有抗炎、抗病毒双重作用，建议早期足量应用。建议每天 20～40g 使用 2 天，以后每天 10～20g 持续应用 5～7 天。

2. 生命支持治疗：是暴发性心肌炎治疗的中心环节[10-12]，所有暴发性心肌炎患者均应尽早给予生命支持治疗。① IABP 可减少心脏后负荷，减少心脏做功，增加每搏输出量，增加体循环灌注，可减少暴发性心肌炎患者血管活性药物的使用；②在 IABP 不足以改善循环时应立即启用 ECMO 治疗，对于血流动力学不稳定的暴发性心肌炎患者，建议尽早使用，ECMO 通常与 IABP 联合应用，让心脏得到充分休息。

另外对于暴发性心肌炎患者的治疗还应包括严密监护（生命体征、出入液量、器官功能、心肌坏死标志物等），一般对症支持治疗（休息、情绪稳定、氧疗、改善心肌能量代谢、预防消化道出血、抗心律失常、适当镇静、预防感染、器官功能支持等）；因绝大多数心肌炎由病毒感染引起，建议早期给予抗病毒治疗。

五、专家点评

1. 该文介绍了发生于青年女性的暴发性心肌炎。此病例以受凉后发热、寒战、恶心、呕吐起病，早期出现心肌损伤伴心电图改变，病情进展急骤，迅速出现血流动力学障碍，IABP 辅助＋大剂量血管活性药物应用下仍不足以改善循环，紧急联系笔者所在医院转运团队至当地医院评估后及时加用 ECMO 辅助循环，转运至笔者所在医院。在生命支持治疗的前提下给予免疫调节治疗、抗病毒治疗，辅以监护、器官功能支持、改善心肌能量代谢、抗心律失常、预防感染等，在经历 38 天（相当长时间）的治疗后顺利出院。

2. 心肌炎表现多变，轻者可仅表现为乏力、肌痛、腹泻、呕吐、胸痛，重者可迅速出现血流动力学障碍、恶性心律失常甚至猝死。因没有得到足够重视且症状多样，心肌炎的诊断率仍然较低，死亡率较高。各基层临床医生应高度重视，尽早识别，尽早治疗，一旦出现血流动力学障碍、循环难以维持，应及时转诊至有机械循环辅助支持条件的医疗机构，尽早采取生命支持治疗，提高生存率，挽救生命。该病例极其典型，由于发现较晚或进展极其迅速，患者险些丧命，因为入院时已经存在休克晚期表现，DIC 形成。有幸在正确救治之下获得成功，但也因病情危重，所以住院救治时间明显较长。

作　　者：王　越　于　丹（阜外华中心血管病医院、河南省人民医院）
点评专家：张　静（阜外华中心血管病医院、河南省人民医院）
　　　　　汪道文（华中科技大学同济医学院附属同济医院）

参 考 文 献

[1] No authors listed. Prognosis in myocardial infarction. Lancet. 1977，309（8004）：179-180.

[2] Beesley SJ，Weber G，Sarge T，et al. Septic cardiomyopathy. Crit Care Med，2018，46（4）：625-634.

[3] Medina de Chazal H，Del Buono MG，Keyser-Marcus L，et al. Stress cardiomyopathy diagnosis and treatment：JACC State-of-the-Art Review. J Am Coll Cardiol，2018，72（16）：1955-1971.

［4］Fung G，Luo H，Qiu Y，et al. Myocarditis. Circ Res. 2016，118（3）：496-514.

［5］McCarthy RE，Boehmer JP，Hruban RH，et al. Long-term outcome of fulminant myocarditis as compared with acute（nonfulminant）myocarditis. N Engl J Med，2000，342（10）：690-695.

［6］Hsu J，Chang CH，Chiang LT，et al. Survival analysis of extracorporeal membrane oxygenation in neonatal and pediatric patients：a nationwide cohort study. J Formos Med Assoc，2019，118（9）：1339-1346.

［7］Saito S，Toda K，Miyagawa S，et al. Diagnosis，medical treatment，and stepwise mechanical circulatory support for fulminat myocarditis. J Artif Organs，2018，21（2）：172-179.

［8］Chong SZ，Fang CY，Fang HY，et al. Associations with the in-hospital survival following extracorporeal membrane oxygenation in adult acute fulminant myocarditis. J Clin Med，2018，7（11）：452.

［9］中华医学会心血管病学分会精准医学学组，中华心血管病杂志编辑委员会，成人暴发性心肌炎工作组. 成人暴发性心肌炎诊断与治疗中国专家共识. 中华心血管病杂志，2017，45（9）：742-752.

［10］Hang W，Chen C，Seubert JM，et al. Fulminant myocarditis：a comprehensive review from etiology to treatments and outcomes. Signal Transduct Target Ther，2020，5（1）：287.

［11］Ammirati E，Veronese G，Brambatti M，et al. Fulminant versus acute nonfulminant myocarditis in patients with left ventricular systolic dysfunction. J Am Coll Cardiol，2019，74（3）：299-311.

［12］Sezai A，Hata M，Niino T，et al. Mechanical circulatory support for fulminant myocarditis. Surg Today，2008，38（9）：773-777.

病例 13　暴发性心肌炎合并多器官功能障碍综合征

关键词： 暴发性心肌炎；休克；多器官功能衰竭

一、摘要

28 岁女性患者因"胸闷气短半个月，加重伴腹痛、呕吐 1 周"入院。入院后突发意识丧失 2 次，心电图显示三度房室传导阻滞，查血清肌钙蛋白显著升高，考虑暴发性心肌炎。在血管活性药物治疗下血流动力学仍不稳定，于是给予 VA-ECMO 和 IABP 辅助循环，气管插管辅助通气，给予连续性肾脏替代治疗（CRRT）和免疫吸附治疗。ECMO 置入后，患者出现血小板计数下降和进行性凝血功能障碍及弥散性血管内凝血（DIC），合并肝肾功能不全。经过糖皮质激素和成分输血治疗后，患者心律和循环逐渐稳定，各个器官功能逐渐恢复，入院 16 天后康复出院。

二、病例介绍

患者，女性，28 岁。

主诉：胸闷气短半个月，加重伴腹痛、呕吐 1 周。

现病史：患者于半个月前出现胸闷气短、呼吸困难，伴乏力、疲倦、大汗、腹胀，无咳嗽、咳痰、咯血、头晕、心悸、尿少、食欲缺乏、恶心、呕吐、双下肢水肿，未行进一步诊治。1 周前劳累后出现腹痛、呕吐（呕吐少量水样物），自行服用中成药、抗过敏药均未见明显缓解。1 周前因病情进一步加重，紧急收入当地 ICU 抢救治疗，完善心电图显示窦性心动过速、室内传导阻滞、左前分支传导阻滞、顺钟向转位、QT 间期延长、ST-T 改变（Ⅰ、aVL 导联）、ST 段改变（Ⅱ、Ⅲ、aVF、$V_1 \sim V_6$ 导联），血清高敏肌钙蛋白 I 测定结果为 15 292.3pg/ml，当地医院考虑"心肌炎"。住院期间患者突发意识丧失 2 次，持续 5 ~ 6s，心电图显示三度房室传导阻滞，急转入笔者所在医院抢救治疗。至笔者所在医院急诊科的检查结果：C 反应蛋白（干化）10.40mg/L，白介素 6 12.880pg/ml，pH 7.42，PCO_2 28.00mmHg，PO_2 75.00mmHg，乳酸 3.50mmol/L，血清谷草转氨酶 171.67U/L，血清谷丙转氨酶 143.53U/L，血浆 D- 二聚体 2355.0ng/ml，NT-proBNP 7090.00ng/L。急诊心肌标志物 3 项：肌红蛋白 516.60μg/L，肌钙蛋白 I 12.70ng/ml，肌酸激酶同工酶 27.80ng/ml；心电图显示三度房室传导阻滞；心脏超声显示左心室心肌运动减弱，并左心功能减退（射血分数 30%），考虑"暴发性心肌炎"，立即急诊给予甲泼尼龙 200mg 每天 1 次静脉滴注、免疫球蛋白 20g 每天 1 次静脉滴注、多巴胺（5% 葡萄糖溶液 35ml+ 多巴胺 150mg 微量泵泵入联合 5% 葡萄糖溶液 42.5ml+ 去甲肾上腺素 15mg 微量泵泵入）升压、补液等对症支持治疗后由急诊科转入笔者所在科室继续抢救治疗。

患者入院后神志清、精神差，极度烦躁不安，呼吸急促，急性面容。体温 37℃，血压 70/40mmHg，脉搏 45 次 / 分，呼吸最快 42 次 / 分，皮肤黄染，四肢皮肤湿冷，呈部分花斑样改变，双肺可闻及明显湿啰音，心音低钝，律不齐，腹软，肝颈静脉回流征阳性，双下肢无水肿，病理征阴性。立即给予升压、抗休克、纠正心功能等对症支持治疗，心电监测显示血压 110/60mmHg（应用大剂量血管活性药物维持下），呼吸最高达 42 次 / 分，三度房室传导阻滞、二度Ⅱ型房室传导阻滞、加速性室性自主心律、无创呼吸机辅助支持下血氧饱和度 98%。患者由急诊科收入笔者所在科室后考虑心源性休克、循环衰竭，紧急置入生命辅助支持装置，再次复查心电图显示加速性室性自主心律。心脏超声：左心室舒张末期内径 46mm，左心室射血分数 32.29%，缩短率 15.22%，每搏输出量 31.43ml，心排血量 2.77L/min。

既往史：平素健康状况一般，近两年睡眠欠佳，自行服用褪黑素，每晚睡前 1 ～ 2 片（每片 3mg）口服。否认高血压、糖尿病史，否认脑血管疾病史，否认消化道溃疡病史，否认肝炎、结核、伤寒传染病史，预防接种史不详。2019 年行剖宫产术。否认外伤、输血史，患者自诉有青霉素过敏史，主要表现为皮试阳性，有鸡蛋、牛奶、不锈钢、铁制品、坚果过敏史，过敏表现为皮疹，否认其他食物及药物过敏史。

诊断：暴发性心肌炎，心源性休克，心律失常，高度房室传导阻滞，多器官功能衰竭。

三、诊治经过

持续给予多巴胺 150mg+ 去甲肾上腺素 15mg 微量泵泵入升压治疗，但是患者血流动力学仍不稳定，于是置入 VA-ECMO（转速为 2462r/min，流量为 3.3L/min），后患者四肢回暖，由无尿转为有尿。ECMO 置入后因左心负荷重，主动脉瓣无法打开，紧急床旁置入 IABP，给予气管插管接呼吸机辅助支持治疗，给予 CRRT+ 免疫吸附治疗。患者复查心脏超声显示心肌收缩力极弱，处于蠕动状态，同时心室腔内可见云雾状团块影。持续给予甲泼尼龙（200mg/d，患者入院前 2 天在机械辅助支持治疗下，心脏仍呈顿抑状态，故第 3 天加量至甲泼尼龙 400mg，复查心脏超声未见心肌收缩力增加，于第 4 天再次恢复至 200mg，第 5 天和第 6 天减量至 100mg，之后 40mg 维持 3 天）和免疫球蛋白（20g/d，10 天）调节免疫状态，多巴胺 + 去甲肾上腺素升高血压，磷酸奥司他韦胶囊联合更昔洛韦使用 5 天，左西孟旦增加心肌收缩力，哌拉西林舒巴坦抗感染，泮托拉唑抑酸护胃。治疗第 2 天，血小板计数出现下降，考虑肝素诱导的血小板减少症可能性，于是将肝素钠替换为比伐芦定冲管维持 ACT 在 140 ～ 160ms，活化部分凝血活酶时间在正常范围内（患者正处于月经期，适当降低 ACT）。透析废液呈粉红色，尿色清亮，未见酱油色小便，同时发现总胆红素升高，术区穿刺点渗血，复查凝血功能各项指标、血常规考虑凝血功能障碍，立即紧急输注血浆、冷沉淀、悬浮红细胞、血小板，但凝血功能仍较差，查凝血功能显示血浆凝血酶原时间（过筛试验）15.8s，凝血酶原活动度 51.69%，国际标准化比值 1.37，血浆纤维蛋白原 1.77g/L，活化部分凝血活酶时间测不出，凝血酶时间测不出，考虑 DIC 可能性大,紧急输注成分血治疗,输血后仍无法改善凝血功能,立即进行血浆置换,同时结合血常规、凝血功能测定继续输注成分血治疗,DIC 状态逐渐改善。患者在第 10 天心肌收缩力较前明显恢复,撤除 CRRT 和免疫吸附治疗。在生命体征保持平稳状态下,超声检查心脏收缩力正常、左右心室心肌收缩协调性好、左心室射血分数为 63%,无创血流动力学监测显示心排血量 5.6L/min,心脏指数 3.3L/(min·m²),逐渐调整 ECMO 的转速,使流量小于 1.5L/min,行泵控逆流试验,符合撤机指征后撤除 ECMO。撤除 ECMO 后第 2 天撤除 IABP,第 3 天拔除气管插管。撤机后患者心肌收缩力可,生命体征平稳。2 周后,胸部 X 线片显示心脏大小正常。超声显示心脏大小和功能已恢复正常(图 13-1)。心肌损伤标志物显著下降至恢复正常。住院 16 天后患者病情好转,顺利出院。图 13-2 为出院前的心脏超声图像,心脏超声提示左心室舒张末期内径 44mm,左心室射血分数 66.30%,缩短率 33.36%,每搏输出量 58.14ml,心排血量 4.65L/min。图 13-3 为患者诊疗期间的心电图,急诊科心电图可见广泛导联 ST 段压低或 T 波低平的"心肌缺血样改变",极容易和冠心病的心电图相混淆。术后出现完全性右束支传导阻滞,心肌炎病程缓解之后,完全性右束支传导阻滞逐渐缓解,但仍然遗留 T 波低平倒置的心电图特征。

出院诊断:暴发性心肌炎,心源性休克,急性心力衰竭失代偿期,心功能Ⅳ级,心律失常,三度房室传导阻滞,多器官功能衰竭,凝血功能障碍,弥散性血管内凝血。

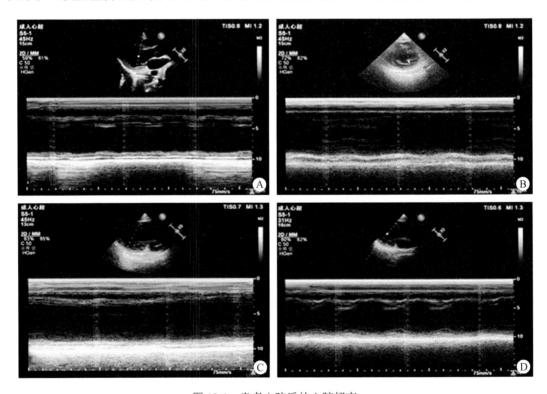

图 13-1 患者入院后的心脏超声

A. 第 1 天心脏超声;B. 第 2 天心脏超声;C. 第 3 天心脏超声;D. 心脏超声显示好转

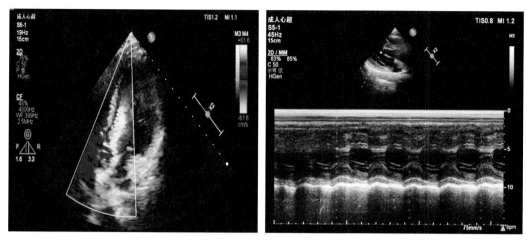

图 13-2 出院前的心脏超声图像

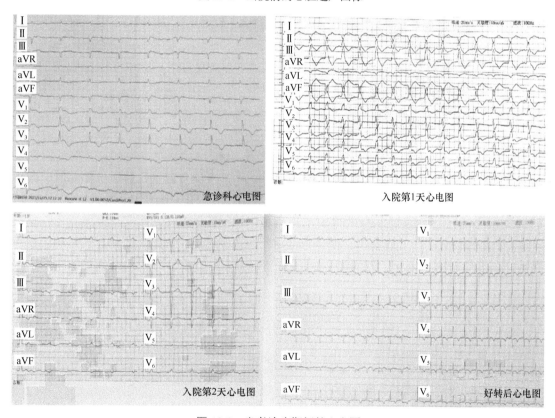

图 13-3 患者诊疗期间的心电图

四、诊疗体会

暴发性心肌炎（FM）是一种较少见但严重的心脏炎症性疾病，病程进展快，病情凶险，会迅速出现心脏血流动力学障碍，通常合并严重心源性休克、急性心力衰竭、恶性心律失常、多器官功能障碍综合征（multiple organ dysfunction syndrome，MODS）。FM 的特点为突然发生并且极其严重，机体会在 2 ～ 3 天或 2 周内迅速恶化[1]。因 FM 起病隐匿，加之临床上没有确切的早期诊断指标，既往 FM 的死亡率高，甚至高达 90%[2]。随着 FM 的中国专家共识的颁布，在规范、及时治疗情况下，FM 的死亡率已经降至低于 5%[3,4]。

循环辅助治疗是 FM 的重要组成部分。ECMO 是一种生命辅助装置，可以起到体外生命支持的作用，通过动脉 - 静脉体外膜肺氧合（VA-ECMO）的辅助可以为机体提供心肺支持，为受损的心肌细胞的修复和机体各器官的恢复提供机会，维持生命[5]。IABP 是一种易于置入体内的辅助装置，因其安全、使用相对简单和有益于心血管疾病的特点，故在 CCU 应用较多[6]。

五、专家点评

从本文患者的诊疗经过来看，既有值得借鉴的成功之处，也有值得反思的地方。

1. 高效的生命支持治疗是患者存活的关键。笔者所在医院利用 ECMO+IABP+CRRT+血浆置换 + 有创呼吸机五机协同，ECMO 使用 264h 后顺利拔管撤机，无严重并发症。由于严重的凝血功能障碍，实施了长达 96h 的无抗凝 ECMO+IABP+CRRT+ 血浆置换。气管插管置管 13 天，顺利拔管，无并发症。休克状态完全纠正，心功能恢复正常。MODS 状态下多个器官的生命支持治疗让患者度过了严重的心肌水肿期，患者得以存活[7]。

2. 早期预判和诊断是救治 FM 的前提。该患者主诉胸闷气短半个月，加重伴腹痛、呕吐 1 周，可见患者在救治之前贻误了宝贵的救治时机，加之在缺乏救治能力的基层医院未能及时实施生命支持治疗，而是使用血管活性药物维持生命体征，这样明显加重心脏负担和导致患者出现了 MODS，差一点付出了生命代价。这也提醒医护人员 FM 的防治有很重要的窗口期，做到"极早识别、极早诊断、极早预判、极早救治"，应尽早启动机械循环支持，而不是应用血管活性药物维持血压。

综上所述，机械辅助生命支持装置的运用可以极大帮助 FM 患者安全平稳度过心肌顿抑期，极大地降低 FM 的死亡率，挽救急危重症患者的生命。FM 一旦发生，如不能早期治疗，极易发生 MODS，引发 DIC，早期死亡率极高。

作　　者：张　健　孙惠萍　周欣荣（新疆医科大学附属第一医院）

点评专家：汪道文（华中科技大学同济医学院附属同济医院）

参 考 文 献

[1] Ammirati E，Veronese G，Cipriani M，et al. Acute and fulminant myocarditis：a pragmatic clinical approach to diagnosis and treatment. Curr Cardiol Rep，2018，20（11）：114.

[2] Matsumoto M，Asaumi Y，Nakamura Y，et al. Clinical determinants of successful weaning from extracorporeal membrane oxygenation in patients with fulminant myocarditis. ESC Heart Fail, 2018, 5（4）：675-684.

[3] Ting M，Wang CH，Tsao CI，et al. Heart transplantation under mechanical circulatory support for acute fulminant myocarditis with cardiogenic shock. Transplant Proc，2016，48（3）：951-955.

[4] Li S，Xu S，Li C，et al. A life support-based comprehensive treatment regimen dramatically lowers the in-hospital mortality of patients with fulminant myocarditis：a multiple center study. Sci China Life Sci，2019，62（3）：369-380.

［5］Lorusso R，Centofanti P，Gelsomino S，et al. Venoarterial extracorporeal membrane oxygenation for acute fulminant myocarditis in adult patients：a 5-year multi-institutional experience. Ann Thorac Surg，2016，101（3）：919-926.

［6］Gajanan G，Brilakis ES，Siller-Matula JM，et al. P. The intra-aortic balloon pump. J Vis Exp，2021（168）. doi：10.3791/62132.

［7］中华医学会心血管病学分会精准医学学组，中华心血管病杂志编辑委员会，成人暴发性心肌炎工作组.成人暴发性心肌炎诊断与治疗中国专家共识.中华心血管病杂志，2017，45（9）：742-752.

病例 14　心肌酶谱持续升高的暴发性心肌炎

关键词： 暴发性心肌炎；休克；心肌酶

一、摘要

大部分暴发性心肌炎患者高敏肌钙蛋白 I（hs-cTnI）或心肌肌钙蛋白 I（cTnI）显著升高，甚至超出实验室检测范围上限，其水平变化与疾病治疗及预后密切相关。hs-cTnI 的绝对值和相对变化速率是暴发性心肌炎患者院内死亡的预测因素。另外，有个案报道 cTnI 升高不显著的暴发性心肌炎，因此，cTnI 升高不显著时，并不能绝对排除暴发性心肌炎，尤其是嗜传导系统细胞的病毒，突出表现为传导阻滞，应结合心内膜心肌活检、心脏磁共振成像等综合判断。肌酸激酶及其同工酶、乳酸脱氢酶、谷草转氨酶及肌红蛋白等升高也可提示心肌损伤，但这些指标的敏感度和特异度均低于 hs-cTnI 或 cTnI。推荐动态监测 hs-cTnI 或 cTnI 作为评价暴发性心肌炎心肌损伤的标志物。该病例 cTnI 持续升高，表明心脏损害还在进行，需要强化治疗。

二、病例介绍

患者，男性，44 岁。

主诉：间断发热伴胸闷 2 天，再发加重 1h（2023 年 2 月 15 日入院）。

患者 2 天前无明显诱因出现发热，最高体温 38.0℃，伴胸闷、四肢乏力、恶心、呕吐，无咳嗽、咳痰、头晕、头痛等伴随症状，至当地医院就诊，考虑心肌炎、心包积液，治疗效果欠佳，转至笔者所在医院治疗。既往体健，无心脑血管疾病病史，无不良嗜好。

入院查体：体温 37.6℃，脉搏 127 次 / 分，呼吸 22 次 / 分，血压 87/72mmHg。双肺呼吸音粗，双下肺可闻及少量湿啰音。心界不大，心率 127 次 / 分，律齐，心音低，各瓣膜听诊区未闻及杂音。腹软，无压痛，肝脾肋下未触及。双下肢无水肿。

实验室检查：血常规显示白细胞计数 $17.02 \times 10^9/L$、中性粒细胞 $12.99 \times 10^9/L$；淋巴细胞百分比 9.2%↓，单核细胞计数 $1.74 \times 10^9/L$↑，嗜酸性粒细胞计数 $0.67 \times 10^9/L$↑；全程 C 反应蛋白 64.75mg/L↑；降钙素原 0.807ng/ml；BNP 1400pg/ml；肌红蛋白 102ng/ml（0～107ng/ml），肌酸激酶同工酶 175.9ng/ml，肌钙蛋白 I 6.02ng/ml（0～0.05ng/ml）。心肌酶谱：谷草转氨酶 65U/L↑，乳酸脱氢酶 367U/L↑，α- 羟丁酸脱氢酶 331U/L↑，肌酸激酶 330U/L↑，乳酸脱氢酶同工酶 1155U/L↑。血清病毒学检查：A 型流感病毒抗体 IgM 阳性，B 型流感病毒抗体 IgM 阳性。肝功能、肾功能、电解质、凝血常规均正常。辅助检查：心电图显示窦性心动过速。胸部 X 线片（图 14-1）：双肺炎症，并肺水肿可能；心影增大；双侧膈面及肋膈角模糊；右侧部分肋骨走行欠规整。超声：各房室内径正常，左心室室壁运动普遍减弱；二尖瓣反流（轻度）；左心室收缩功能降低；射血分数（EF）31%，心包积液（中量）。

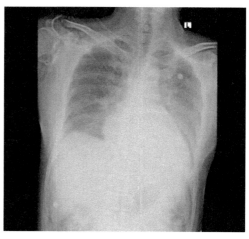

图 14-1　胸部 X 线片
显示双肺淤血，心界增大，无力状

三、诊治经过

入院后行冠状动脉造影检查，显示冠状动脉正常，排除冠心病，根据患者临床表现、实验室检查诊断为暴发性心肌炎，根据2017年《成人暴发性心肌炎诊断与治疗中国专家共识》，给予重症监护、免疫调节治疗，同时给予正性肌力药物增强心肌收缩力、奥司他韦抗病毒、头孢哌酮舒巴坦抗感染、利尿、营养支持、抑酸、改善心肌代谢等治疗；患者间断胸闷，根据超声定位给予胸腔穿刺，患者症状逐渐缓解。应用静脉注射人类免疫球蛋白 6 天。复查心肌酶谱，肌酸激酶同工酶未下降，有上升趋势，肌钙蛋白 I 9.54ng/ml，继续应用甲泼尼龙，心脏超声显示心脏收缩功能稍好转，患者症状缓解后给予心脏磁共振成像检查：左心室心肌水肿并右心房壁、房间隔、二尖瓣区、三尖瓣区及左右心室壁异常强化影，与心肌炎表现相符。门控静息心肌灌注显像（图 14-2）：①左心室前壁、侧壁及下壁心肌大面积斑片状轻重度摄取降低；②左心室整体射血分数降低，前壁、侧壁及部分下壁增厚率降低；③左心室侧壁及下壁基底段收缩同步性降低。复查肌钙蛋白 I 28.2ng/ml ↑，肌红蛋白 496ng/ml ↑；超声心动图显示左心室射血分数 34%，左心室壁运动普遍减弱，二尖瓣关闭

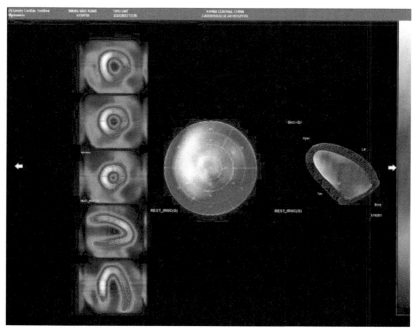

图 14-2　门控静息心肌灌注显像

不全（中度），三尖瓣反流（轻度 +），左心房增大，左心室收缩功能降低，心包积液（少量）。2 月 25 日患者突发心搏呼吸骤停，心电监护显示逸搏心律、室性心动过速，立即给予心肺复苏，VA-ECMO 辅助循环，气管插管呼吸机辅助呼吸，心律恢复，同时给予血管活性药物，因患者心源性休克，采用 ECMO 联合 IABP 辅助循环，根据 2017 年《成人暴发性心肌炎诊断与治疗中国专家共识》，给予"以生命支持为依托的综合救治方案"，机械生命支持（呼吸机、IABP、ECMO）、CRRT，给予足量糖皮质激素和免疫球蛋白的免疫调节治疗，继续抗病毒治疗，纠正心功能，营养支持，改善心肌代谢。ECMO 辅助循环 8 天后血流动力学稳定，撤除 ECMO；心功能逐渐恢复，射血分数达到 41%，复查心肌酶下降，肌钙蛋白 I 1.82ng/ml，肌酸激酶同工酶 22.9ng/ml，撤除 IABP。患者病情平稳，但肾功能未恢复，转肾内科继续治疗，经后期随访，患者肾功能恢复，尿量可。

四、诊疗体会

暴发性心肌炎是急骤发作且伴有严重血流动力学障碍的心肌炎症性疾病，暴发性心肌炎临床诊断需要结合临床表现、实验室检查及影像学检查综合分析[1]。暴发性心肌炎是心肌炎最为严重和特殊的类型，主要特点是起病急骤，病情进展极其迅速，患者很快出现血流动力学异常及严重心律失常，可伴呼吸衰竭、肝肾衰竭，急性期死亡率极高[2]。有学者发现机械循环支持联合免疫调节治疗可降低暴发性心肌炎患者住院死亡率、缩短住院时间[3]。暴发性心肌炎中国方案也提出"以生命支持为依托的综合救治方案"，如机械循环支持、免疫调节治疗（激素与免疫球蛋白）[4, 5]。该方案较常规治疗组显著改善心脏泵功能，并显著降低了暴发性心肌炎的住院死亡率，暴发性心肌炎患者度过危险期后预后基本良好。

五、专家点评

1. 患者为年轻男性，既往无心脏病病史，突然发病，发病前有发热症状，症状逐渐加重，出现胸腔积液、心包积液、心功能差，血流动力学不稳定，根据患者临床表现、病毒血清学检查、心肌标志物、冠状动脉造影排除急性心肌梗死后考虑诊断为暴发性心肌炎，心脏磁共振成像、心肌灌注显像也符合暴发性心肌炎的表现。

2. 患者治疗过程中心肌标志物进行性升高，提示可能存在持续性心肌损害，从而出现心搏骤停、恶性心律失常，病情非常凶险。暴发性心肌炎患者的心肌损伤除病毒的直接损伤，更重要的是异常的免疫系统启动和过度激活，以及炎症风暴在组织器官中聚集所致的继发损伤[1]，心内膜心肌活检、心脏磁共振成像、心肌核素显像有助于诊断，其中，心内膜心肌活检是金标准，但由于受条件限制，本例患者未能行心内膜心肌活检。

3. 患者的救治方案根据 2017 年《成人暴发性心肌炎诊断与治疗中国专家共识》提出的"以生命支持为依托的综合救治方案"制订，其核心包括机械生命支持（ECMO+IABP）和免疫调节治疗，同时给予连续性肾脏替代治疗、呼吸机辅助呼吸等，患者心功能逐渐改善、血流动力学稳定，最终挽救患者生命。该病例 cTnI 持续升高表明心脏损害还在持续，需要强化治疗。

作　　者：张　静（阜外华中心血管病医院、河南省人民医院）

点评专家：汪道文（华中科技大学同济医学院附属同济医院）

参 考 文 献

［1］中华医学会心血管病学分会，中华心血管病杂志编辑委员会 . 中国成人暴发性心肌炎诊断和治疗指南 . 中华心血管病杂志，2024，52（1）：10-33.

［2］Maisch B，Ruppert V，Pankuweit S. Management of fulminant myocarditis：a diagnosis in search of its etiology but with therapeutic options. Curr Heart Fail Rep，2014，11（2）：166-177.

［3］揭英纯，蒋溢为，梁克纪，等 . 机械循环支持联合免疫调节治疗暴发性心肌炎的单中心真实世界研究 . 中华心血管病杂志，2022，50（3）：277-281.

［4］汪道文，惠汝太 . 推行暴发性心肌炎处理的中国方案，挽救更多生命 . 中华心血管病杂志，2022，50（3）：212-218.

［5］惠汝太 . 暴发性心肌炎处理：中国方案简便易行，疗效卓著，亟需推广 . 内科急危重症杂志，2022，28（1）：1-10.

病例 15 "四机"并用挽救暴发性心肌炎

关键词：暴发性心肌炎；恶性心律失常；阿 - 斯综合征

一、摘要

暴发性心肌炎是最为严重的心肌炎，其起病急骤，病情进展极其迅速，很快出现血流动力学障碍并伴致命性心律失常或多器官功能障碍。本文选取笔者所在中心的 1 例典型病例，患者为 34 岁年轻女性，因"头晕、乏力 3 天伴抽搐 6 次"入院，入院后表现为严重的低血压和恶性心律失常，频发心室颤动和阿 - 斯综合征。行电复律、双水平气道正压通气（BiPAP）+ 心脏临时起搏器置入 +IABP+VA-ECMO（"四机"并用），予以免疫调节治疗后，患者心律逐渐恢复至窦性心律，血流动力学恢复正常，入院 13 天后康复出院。本病例患者发病过程较典型，基层医院及时发现及转诊为成功救治患者提供了机会。笔者所在中心及时完整执行了"以生命支持为依托的综合救治方案"，成功挽救了年轻患者的生命。

二、病例介绍

患者，女性，34 岁。

主诉：头晕、乏力 3 天伴抽搐 6 次。

患者于 3 天前在受凉后出现持续头晕，伴全身乏力、肌肉酸痛、食欲缺乏、嗜睡，自诉发热，体温未测量，无鼻塞、流涕，无寒战，无恶心、呕吐，无腹痛、腹泻等症状。2019 年 8 月 14 日患者前往当地诊所就诊，自诉给予静脉输液（具体不详），症状稍缓解；晚间再次出现头晕、乏力，较前加重。1 天前患者再次前往当地诊所，给予静脉输液，具体不详；输液过程中患者出现抽搐，双眼上翻，意识丧失，持续数分钟后自行缓解，恢复意识；随后前往县人民医院就诊，心电图提示窦性心律，ST 段改变。肌钙蛋白 I 11.83ng/ml，肌红蛋白 92.9ng/ml，肌酸激酶同工酶 36U/L；凝血酶原时间 13.30s，凝血酶原活动度 84%，国际标准化比值 1.12，纤维蛋白原 344mg/dl；谷丙转氨酶 500U/L，谷草转氨酶 649U/L，乳酸脱氢酶 707U/L；给予阿司匹林、替格瑞洛，以及抑酸护胃、护肝等治疗。其间共抽搐 5 次，每次抽搐前有心悸，抽搐时有意识丧失，持续数秒后可自行缓解。为求进一步诊治于笔者所在医院急诊就诊，就诊途中，患者诉心悸，后出现抽搐，意识丧失，小便失禁，急诊心电图显示心室颤动，紧急行非同步电除颤。复律后行冠状动脉造影：左主干（LM）、左前降支（LAD）、左回旋支（LCX）和右冠状动脉（RCA）未见明显狭窄。术中行 IABP+临时起搏器置入术，术后以"心肌炎"收治入院。

既往史：否认高血压、糖尿病、冠心病等病史。

体格检查：体温 36℃，脉搏 77 次 / 分，呼吸 20 次 / 分，血压 96/64mmHg。神志清楚，四肢湿冷，全身皮肤、巩膜无黄染，浅表淋巴结未触及肿大。口唇无发绀，咽无充血。颈静脉无充盈，甲状腺不大。双肺呼吸音粗，可闻及湿啰音，无明显哮鸣音。心率 77 次 / 分，心界不大，律齐，各瓣膜听诊区未闻及杂音。腹平软，无压痛，肝脾肋下未触及。生理反射存在，病理征阴性。

辅助检查：当地县人民医院心电图显示窦性心律，ST 段改变（急性前间壁心肌梗死待排）；肌钙蛋白 I 11.83ng/ml；谷丙转氨酶 500U/L，谷草转氨酶 649U/L，乳酸脱氢酶 707U/L。

入院诊断：暴发性心肌炎，急性肝功能不全。

三、诊治经过

入院心电图显示窦性心律，心电图酷似大面积心肌梗死特征（图 15-1），立即行冠状动脉造影检查，LM、LAD、LCX 和 RCA 未见明显狭窄。在导管室患者频发室性心动过速，当即考虑暴发性心肌炎可能性大，立即行 IABP 置入。设定心电触发模式，反搏比 1 ∶ 1，测定反搏压 70mmHg。

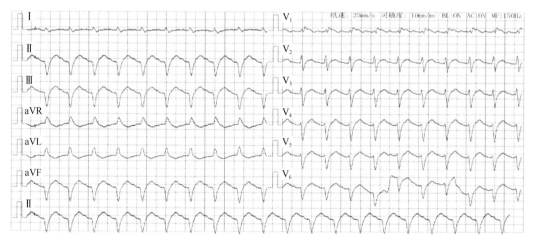

图 15-1　入院心电图

窦性心动过速，下壁导联 QS 型，前壁导联 R 波递增不良，酷似大面积心肌梗死心电图。QRS 波群增宽，QTc 延长

入院后在 IABP 支持下，患者循环仍欠稳定，频繁发作室性心动过速、室性早搏等心律失常。经评估，入院后 5h，行床旁 VA-ECMO 置入，穿刺右侧股动脉和股静脉作为血管入路，设置初始参数为转速 3500r/min、流量 3.5L/min。患者血压逐渐回升至 100/64mmHg。当晚行床旁连续性静脉 - 静脉血液滤过（CVVH）治疗 1 次，接 ECMO，无肝素抗凝，超滤量 1.0L，患者诉胸闷、胸痛症状稍减轻，逐渐调低临时起搏器起搏频率，调至 60 次 / 分，ECMO 转速调至 2080r/min，间断输注浓缩红细胞。入院心脏彩超提示心脏结构未见异常，心室收缩功能极为低下，呈蠕动样心脏活动，射血分数约为 30%。

入院第 2 天继续生命支持治疗，持续 IABP，调节 ECMO 参数，维持流量在 2.5 ～ 3.5L/min，FiO_2 约 40%。患者右侧上肢经皮血氧饱和度波动于 93% ～ 100%。患者神志清楚，仍有胸闷、气促不适，较昨日明显好转。心电监护提示心室率为 70 ～ 80 次 / 分，可见频发室性早搏，无室性心动过速，偶有起搏心律（起搏器下限频率70次/分）。继续使用无创呼吸机辅助通气。医嘱按昨日暂未进行调整。入院后第2天床旁心脏彩超提示左心室收缩功能极为低下，全心运动弥漫性减弱，左心室呈蠕动样搏动，射血分数约为16%。置入 IABP 和心脏临时起搏器后，床旁胸部 X 线片提示患者肺纹理增粗，肺淤血征象（图 15-2）。

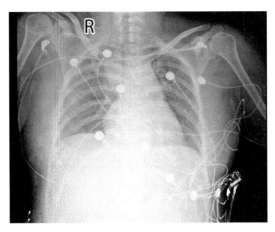

图 15-2　置入 IABP 和心脏临时起搏器后，床旁胸部 X 线片提示患者肺纹理增粗，肺淤血征象。X 线下可见 IABP 导管和心脏临时起搏器电极

入院后第3天，胸闷气短明显好转，于第2天开始停用 BiPAP 呼吸机，全自主呼吸下，患者无明显气促不适。肌钙蛋白 I 虽然较昨日明显下降，但是仍然处于很高水平。心电监护提示心室率为 75 ～ 90 次/分。入院后第4天开始血压维持稳定状态，逐渐降低 VA-ECMO 辅助力度，患者血氧饱和度波动于 95% ～ 100%，遂在入院后第4天撤除 VA-ECMO，血管外科行床旁股动脉切开缝合，局部无菌处理后包扎。入院后第3天开始逐渐降低糖皮质激素用量。继续予以营养支持治疗。患者在入院撤除 ECMO 后血压波动于 100 ～ 140/60 ～ 85mmHg，开始给予抗心肌重构治疗（培哚普利 2mg 每天 1 次起始，逐渐增加剂量，出院前增加至 4mg 每天 1 次直至出院后随访）。第5天开始，根据以下动态心电图结果，停用心脏临时起搏治疗。

动态心电图提示窦性心律 + 起搏器心律（VVI），最小心室率为 68 次/分，最大心室率为 103 次/分，平均心室率为 77 次/分。临时起搏器起搏频率波动于 68 ～ 70 次/分，可见融合波。频发室性早搏4005 次/全程。监测中高侧壁可见 Q 波，下壁、侧壁 ST-T 改变。入院后胸部 X 线片提示肺淤血好转（图 15-3）。患者症状逐渐消失，无明显胸闷、

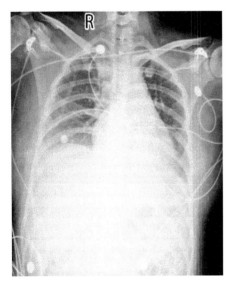

图 15-3　入院第 4 天胸部 X 线片
患者肺淤血好转，依然保留 IABP 导管和心脏临时起搏器电极

气促不适，心电监护可见偶发早搏，心室率波动于 80 ～ 90 次 / 分。入院后第 6 天开始加用 β 受体阻滞剂，起始量为美托洛尔缓释片 23.75mg 每天 1 次。加用后患者血压波动于 100 ～ 120/60 ～ 75mmHg，静息心室率为 70 ～ 80 次 / 分。继续观察患者血压、心率，出院前逐渐增加美托洛尔剂量至 47.5mg 每天 1 次，剂量维持至出院后首次随访。

入院第 10 天心脏彩超：心脏结构基本正常，心功能显著好转，射血分数 58%，左心室运动基本恢复正常，提示心肌水肿消退效果理想。

入院后第 13 天出院，患者未诉心悸、胸闷、胸痛等不适。生命体征平稳。出院带药医嘱：醋酸泼尼松片，10mg，口服，每天 1 次；培哚普利片，4mg，口服，每天 1 次；琥珀酸美托洛尔缓释片，47.5mg，口服，每天 1 次；盐酸曲美他嗪缓释片，35mg，口服，每天 2 次；辅酶 Q10，10mg，口服，每天 3 次；艾司奥美拉唑镁肠溶片，40mg，口服，每天 1 次，还原型谷胱甘肽片，0.4g，口服，每天 3 次；碳酸钙 D₃，600mg，口服，每天 1 次。

住院期间心肌损伤标志物高敏肌钙蛋白和 NT-proBNP 变化如图 15-4、图 15-5 所示。

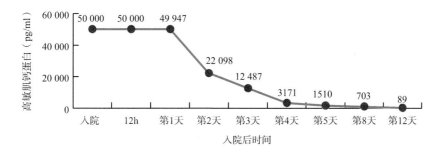

图 15-4　入院后患者心肌损伤标志物高敏肌钙蛋白变化趋势

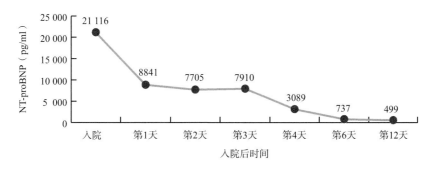

图 15-5　入院后患者心力衰竭血清标志物 NT-proBNP 变化趋势

四、诊疗体会

本病例中患者起病过程非常典型，有典型的上呼吸道感染前驱表现，主要以严重的恶性心律失常为特征，心电图表现为室性心动过速、心室颤动等恶性室性心律失常，幸运的是患者有机会来到医院接受诊治，早期的血流动力学紊乱并不十分显著。

由于患者以恶性心律失常为主要临床表现，心电图提示有广泛的下壁和前壁心肌梗死表现，因此在急诊通过绿色通道进行了冠状动脉造影检查，排除了急性心肌梗死。结合患者的临床特点，很快明确了暴发性心肌炎的临床诊断，给予了"以生命支持为依托的综合救治方案"，同时在导管室立即实施了 IABP 治疗和心脏临时起搏器置入，以提供左心室辅助和心律支持。

需要强调的是，在暴发性心肌炎的生命支持治疗策略中，应该优先选择 IABP 置入[1, 2]。IABP 是临床最为常用的左心室辅助装置，可以显著减轻左心室后负荷。因此，在此患者的救治过程中，笔者优先采用 IABP 置入。尽管如此，IABP 置入很大程度上有赖于患者自身残存的心功能。如果有反复发作的严重心律失常或顽固性休克，IABP 治疗效果是欠佳的。在患者转运至 CCU 之后，由于还是反复发作室性心动过速，权衡之后置入 VA-ECMO，序贯进行生命支持，包括肾脏支持和呼吸支持。

如果说生命支持是为了赢取患者生存的机会，那么免疫调节治疗是改善患者预后的最重要措施[3-5]。本例患者在入院时即时用了较大剂量的糖皮质激素治疗，逐渐减量，直至炎症风暴消失。所以暴发性心肌炎的治疗是综合救治，缺一不可[2, 3]。

五、专家点评

1. 此患者起病类似感冒，表现为乏力、不思饮食和嗜睡，系循环障碍表现，经过输液等治疗不仅没有好转，相反病情加重，甚至出现抽搐、意识丧失，并且反复出现，系心搏骤停表现。

2. 转至上级医院见低血压休克状态。按照主要临床表现粗略分类，暴发性心肌炎患者休克可以大致分为 3 种类型。①心源性休克型：以顽固性心源性休克、严重左心衰竭为主要特点，主要临床表现为低血压、胸闷气促、呼吸困难、少尿等；②心律失常型：患者以恶性心律失常为主要临床特点，表现为心悸、黑矇、晕厥或猝死；③混合型：同时具有心源性休克和恶性心律失常的特征，兼有低血压和晕厥等混合性表现[6, 7]。本病例主要以严重的恶性心律失常为特点，心电图表现为室性心动过速、心室颤动等恶性室性心律失常。

3. 暴发性心肌炎患者尽管病情凶险，但如果及时识别和正确救治，就能得到成功救治。

作　　者：周　宁（华中科技大学同济医学院附属同济医院）

点评专家：汪道文（华中科技大学同济医学院附属同济医院）

参 考 文 献

[1] 汪道文，惠汝太. 推行暴发性心肌炎处理的中国方案，挽救更多生命. 中华心血管病杂志，2022，8（3）：212-218.

[2] 中华医学会心血管病学分会精准医学学组，中华心血管病杂志编辑委员会，成人暴发性心肌炎工作组. 成人暴发性心肌炎诊断与治疗中国专家共识. 中华心血管病杂志，2017，45（9）：742-752.

[3] Hang W，Chen C，Seubert JM，et al. Fulminant myocarditis：a comprehensive review from etiology to treatments and outcomes. Signal Transduct Target Ther，2020，5（1）：287.

［4］ He W，Zhou L，Xu K，et al. Immunopathogenesis and immunomodulatory therapy for myocarditis. Sci China Life Sci，2023，66（9）：2112-2137.

［5］ Zhou N，Zhao Y，Jiang J，et al. Impact of mechanical circulatory support and immunomodulation therapy on outcome of patients with fulminant myocarditis：Chinese registry of fulminant myocarditis. Signal Transduct Target Ther，2021，6（1）：350.

［6］ 汪道文 . 暴发性心肌炎诊断与治疗 . 北京：科学出版社，2021.

［7］ Wang DW. Fulminant Myocarditis. Sigapore：Springer，2022.

病例16 房间隔造口联合主动脉内球囊反搏治疗成人暴发性心肌炎

关键词： 暴发性心肌炎；房间隔造口

一、摘要

本病例患者是一名36岁女性，4天前出现发热（体温39℃）、全身乏力、疼痛伴稀便（2～3次/天），10h前出现晕厥、意识丧失；当地诊所测血压60～70/30～40mmHg，心电图显示三度房室传导阻滞，cTnI和BNP显著升高。诊断为暴发性心肌炎，给予临时起搏、IABP+VA-ECMO，CRRT和常规免疫调节治疗。由于左心室功能极差，联合进行房间隔造口。度过病情凶险的6天后逐渐好转，最后住院37天后出院。

二、病例介绍

患者，女性，36岁。

主诉：全身乏力、疼痛、发热4天，反复晕厥10h。

患者4天前无诱因出现全身乏力、疼痛、发热、腹泻，最高体温39.0℃，排稀样便2次，伴活动时气喘，无咳嗽、咳痰，无腹痛、恶心、呕吐，无晕厥、胸痛，自行口服"布洛芬胶囊"体温降至正常，后反复出现发热，在当地诊所按"胃肠炎"输注"左氧氟沙星"等（其他不详），效果差，并出现频繁恶心、呕吐，呕吐物为胃内容物，腹胀、腹痛，腹泻加重，排稀样便，3次/天，间断出虚汗，自行口服"多潘立酮片"，症状缓解不明显，10h前就诊于当地医院，其间晕倒在地、意识丧失，当时测血压60～70/30～40mmHg。心电图：室性心动过速、三度房室传导阻滞。心肌梗死三项：肌钙蛋白I 57.4ng/ml，肌酸激酶同工酶66.5ng/ml，肌红蛋白467.2ng/ml。NT-proBNP 35 000pg/ml。后反复出现晕厥，持续血压低，给予升压、临时起搏器置入，联系笔者所在医院体外循环团队至当地医院床旁行VA-ECMO置入后急诊转入笔者所在医院，以"暴发性心肌炎"收入院。自发病以来，神志清楚，反复晕厥，精神欠佳，饮食、睡眠差，大便次数多，近2天尿少，近期体重未监测。既往身体健康，否认心脏病史等。

入院查体：体温36.0℃，脉搏70次/分，呼吸30次/分，血压118/89mmHg［去甲肾上腺素0.15μg/（kg·min）泵入维持］，神志清楚，急性病容，颈静脉无明显充盈，双肺呼吸音粗，右下肺呼吸音低，未闻及干湿啰音。心率70次/分，律齐，心浊音界正常，无心包摩擦音，心音低钝，各瓣膜听诊区未闻及杂音。腹软，肝脾肋下未触及，移动性浊音阴性，双下肢无水肿。双侧腹股沟区穿刺处无菌敷料覆盖。

实验室检查如下。血气分析：pH 7.679，PCO_2 8.9mmHg，PO_2 175.1mmHg，HCO_3^- 17.9mmol/L，SaO_2 98.9%，BE −8.0mmol/L，K^+ 3.2mmol/L，Na^+ 127.7mmol/L，Ca^{2+} 0.74mmol/L，Glu 8.1mmol/L，Lac 3.88mmol/L。血常规 +CRP：白细胞计数 $16.26×10^9$/L ↑，中性粒细胞百分比 86.9% ↑，血红蛋白 95g/L ↓，血小板 $203×10^9$/L，全程 C 反应蛋白 36.26mg/L ↑。凝血功能：凝血酶原时间 14.2s ↑，国际标准化比值 1.27 ↑，部分凝血活酶时间 67.9s ↑，凝血酶时间 124.8s ↑，D- 二聚体 9.84mg/L ↑，纤维蛋白原降解产物 26.85mg/L ↑。降钙素原定量 0.658ng/ml ↑。尿素氮 13.6mmol/L ↑，肌酐 114μmol/L ↑，钾 4.45mmol ↑，钠 126mmol/L ↓，氯 91.2mmol/L ↓，钙 1.82mmol/L ↓，葡萄糖 11.64mmol/L ↑。心肌酶谱：谷草转氨酶 680.5U/L ↑，乳酸脱氢酶 1059U/L ↑，α- 羟丁酸脱氢酶 926U/L ↑，肌酸激酶 900U/L ↑，肌酸激酶同工酶（活性）106.7U/L ↑，乳酸脱氢酶同工酶 1 483U/L ↑。肝功能：谷丙转氨酶 624.4U/L ↑，谷草转氨酶 654.0U/L ↑，总蛋白 58.6g/L ↓，白蛋白 30.7g/L ↓。血脂：总胆固醇 2.83mmol/L，甘油三酯 4.11mmol/L ↑，高密度脂蛋白胆固醇 0.55mmol/L ↓，低密度脂蛋白胆固醇 1.35mmol/L。尿常规：隐血 2+，白细胞 ±，尿葡萄糖 4+，白细胞 84.2/μl ↑。心肌梗死三项：肌红蛋白 288ng/ml，肌钙蛋白 13.6ng/ml，肌酸肌酶同工酶 39.4ng/ml。BNP 1420pg/ml。甲状腺功能、抗核抗体、抗双链 DNA 抗体、自身免疫抗体均阴性。病毒抗体：巨细胞病毒抗体 IgG、风疹病毒抗体 IgG、Ⅰ型单纯疱疹病毒抗体 IgG 均阳性，无病毒 IgM 阳性。心电图（图 16-1）：起搏心律，心率 70 次 / 分。胸部 X 线片（图 16-2）：双肺纹理增多，模糊；右肺门影增大，纵隔影稍增宽，心影稍大；右侧肋膈角模糊。超声心动图：左心室壁运动普遍减弱，二尖瓣反流（中度），三尖瓣轻度反流，左心室收缩功能降低（射血分数 19%），心包积液（少量）。腹部及泌尿系统彩超无异常。

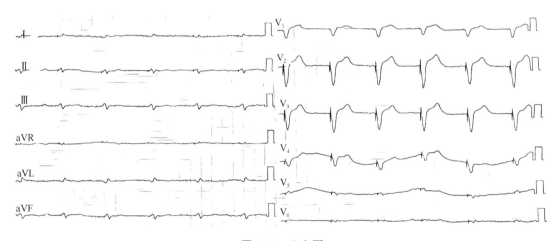

图 16-1　心电图

心率 70 次 / 分，起搏心律

三、诊治经过

入院后根据 2017 年《成人暴发性心肌炎诊断与治疗中国专家共识》给予"甲泼尼龙、人类免疫球蛋白"免疫调节治疗，同时给予正性肌力药物及利尿、营养支持、抑酸、维生

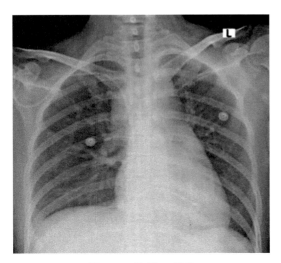

图 16-2　胸部 X 线片

双肺纹理增多，模糊；右肺门影增大，纵隔影稍增宽，心影稍大；右侧肋膈角模糊

素 C、改善心肌能量代谢等治疗，去甲肾上腺素逐渐减停，复查血气分析显示乳酸降至正常。入院后第 2 天拟行冠状动脉造影排除急性冠脉综合征，患者于 13：00 突发室性心动过速（图 16-3），给予电复律，仍反复发作室性心动过速、心室颤动，患者迅速出现急性左心衰竭，复查床旁心脏彩超提示心功能进一步恶化，立即给予 IABP 置入，联合 CRRT、有创呼吸机辅助呼吸，给予利多卡因、胺碘酮、尼非卡兰及多次电复律后患者仍为"加速性室性自主节律、室性心动过速"，为维持循环优化 VA-ECMO 流量为 3.2L/min，转速为 2700r/min，复查床旁心脏彩超提示主动脉瓣无法开放、左心室血流淤滞，复查胸部 X 线片提示肺水肿加重，降低 VA-ECMO 流量后血压难以维持，主动脉瓣仍无法开放。为左心室减压选择介入下经皮房间隔造口术，减轻左心负荷，以利于心功能恢复。同期行冠状动脉造影提示冠状动脉未见异常，行临时起搏器更换电极为固定电极。

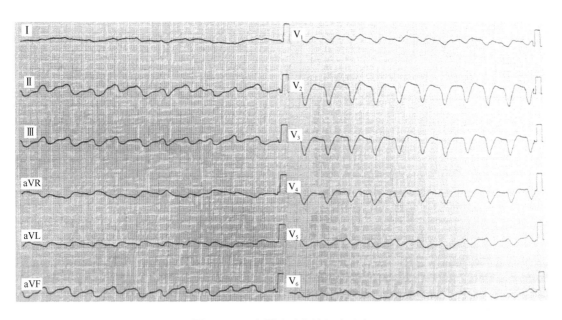

图 16-3　心电图显示室性心动过速

经皮房间隔造口术：①患者常规消毒铺巾，全身麻醉下穿刺右侧股静脉（RFV），置入 6F 动脉鞘。②以 6FMP 导管经 RFV →下腔静脉（IVC）→右心房（RA）→右心室（RV）

行常规右心导管检查，测得肺动脉压力 15/7（9）mmHg、右心室压 15/6（9）mmHg、右心房压 14/6（8）mmHg；穿刺房间隔，送入 8mm Cordis 球囊导管，扩张房间隔 2 次。扩张后，右心房压 12/3（6）mmHg，左心房压 15/5（8）mmHg。③超声监测显示房间隔分流束（图 16-4），宽约 5.6mm（图 16-5），以左向右分流为主。④退出球囊导管及导丝；术毕拔管，加压、包扎。

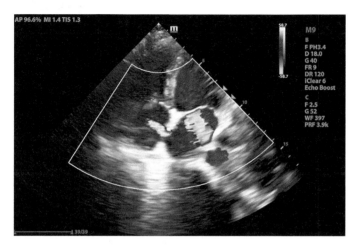

图 16-4　彩超显示房间隔分流束

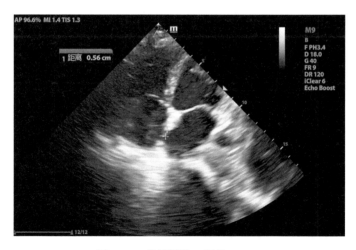

图 16-5　房间隔造口宽约 5.6mm

术后继续给予对症治疗及 VA-ECMO 治疗，心电监护仍为室性心律失常与起搏心律交替出现，主动脉瓣仍无法开放，术后第 4 天心脏彩超提示主动脉无冠窦内可见一大小约 13.6mm×7.8mm 稍高回声（考虑血栓形成，图 16-6），调整抗凝 ACT 为 220～240s，术后第 6 天恢复为窦性心律，术后第 7 天血栓消失，术后肺水肿逐渐减轻，术后第 8 天拔除气管插管，术后第 14 天拔除临时起搏器，术后 18 天撤除 VA-ECMO，术后 20 天撤除 IABP，入院第 37 天痊愈出院。

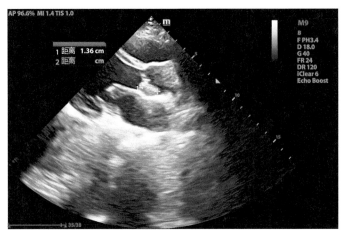

图 16-6　彩超
主动脉瓣无冠窦高回声（考虑血栓形成）

四、诊疗体会

暴发性心肌炎是最为严重的心肌炎，起病急，病情进展迅速，可迅速引起心脏泵衰竭和恶性电生理活动，导致严重的血流动力学异常，如不能及时正确治疗，急性期病死率极高[1]。2017 年发布了《成人暴发性心肌炎诊断与治疗中国专家共识》，提出了"以生命支持为依托的综合救治方案"，其核心包括机械生命支持和免疫调节治疗[2]。VA-ECMO通过离心泵将静脉血从体内引出，在体外经膜式氧合器进行气体交换成为动脉血后再回输入动脉，从而达到完全或部分替代心脏和（或）肺的功能。通过引出静脉血，达到降低左心室、右心室前负荷的作用；同时将血回输至动脉后，可提高平均动脉压，维持外周循环。VA-ECMO 可使暴发性心肌炎患者衰竭的心脏得到休息，能够改善住院患者生存状况，降低死亡率，另外，VA-ECMO 还有助于赢得进一步救治和恢复心功能的时间，避免多器官功能障碍，减少不良预后[3-5]。

五、专家点评

1. 本文介绍了一例典型的暴发性心肌炎病例，青年女性，发病突然，有前驱病毒感染史，伴明显乏力、胸闷、不思饮食等症状，迅速出现血流动力学障碍，实验室检查显示肌钙蛋白、心肌酶均升高，显示心肌严重受损，彩超提示严重弥漫性室壁运动减弱，需要机械循环支持。VA-ECMO 辅助期间，血液在主动脉中逆向流动，增加已经衰竭的左心室后负荷，如果左心室无法克服，左心室内的压力和容量增加会导致左心室扩张，冠状动脉灌注压降低，每搏输出量减少的恶性循环，最终导致左心和主动脉根部血液瘀滞，形成血栓。增加的充盈压传递到肺静脉循环可导致静水压性肺水肿[6]，因此需要进行左心减负荷。

2. 左心减负荷方式包括减少 ECMO 流量、强心药物改善左心室射血、利尿或 CRRT进行容量优化、IABP、Impella™ 机械循环、房间隔造口、左心室心尖插管减压等，国内多联合 IABP 进行左心室减压。本例患者尝试减少 ECMO 流量，但减少流量后血压难以维持；强心、利尿及 CRRT 均已尝试，联合 IABP 后主动脉瓣仍无法开放，左心室血流淤滞。

房间隔造口可作为 ECMO 左心室卸载的有效方法，房间隔造口后，超声显示房间隔水平左向右分流，减少了左心房进入左心室的血流量，使左心室容量负荷减少，缓解了左心室的压力，有助于心功能恢复[7]。国内可见用于儿童 ECMO 的左心室减压治疗，本例为国内首例房间隔造口联合 IABP 进行成年 ECMO 患者左心减负荷的病例，从结果来看方法可行。除此之外治疗过程中还出现了灾难性血栓形成，调整抗凝和血流动力学改善后血栓消失，最终患者存活。

　作　　者：张晶晶（阜外华中心血管病医院、河南省人民医院）
　点评专家：张　静（阜外华中心血管病医院、河南省人民医院）
　　　　　　汪道文（华中科技大学同济医学院附属同济医院）

参 考 文 献

[1] Hang W，Chen C，Seubert JM，et al. Fulminant myocarditis：a comprehensive review from etiology to treatments and outcomes. Signal Transduct Target Ther，2020，5（1）：287.

[2] 中华医学会心血管病学分会精准医学学组，中华心血管病杂志编辑委员会，成人暴发性心肌炎工作组. 成人暴发性心肌炎诊断与治疗中国专家共识. 中华心血管病杂志，2017，45（9）：742-752.

[3] 杨洋，江榕. 体外膜肺氧合（ECMO）技术在暴发性心肌炎中的临床应用研究. 名医，2021，17：60-61.

[4] 严凤娣，吴晓燕，殷静静，等. 体外膜肺氧合治疗急性暴发性心肌炎合并心源性休克 16 例临床分析. 临床急诊杂志，2021，22（8）：521-525.

[5] Lee，YI，Chung S，Yang JH. Extracorporeal membrane oxygenation for fulminant myocarditis：increase of cardiac enzyme and SOFA score is associated with high mortality. J Clin Med，2021，10（7）：1526.

[6] Ezad SM，Ryan M，Donker DM，et al. Unloading the Left Ventricle in Veno-arterial ECMO：in Whom，When，and How? Circulation，2023，147（16）：1237-1250.

[7] Welker CC，Huang J，Boswell MR，et al. Left ventricular decompression in VA-ECMO：analysis of techniques and outcomes. J Cardiothorac Vasc Anesth，2022，36（11）：4192-4197.

罕见合并症

病例17　暴发性心肌炎合并脑出血

关键词： 暴发性心肌炎；急性冠脉综合征

一、摘要

暴发性心肌炎发病急，部分患者炎症波及心包和胸膜，甚至合并冠状动脉痉挛而有胸闷、气急甚至胸痛，同时有心电图及心肌标志物显著变化，需要与冠心病、冠状动脉畸形等引起的急性心肌梗死鉴别。因此，无论患者是否有冠状动脉粥样硬化高危因素，均应尽早行冠状动脉造影检查，必要时行冠状动脉腔内影像学检查以明确诊断，因为这两种疾病的治疗及预后完全不同。现有文献资料和华中科技大学同济医学院附属同济医院200余例患者的诊治经验证明，急诊冠状动脉造影不会增加暴发性心肌炎患者死亡率。但行冠状动脉造影时要注意尽量减少造影剂用量。

二、病例介绍

患者，女性，61岁。

主诉： 乏力、食欲缺乏3天，头晕、胸闷2天。

现病史： 于3天前，患者自觉全身乏力，伴有食欲缺乏。因病情尚可耐受，未予以重视。发病1天后病情无明显缓解并出现头晕、胸闷，就诊于当地医院，因肌钙蛋白升高，以"急性冠脉综合征"收住当地医院。给予冠心病二级预防治疗，病情无明显好转，转院前当天出现血压下降伴尿量减少，为进一步治疗转入笔者所在医院。发病后否认鼻塞、流涕、腹泻、发热、黑矇等。

既往史： 糖尿病病史3年，间断服用"二甲双胍缓释片""格列齐特缓释片"，血糖控制不佳。否认高血压、心脏病病史，否认肝炎、结核等传染病史，否认手术、外伤、输血史，否认食物、药物过敏史。

婚育与月经史： 已婚，孕3产3，均健康。月经初潮16岁，经期4～5天，周期28～30天，50岁绝经。

家族史： 父亲已故，自然死亡，母亲健在。否认家族遗传病、传染病史，否认冠心病早发家族史及高血压家族史。

体格检查： 脉搏95次/分，血压80/50mmHg（静脉注射去甲肾上腺素），平车推入，神志淡漠，急性痛苦面容，皮肤干冷，全身皮肤、巩膜无黄染，双侧瞳孔等大等圆，浅表淋巴结未触及肿大；颈静脉无充盈，肝颈静脉回流征阴性；平卧位，双肺呼吸音清，未闻及明显干湿啰音；心界无明显扩大，未触及震颤，叩诊心界正常，心率95次/分，律齐，心音明显低钝，各瓣膜听诊区未闻及杂音；腹软，无压痛及反跳痛，肝脾肋下未触及，墨菲（Murphy）征阴性；双下肢无水肿。神经系统查体无异常。

三、诊治经过

患者院前救护车传输心电监护提示加速性室性逸搏（图 17-1）。

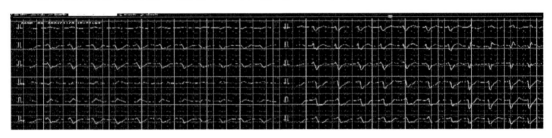

图 17-1 加速性室性逸搏心律

结合病史及危险因素，院前诊断为冠心病、急性非 ST 段抬高心肌梗死、心源性休克、加速性室性自主性心律、糖尿病。启动胸痛中心绕行机制直接进入导管室完成冠状动脉造影（图 17-2），未发现冠状动脉显著梗阻性病变，冠状动脉血流缓慢，造影结束后患者发生心室颤动，立即行心肺复苏，同时置入 IABP+ 临时起搏电极。患者生命体征基本平稳后转入 CCU 继续治疗。转入 CCU 后血流动力学恶化无明显改善，与家属沟通后同意行床旁 VA-ECMO 治疗。

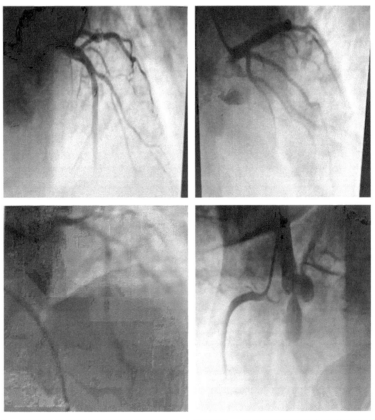

图 17-2 患者冠状动脉造影提示冠状动脉血流缓慢，未发现冠状动脉显著梗阻性病变

修正患者诊断为暴发性心肌炎、心源性休克。

本例患者需要鉴别诊断的疾病如下。

（1）急性冠脉综合征（急性心肌梗死）：多见于 30 岁以上的患者，高危因素包括吸烟、高脂血症、糖尿病、高血压病史等[1]。本例患者为 61 岁绝经后女性，具备糖尿病危险因素。急性大面积心肌梗死患者可出现急性心力衰竭、肺水肿、房室传导阻滞、心源性休克，心电图呈现导联选择性 ST-T 缺血性改变，心肌标志物可显著升高。这些与暴发性心肌炎相似，难以仅从症状、体征进行鉴别，于是给予本例患者急诊行冠状动脉造影确认。因此，及时行冠状动脉造影排除心肌梗死非常重要。另外，本例患者迅速进入休克，而且心电图广泛低电压和 QRS 波群增宽，更倾向考虑暴发性心肌炎。

（2）应激性心肌病（Takotsubo 综合征）：好发于绝经后女性，有胸痛、心电图 ST-T 改变及心肌损伤标志物升高，常有强烈精神刺激等诱因。左心室造影可见节段性室壁运动异常，超过单一冠状动脉供血范围，最具特征性的是心尖部室壁运动异常，呈"章鱼篓"样改变。冠状动脉造影结果阴性[2]。本例患者没有强烈精神刺激史，起病早期主要表现为乏力，心脏彩超不支持此诊断。

（3）非感染性心肌炎：包括自身免疫性疾病、药物毒性和药物过敏等所致的暴发性心肌炎[3]，临床上通常没有病毒感染的前期表现，但有自身免疫性疾病史、使用心脏毒性药物尤其是抗肿瘤药物或致过敏药物史，疾病发生同样迅速凶险。临床治疗除不应用抗病毒药物外，其他与本病相似。如青年患者出现暴发性心肌炎，需要重点排查自身免疫性因素及药物毒性因素，尤其是自身免疫性疾病。本例患者进行了风湿、类风湿、血管炎、抗磷脂抗体等免疫相关抗体的检测，结果显示为阴性，可排除自身免疫性疾病引起的心肌炎。

患者拟诊为暴发性心肌炎、心源性休克、恶性心律失常。立即给予"以生命支持为依托的综合救治方案"治疗[4]。除采取 IABP+ 临时起搏 +VA-ECMO 支持循环外，还应用多巴胺和去甲肾上腺素维持平均动脉压在 65mmHg 左右。气管插管辅助机械通气。药物治疗：抗病毒，奥司他韦 + 更昔洛韦；免疫调节，免疫球蛋白 + 甲泼尼龙；生命支持，维生素，如维生素 C 10g 每天 1 次，质子泵抑制剂（PPI），如奥美拉唑镁肠溶片（洛赛克）；抗感染，头孢他啶；营养支持，肠内营养乳；其他，如葡萄糖酸钙、乌司他汀、输血（血浆、红细胞、冷沉淀）。治疗过程一波三折，经历了心脏停搏（窦性停搏），完全依赖右心室起搏心律，第 4 天恢复自主心律，但呈完全性房室传导阻滞，第 5 天房室传导恢复。停用临时起搏器。抗凝治疗过程中出现血小板降低，为维持 ECMO 抗凝及避免心室血栓形成改用比伐芦定抗凝，经过 7 天治疗，心肺功能改善达到撤机标准后停用 ECMO。外出检查发现脑出血。经颅脑外科会诊，因无外科手术指征，且心脏情况不稳定，手术风险太大，未收入外科，故继续保守脱水治疗。考虑肾脏和心脏对脱水治疗的耐受情况，最终方案为甘露醇 250ml，每 8 小时 1 次；甘油果糖 125ml，每 8 小时 1 次；白蛋白 10g，每天 2 次；甘露醇 250ml，每 8 小时 1 次。经过 1 周的治疗，无脑疝发生，复查头颅 CT 显示出血有所吸收（图 17-3）。停止镇静、镇痛治疗，意识清醒，术后第 13 天行气管切开，间断脱机，术后第 14 天完全脱离呼吸机，术后第 16 天转康复科进行康复治疗。康复治疗 2 周后出院，生活自理。入院后主要指标改变如图 17-4 ～图 17-7 所示。

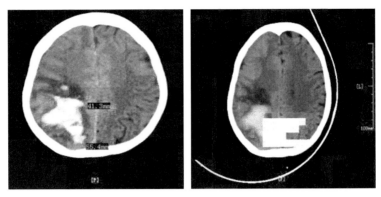

图 17-3　头颅 CT，复查可见脑出血有所吸收

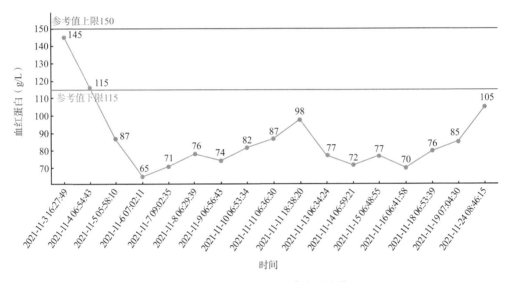

图 17-4　住院期间血红蛋白含量变化

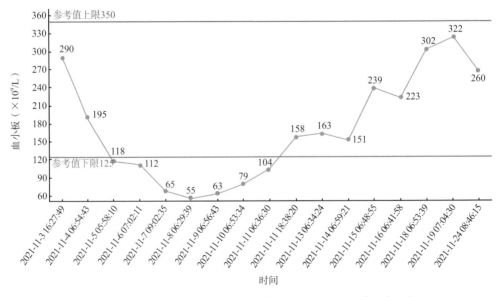

图 17-5　住院期间血小板含量变化，第 4 天停肝素改比伐芦定抗凝

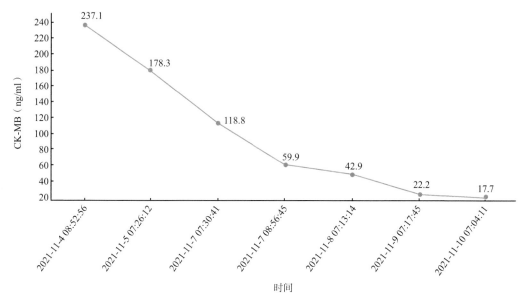

图 17-6　住院期间心肌酶（CK-MB）含量变化

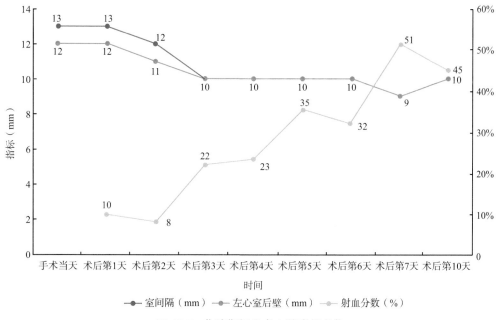

—●— 室间隔（mm）　—●— 左心室后壁（mm）　—○— 射血分数（%）

图 17-7　住院期间患者心脏彩超变化

四、诊疗体会

本例患者是根据临床表现和实验室检查诊断为暴发性心肌炎合并心源性休克病例。虽然经过早期的误诊和抗凝治疗出现脑实质出血，但在取得家属的理解和多学科医务人员的通力合作下最后得到了正确治疗，并保住了生命，同时也得到以下深刻教训。

1. 患者在外院时因肌钙蛋白升高并结合年龄、绝经后女性及糖尿病病史等临床特点诊断为非 ST 段抬高心肌梗死，后出现早期休克状态、恶性心律失常后转入笔者所在医院。笔者所在医院通过院前病史资料及远程心电图同样考虑诊断为非 ST 段抬高心肌梗死。启动脑病中心绕行机制直接进入导管室为早期明确诊断提供客观条件。但做冠状动脉造影前没有充分考虑心源性休克患者最后"一丝"冠状动脉血供被阻断会带来不可估量的伤害。应该在 IABP 置入后再行冠状动脉造影，可能会避免心室颤动发生。

2. 暴发性心肌炎患者发生心源性休克心脏停搏，表明患者心肌处于严重水肿状态，心肌细胞电活动严重受损。该患者转入 CCU 监护治疗的 4 天内，多次测试均处于窦性停搏状态。离断起搏电极后心脏呈现电活动静止状态，多次观察窦性停搏状态长达 3s，考虑患者安全，没有继续观察。直至病程第 4 天结束，心电监护监测到窦性 P 波，但仍然是三度房室传导阻滞状态，病程第 5 天恢复正常心律。因此，患者窦性静止状态下置入临时起搏电极非常重要。

3. 因使用 IABP+ECMO，同时合并感染。患者发生严重的血小板降低。血小板降低应该与感染、机械破坏相关，继续使用肝素抗凝也许会带来更严重的出血后果，更换为比伐芦定抗凝，目前虽无大样本研究支持，但有国内文献支持。

4. 患者后续出现穿刺部位出血、鼻腔出血。临床过度依赖 APTT 指标指导抗凝治疗可能是导致脑出血原因之一。未来实时动态评估患者血栓风险及出血风险，尽早评估脱机指征可能是避免该类患者"屋漏偏逢连夜雨"悲剧发生的方法。

5. 临床指南和中国专家共识中都特别强调要"极早识别、极早诊断、极早预判、极早救治"[1, 2]，因为，当患者出现明显症状并影响循环时，实际上心肌内已经有大量炎性细胞浸润（主要起作用的是中性粒细胞和单核 / 巨噬细胞[3]，同时产生炎症风暴[4]）。这种严重的炎症状态将导致心肌细胞发生转型，也产生炎症，代谢严重障碍，出现心肌细胞坏死、焦亡和凋亡；内皮细胞损伤、渗漏和心肌水肿。只有及时有效治疗，才能够阻断这些病理生理变化和进展。

五、专家点评

1. 患者起病急骤，症状特点是乏力、不思饮食，这是暴发性心肌炎的通常表现，结合心电图广泛低电压、QRS 波群增宽和迅速出现休克等，支持暴发性心肌炎诊断。

2. 患者有心血管疾病危险因素，且年龄较大，必须排除急性心肌梗死，所以及时进行冠状动脉造影非常必要。

3. 该患者的复杂之处在于合并脑出血，这给治疗带来了困难，因为使用 IABP 和 ECMO 常需要抗凝。这里除了抗凝之外，还与肝素诱导的血小板减少症有关。笔者所在团队及时调整了抗凝药物，在危险情况下挽救了患者生命。

4. 根据我国实践经验，采用"以生命支持为依托的综合救治方案"能显著提高患者生存率，并改善长期预后。指南特别强调"极早识别、极早诊断、极早预判、极早救治"，并实时动态监测患者病情变化，及时调整治疗方案。

作　　者：赵榆华（东莞康华医院心血管内科）

点评专家：汪道文（华中科技大学同济医学院附属同济医院）

参 考 文 献

［1］ Jacoby RM，Nesto RW. Acute myocardial infarction in the diabetic patient：pathophysiology，clinical course and prognosis. J Am Coll Cardiol，1992，20（3）：736-744.

［2］ 中华医学会心血管病学分会精准医学学组，中华心血管病杂志编辑委员会，成人暴发性心肌炎工作组. 成人暴发性心肌炎诊断与治疗中国专家共识. 中华心血管病杂志，2017，45（9）：742-752.

［3］ Amin HZ，Amin LZ，Pradipta A. Takotsubo cardiomyopathy：a brief review. Journal of Medicine and Life，2020，13（1）：3-7.

［4］ Hang WJ，Chen C，Seubert JM，et al. Fulminant myocarditis：a comprehensive review from etiology to treatments and outcomes. Signal Transduct Target Ther，2020，5（1）：15.

病例 18 暴发性心肌炎合并甲状腺炎疑似甲状腺危象

关键词：心肌炎；意识丧失；心源性晕厥

一、摘要

暴发性心肌炎通常伴随全身炎症风暴，心脏以外的器官亦可受累，累及甲状腺时出现甲状腺炎，患者可出现甲状腺功能亢进的临床表现，疑似甲状腺危象。在此，笔者报道了1例21岁男性患者感染乙型流感病毒4天后，出现暴发性心肌炎合并甲状腺炎，疑似甲状腺危象。经过 IABP 支持循环、免疫调节（激素＋免疫球蛋白）、抗病毒、抑制交感神经兴奋等治疗，出院时心功能基本恢复正常，甲状腺功能恢复良好。

二、病例介绍

患者，男性，21岁。

主诉：鼻塞、流涕4天，胸痛11h。

患者4天前受凉后出现鼻塞、流涕，不伴发热、乏力、咳嗽、咳痰，不伴恶心、呕吐，不伴黑矇、晕厥，自行口服"感冒药"治疗（具体不详）后自觉症状好转，遂未就诊。11h前患者无明显诱因出现胸痛，性质为隐痛，持续不缓解，累及整个胸部，不向其他部位放射，伴胸闷、气促、心悸，不伴恶心呕吐、腹泻，遂就诊于当地医院。该院行肺动脉 CTA＋主动脉 CTA＋冠状动脉 CTA 检查，未见肺栓塞、急性主动脉综合征表现，冠状动脉未见明显斑块狭窄，左前降支中段局部心肌桥；心肌肌钙蛋白 I（cTnI）明显升高（4.696ng/ml↑）；甲状腺功能检测提示"甲状腺功能亢进"〔促甲状腺激素（TSH）0.04μIU/ml↓，游离三碘甲状腺原氨酸（FT$_3$）30.73pmol/L↑，游离甲状腺素（FT$_4$）22.13pmol/L↑〕。遂予以抗血小板、调脂、抗凝、护胃、减少甲状腺素分泌等对症治疗，患者症状进一步加重，喘息明显，血压下降（最低80/50mmHg）。为进一步治疗，转至笔者所在医院急诊科，以"暴发性心肌炎"收入 CCU。

入院后询问病史：患者既往体健，否认高血压、糖尿病、冠心病、脑卒中等慢性病史，否认肝炎、结核、血吸虫病等传染病史，否认手术、外伤、输血史，否认食物、药物过敏史，否认吸烟、酗酒史，否认甲状腺疾病家族史，否认心血管疾病家族史，否认遗传疾病家族史。

体格检查：体温36.3℃，脉搏121次/分，血压97/61mmHg，呼吸30次/分，SpO$_2$ 90%（鼻导管吸氧15L/min）；神志清醒，烦躁不安，全身皮肤湿冷，浅表淋巴结无肿大，口唇无发绀，颈静脉未见充盈；甲状腺不大，未闻及血管杂音；双肺呼吸音粗，可闻及少许湿啰音；心界饱满，无震颤，无心包摩擦感，心率 121 次 / 分，心律齐，可闻及第四心音奔马律；腹平软，腹部无明显压痛及反跳痛，双下肢无水肿，生理反射存在，病理反射未引出。

入院后检验结果：心肌损伤标志物显著升高（高敏 cTnI 31 793.2pg/ml ↑，NT-proBNP 1202.0pg/ml ↑，肌酸激酶 1232U/L ↑），炎症相关指标显著升高（sST2 > 1000ng/ml ↑，超敏 C 反应蛋白 27.5mg/L ↑，肿瘤坏死因子 α 14.5pg/ml ↑），血常规提示血象升高（白细胞计数 18.02×10⁹/L ↑，中性粒细胞百分比 88.5% ↑），肝功能不全（谷丙转氨酶 76U/L ↑，谷草转氨酶 124U/L ↑）。呼吸道病原体组合筛查：乙型流感病毒 IgM 弱阳性，余未见明显异常。甲状腺功能检查及甲状腺免疫检查提示甲状腺功能亢进，Graves 病或桥本甲状腺炎可能性小（TSH 0.013μIU/ml ↓，FT₃ 9.73pmol/L ↑，FT₄ 24.20pmol/L ↑，甲状腺球蛋白 0.20ng/ml ↓，甲状腺过氧化物酶抗体 37.60IU/ml ↑，余未见明显异常）。

床旁心电图：窦性心动过速，高侧壁、下壁、广泛前壁导联 ST 段上斜抬高（图 18-1）。

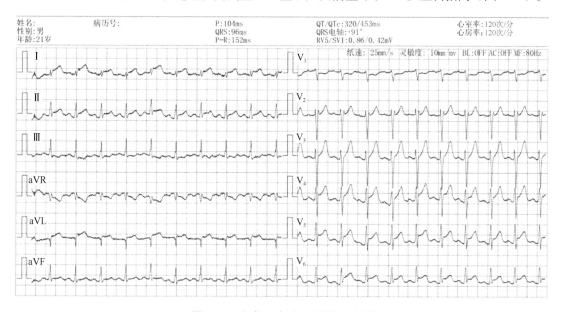

图 18-1　患者入院时 12 导联心电图

床旁心脏彩超：左心室增大 56mm，左心房增大，左心房前后径 × 左右径 × 横径为 38mm×53mm×56mm，右心房及右心室不大，室间隔不厚，为 10mm，节段性室壁运动减弱（左心室心尖、下侧壁），左心室收缩功能降低，射血分数 24%，GLS –7.9%。胸腔彩超：双侧胸腔未见积液。

床旁胸部 X 线片：双肺纹理增强，散在斑片影，考虑肺水肿合并感染；心影增大。

综合以上线索，考虑诊断为乙型流感导致的暴发性心肌炎，急性心力衰竭，心源性休克；肺部感染，急性呼吸衰竭；甲状腺功能亢进症，继发于急性甲状腺炎。

三、诊治经过

针对急性呼吸衰竭，立即予以 BiPAP 呼吸机高流量给氧 15L/min 辅助呼吸。针对暴发性心肌炎，如考虑已发生心源性休克，予以 IABP 辅助循环，依诺肝素 30mg 每 12 小时 1 次皮下注射，给予免疫调节治疗，即足量的糖皮质激素和免疫球蛋白治疗：甲泼尼龙琥珀酸钠 200mg 每天 2 次 + 免疫球蛋白 20g 每天 1 次静脉滴注，复合维生素静脉滴注，奥司他韦 75mg 每天 2 次口服，泮托拉唑 40mg 每天 1 次静脉滴注，曲美他嗪 35mg 每天 2 次口服，辅酶 Q10 10mg 每天 3 次口服，并辅以抗生素抗感染治疗。针对甲状腺功能亢进，考虑患者已使用激素治疗，另外予以甲巯咪唑 10mg 每天 3 次口服。考虑患者窦性心动过速，但血压低，初始使用伊伐布雷定 2.5mg 每天 2 次口服控制心率，在血压稳定后（IABP 辅助下），联合应用 β 受体阻滞剂抑制交感神经（起始为艾司洛尔小剂量静脉泵入，可以耐受后改为普萘洛尔 10mg 每天 2 次口服）。同时，予以艾司唑仑 1mg 睡前口服改善睡眠。

治疗第 2 天，患者在前 1 天利尿后液体出入量为 –2000ml，自觉症状显著改善，喘息明显好转，胸闷气短明显缓解，血压 100/64mmHg（IABP 辅助循环），心率 106 次 / 分，呼吸 18 次 / 分，SpO₂ 99%（BiPAP 呼吸机辅助呼吸），双肺呼吸音清，未闻及湿啰音，心界饱满，无震颤，无心包摩擦感，心率 110 次 / 分，心律齐，可闻及第四心音奔马律。复查高敏 cTnI 较前显著下降（9063.9pg/ml ↑）。复查心脏彩超：左心室增大（54mm），左心房增大（37mm），右心房及右心室不大，室间隔不厚，为 9mm，节段性室壁运动减弱（左心室心尖），左心室收缩功能降低，射血分数 53%，GLS –14.2%。治疗上将免疫调节改为甲泼尼龙琥珀酸钠 200mg 每天 1 次 + 免疫球蛋白 10g 每天 1 次静脉滴注，普萘洛尔提升剂量为 10mg 每天 3 次口服。

治疗第 6 天，患者进一步好转，血压 120/60mmHg（IABP 辅助循环），心率 79 次 / 分，呼吸 18 次 / 分，SpO₂ 99%，双肺呼吸音清，未闻及湿啰音，心律齐，可闻及第四心音奔马律。复查高敏 cTnI 较前显著下降（1898.6pg/ml ↑）。治疗上将免疫调节改为甲泼尼龙琥珀酸钠 80mg 每天 1 次静脉滴注，停用免疫球蛋白，普萘洛尔提升剂量为 20mg 每天 3 次口服。拔除 IABP。

治疗第 7 天，患者在无 IABP 辅助下，血压 115/68mmHg，心率 87 次 / 分，呼吸 18 次 / 分，SpO₂ 99%，治疗上停用依诺肝素抗凝，将激素改为醋酸泼尼松 40mg 每天 1 次口服，停用伊伐布雷定，普萘洛尔提升剂量为 30mg 每天 3 次口服。患者行甲状腺彩超提示甲状腺切面形态、大小正常，实质回声均匀，未见局限性异常回声及异常血流信号，双侧颈部未见肿大淋巴结（图 18-2）。

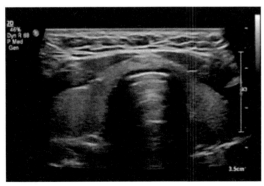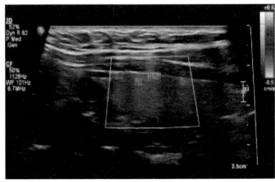

图 18-2　患者甲状腺彩超

为进一步明确心肌炎诊断，行心脏磁共振成像增强 + 灌注检查，检查提示左心室达正常大小临界上限，多处心肌中外层水肿坏死，考虑心肌炎可能。患者病情平稳后，行心内膜心肌活检，病理切片染色和免疫组化结果提示心肌间质局部轻度纤维化，未见明显纤维瘢痕形成，可见少许散在慢性炎性细胞浸润，主要为单核 / 巨噬细胞，可见散在淋巴细胞和中性粒细胞（图 18-3）。在病程早期，固有免疫激活，主要为中性粒细胞浸润，病程晚期反而中性粒细胞数量减少，单核 / 巨噬细胞激活。本例患者心内膜心肌活检时心功能已基本恢复，故浸润炎性细胞以单核 / 巨噬细胞为主。

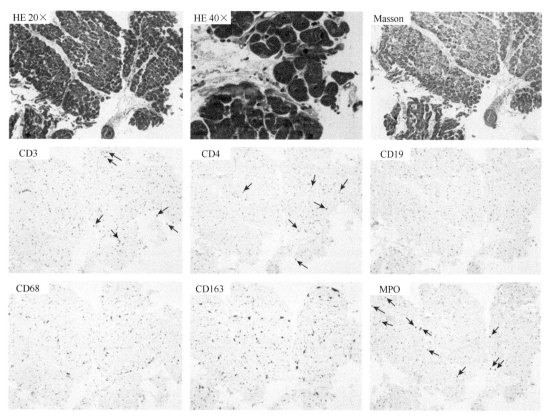

图 18-3　心内膜心肌活检病理切片 HE 染色及免疫组化染色

患者出院前，心功能已经基本恢复正常：左心室增大（55mm），左心房不大（33mm），右心房及右心室不大，室间隔不厚，为 10mm，射血分数 64%。高敏 cTnI 272.0pg/ml ↑。复查甲状腺功能亦明显好转（TSH 0.728μIU/ml，FT_3 2.81pmol/L ↓，FT_4 19.1pmol/L，甲状腺球蛋白 0.18ng/ml ↓，甲状腺过氧化物酶抗体 20.9IU/ml，余未见明显异常），停用甲巯咪唑。

四、诊疗体会

暴发性心肌炎是急性弥漫性炎症性心肌病，其特点是起病急骤，病情进展极其迅速，死亡风险极高。其发病机制涉及心脏过度免疫激活和炎症风暴形成。炎症风暴可快速导致多器官功能受损，除心脏外，其他器官如甲状腺亦可受损，可合并甲状腺炎、甲状腺危象，针对根本病因早期应用了免疫调节及生命支持为主的综合治疗，及时缓解了炎症风暴，进而甲状腺炎也被控制，血液甲状腺素水平迅速回落。

本例患者的成功救治，主要是因为：①快速有效地启动了 IABP 辅助循环；②针对根本病因早期应用了以免疫调节为主的综合治疗，及时缓解了炎症风暴。

五、专家点评

1. 本病例为暴发性心肌炎合并甲状腺炎致继发性甲状腺亢进，较少见[1,2]，甲状腺功能亢进的临床表现可被心肌炎心力衰竭症状所掩盖，较为隐匿。本例患者因感染乙型流感病毒而出现前驱流感症状，患者固有免疫过度激活，形成炎症风暴，快速导致多器官受损，除心脏外，其他器官如甲状腺、胰腺（可以合并胰腺炎或暴发性 1 型糖尿病）、肝脏亦可受损甚至合并脑炎。当心肌炎患者合并快速心室率，烦躁不安时，应警惕甲状腺功能亢进，及时检测甲状腺功能，对症治疗。

2. 同时该病应与 Graves 病和桥本甲状腺炎导致的甲状腺功能亢进相鉴别，该患者恢复较快，应密切检查甲状腺功能，结合病史可以鉴别，尤其是免疫调节治疗（激素＋免疫球蛋白）后甲状腺炎也被控制，血液甲状腺素水平迅速回落。

3. 如果心率过快并与甲状腺素增高有关，可考虑应用 β 受体阻滞剂，但是必须特别注意心功能；不应该常规行抗甲状腺功能亢进治疗。

作　　者：李宗哲（华中科技大学同济医学院附属同济医院）

点评专家：汪道文（华中科技大学同济医学院附属同济医院）

参 考 文 献

［1］Sen G，Whitelaw BC，Sado D. Acute myocarditis associated with Graves' thyrotoxicosis. Eur Heart J Cardiovasc Imaging，2022，23（3）：e129.

［2］Li MM，Liu WS，Shan RC，et al. Acute myocarditis presenting as accelerated junctional rhythm in Graves' disease：a case report. World J Clin Cases，2021，9（35）：11085-11094.

病例 19　暴发性心肌炎合并肾上腺危象

关键词：心肌炎；休克；肾上腺皮质功能不全

一、摘要

肾上腺皮质功能减退症是指肾上腺皮质激素合成及释放发生障碍而引起的疾病，按病程可分为慢性肾上腺皮质功能减退症和急性肾上腺皮质功能减退症[1]。慢性肾上腺皮质功能减退症起病隐匿，主要表现为易疲倦、乏力、食欲缺乏、消瘦、恶心、呕吐、色素沉着等。慢性病程的基础上也可出现急性加重。患者常因消化道症状首诊于消化科而被误诊为消化系统疾病，从而耽误疾病的诊断和治疗。急性肾上腺皮质功能减退症（又称肾上腺危象）通常起病较急，且可危及生命，典型表现为严重低血压或低血容量性休克、低血糖、低血钠、高血钾、急性腹痛，并伴有发热、神志淡漠、精神萎靡和嗜睡，也可以表现为烦躁不安、谵妄甚至昏迷。肾上腺危象患者常因休克入院，特别是合并心功能不全时，难以鉴别是心源性休克还是肾上腺危象，给诊断和治疗带来一定的迷惑性。本文介绍 1 例肾上腺危象合并心肌炎的病例，该患者休克的原因复杂，治疗困难，确诊过程曲折，希望通过该病例的介绍，为广大心内科、消化内科或重症医学科医生对该类疾病的诊治提供思路。

二、病例介绍

患者，男性，65 岁。

主诉：胸闷、消瘦 5 月余，意识障碍 2 天。

现病史：患者家属诉患者 5 个月前出现胸闷不适，休息后好转，可自行缓解，伴食欲下降，进食油腻食物恶心、呕吐，体重下降，无心悸、胸痛、肩背部放射痛，无发热、气促、呼吸困难，无头晕、头痛、晕厥，无咳嗽、咳痰、咯血。反复就诊于消化内科，胃肠镜提示"胃体隆起、糜烂性胃炎（Ⅱ级）、出血性胃炎（Ⅰ级）、胆汁反流、直肠息肉"，并于 2 个月前在胃肠外科行腹腔镜探查，排除肿瘤性病变。给予胃肠道黏膜保护剂、消化酶、促胃肠动力药物等治疗，效果欠佳，消瘦明显。患者 2 天前感冒后出现烦躁、定向力下降、无法对答，无咳嗽、咳痰，无发热，无腹痛、腹泻等不适。由患者家属送到当地医院就诊，查肌钙蛋白 10.48ng/ml，血糖 0.6mmol/L，心电图提示窦性心律，T 波低平。给予营养心肌、升高血糖等对症治疗后转入笔者所在医院，门诊以"急性心肌缺血、意识障碍、低血糖查因"收住院。

患者自患病以来，精神、饮食、睡眠差，大小便正常，体力下降，近 5 个月体重下降约 15kg。

体格检查：体温 36.3℃，脉搏 65 次 / 分，呼吸 18 次 / 分，血压 101/72mmHg（急诊科去甲肾上腺素泵维持），恶病质，神志清楚，精神萎靡，全身皮肤偏黑、干燥，巩膜无黄染，浅表淋巴结无肿大。眼眶凹陷，口唇无发绀，颈静脉无充盈，甲状腺不大。双肺呼吸音清，未闻及明显干湿啰音。心率65次/分，心律齐，未闻及明显杂音。腹平软，有压痛，无反跳痛，肝脾肋下未触及，双下肢无水肿，病理征阴性。

既往史：患者有肝功能不全、中度贫血、肺气肿、窦性心动过缓等病史，否认糖尿病、高血压等病史，否认肝炎、结核等传染病史，有输血史，否认外伤史，否认食物及药物过敏史。

个人史：既往有吸烟史50年，20支/天，戒烟5个月；既往有饮酒史40余年，半斤/天，戒酒5个月；无毒物、粉尘、放射性物质接触史，无冶游史。

婚育史：24岁结婚，婚后育有1子，身体健康。

家族史：无其他家族遗传病、传染病史，无冠心病早发家族史，无糖尿病、高血压家族史。

辅助检查如下。

2023年5月18日无痛电子胃镜检查诊断：①慢性糜烂性胃炎（Ⅱ级）伴胆汁反流；②慢性出血性胃炎（Ⅰ级）；③胃体发白灶，待病理检查；④胃体隆起，外压可能。病理诊断：（胃体）胃黏膜浅层少量炎性细胞浸润。

2023年5月18日胸部及心脏平扫CT检查诊断：右肺上叶及左肺下叶斜裂旁不规则结片灶，较前（2023年4月8日）大致相仿；右肺中下叶及左肺下叶小叶间隔稍增厚，较前好转；左肺下叶胸膜下微小结节，较前明显缩小；右肺中下叶及左肺下叶散在微小结节，较前相仿；双肺气肿；右主支气管腔内稍低密度影，多为分泌物；右侧叶间裂局部增厚。

2023年5月18日全腹部（上腹+下腹+盆腔）增强CT+体层成像检查诊断：胃充盈欠佳，胃壁增厚、水肿，建议结合胃镜进一步检查；升结肠及部分横结肠管壁增厚、水肿，黏膜强化明显，建议结合临床进一步检查；肝囊肿；胆囊壁水肿；双肾囊肿；膀胱壁增厚；前列腺多发钙化；盆腔少许积液。

2023年5月22日无痛电子肠镜检查诊断：直肠息肉（行钳除术）。病理诊断：（直肠）增生性息肉。

2023年5月23日于全身麻醉下行"腹腔镜探查术"。

入院时血常规及生化指标如表19-1及表19-2所示，乙型肝炎病毒、梅毒螺旋体、人类免疫缺陷病毒抗体阴性，尿常规、粪常规等无明显异常；风湿、类风湿、血管炎、抗磷脂抗体等免疫相关抗体阴性。呼吸道合胞病毒、柯萨奇病毒、腺病毒、流感病毒、副流感病毒、巨细胞病毒、单纯疱疹病毒、风疹病毒、人类微小病毒B19、EB病毒、嗜肺军团菌、肺炎支原体/衣原体等IgM抗体均为阴性。

表 19-1　入院血常规检验结果

项目	数值	参考值
白细胞计数（×10^9/L）	4.45	3.5～9.5
中性粒细胞（×10^9/L）	1.95	1.8～6.3
中性粒细胞百分比（%）	43.8	40～75
淋巴细胞（×10^9/L）	1.13	1.10～3.2

续表

项目	数值	参考值
淋巴细胞百分比（%）	25.4	20～50
单核细胞（×10⁹/L）	0.35	0.1～0.6
单核细胞百分比（%）	7.9	3～10
嗜酸性粒细胞（×10⁹/L）	0.99 ↑	0.02～0.52
嗜酸性粒细胞百分比（%）	22.2 ↑	0.4～8.0
嗜碱性粒细胞（×10⁹/L）	0.03	0～0.10
嗜碱性粒细胞百分比（%）	0.7	0～1.0
红细胞计数（×10¹²/L）	2.92 ↓	3.8～5.1
血红蛋白（g/L）	84 ↓	115～150
血小板计数（×10⁹/L）	127	125～350

表 19-2　入院血液生化及炎症因子检验结果

项目	数值	参考值
谷丙转氨酶（U/L）	71 ↑	≤33
谷草转氨酶（U/L）	125 ↑	≤32
总蛋白（g/L）	57.4 ↓	60～80
白蛋白（g/L）	32.9	32～45
球蛋白（g/L）	24.5	20～35
总胆红素（μmol/L）	12.5	≤21
间接胆红素（μmol/L）	4.9	≤12.9
总胆固醇（mmol/L）	1.49	<5.18
甘油三酯（mmol/L）	<0.1	<1.7
高密度脂蛋白（mmol/L）	0.67 ↓	1.04～1.55
低密度脂蛋白（mmol/L）	0.81	<3.37
肌酸激酶（U/L）	628 ↑	≤170
血钾（mmol/L）	4.3	3.5～5.1
血钠（mmol/L）	124.8 ↓	136～145
血氯（mmol/L）	93.1 ↓	99～110
肌酐（μmol/L）	66	45～84
乳酸（mmol/L）	1.89	0.5～2.2
碳酸氢根（mmol/L）	20.5 ↓	22～29
高敏肌钙蛋白（pg/ml）	221.2 ↑	≤26.2
NT-proBNP（pg/ml）	4415 ↑	<300
超敏 C 反应蛋白（mg/L）	52.1 ↑	<3
血沉（mm/h）	20	0～20
降钙素原（ng/ml）	3.97 ↑	0.02～0.05
白介素 1（pg/ml）	<5.0	<5.0
白介素 2 受体（U/ml）	1544 ↑	223～710
白介素 6（pg/ml）	31.06 ↑	<7.0

续表

项目	数值	参考值
白介素8（pg/ml）	9.0	＜62
白介素10（pg/ml）	＜5.0	＜9.1
肿瘤坏死因子α（pg/ml）	11.3↑	＜8.1
sST2（ng/ml）	＞200↑	＜15

入院时心电图：窦性心律，全导联 ST-T 改变（图 19-1）。

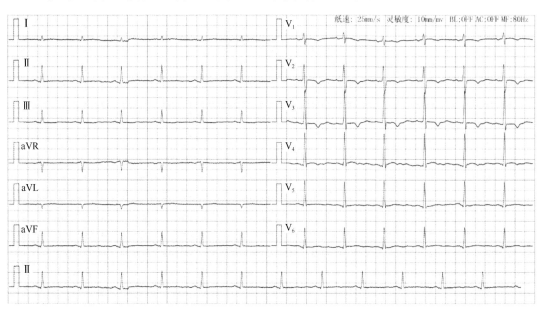

图 19-1 入院首份心电图

窦性心律，全导联 ST-T 改变

入院时心脏彩超的表现如下。

1. 左心室不大（4.9cm），左心房不大（2.8cm），右心房及右心室不大。

2. 升主动脉窦部增宽（3.7cm），主动脉瓣瓣膜回声增强，可见钙化，舒张期主动脉瓣左心室侧未见明显反流信号和湍流频谱。

3. 二尖瓣前后叶逆向运动，瓣膜回声正常。收缩期左心房侧可见轻度反流信号及湍流频谱。

4. 室间隔增厚（0.8cm），左心室后壁增厚（0.8cm），两者逆向运动。左心室弥漫性室壁运动减弱，左心室射血分数49%。缩短率24%。

5. 三尖瓣和肺动脉瓣未见明显异常，肺动脉瓣舒张期右心室侧未见明显反流信号；三尖瓣右心房侧收缩期见轻度反流信号。PG=26mmHg，PFV=254cm/s（PG 为压力阶差，PFV 为峰值血流速度）。

6. 心包脏壁层分离，最大液性暗区为右心室侧壁1.0cm，右心房侧壁0.8cm。

检查结论/诊断：左心室收缩功能降低，三尖瓣轻中度关闭不全，升主动脉窦部增宽，少量心包积液。

　　冠状动脉造影：LM 未见明显狭窄；LAD 近中段动脉粥样硬化，狭窄约 40%；LCX 中段狭窄约 40%。

　　患者激素水平如表 19-3 所示。

　　垂体磁共振成像：垂体高度约 3.2mm，未见明显异常强化灶。

表 19-3　入院后患者激素水平

项目	结果	参考值
C 肽释放试验		
空腹胰岛素（μIU/ml）	0.5 ↓	1.8 ～ 11.8
餐后 1h 胰岛素（μIU/ml）	1.3 ↓	空腹值 5 ～ 10 倍
餐后 2h 胰岛素（μIU/ml）	2.5 ↓	空腹值 2 ～ 4 倍
餐后 3h 胰岛素（μIU/ml）	2.1 ↓	空腹水平
口服葡萄糖耐量试验		
空腹血糖（mmol/L）	3.46 ↓	3.9 ～ 6.1
餐后 1h 血糖（mmol/L）	4.73	< 9.0
餐后 2h 血糖（mmol/L）	5.49	< 7.8
餐后 3h 血糖（mmol/L）	5.53	3.9 ～ 6.1
甲状腺功能		
TSH（μIU/ml）	4.37 ↑	0.27 ～ 4.2
FT$_3$（pmol/L）	2.87 ↓	3.1 ～ 6.8
FT$_4$（pmol/L）	15.5	12 ～ 22
性激素		
黄体酮（ng/ml）	< 0.1 ↓	0.14 ～ 2.06
卵泡刺激素（mIU/ml）	7.69	1.27 ～ 19.26
黄体生成素（mIU/ml）	9.13 ↑	1.24 ～ 8.62
催乳素（ng/ml）	29.48 ↑	2.64 ～ 13.13
雌二醇（pg/ml）	< 15	≤ 38.95
睾酮（ng/ml）	1.03 ↓	1.75 ～ 7.81
生长激素（GH）（ng/ml）	5.96	0 ～ 10
胰岛素样生长因子 -1（IGF-1）（ng/ml）	61.6 ↓	434 ± 84
胰岛素样生长因子结合蛋白 -3（IGFBP3）（ng/ml）	2660 ↓	4554 ± 670
卧立位醛固酮		
卧位		
活性肾素浓度（μIU/ml）	16.5	直立位：4.4 ～ 46.1；仰卧位 2.8 ～ 39.9
醛固酮（pg/ml）	19.6	直立位：≤ 353；仰卧位 ≤ 236.0
血浆醛固酮 / 肾素浓度比值（ARR）	1.188	
立位		
活性肾素浓度（μIU/ml）	11.9	直立位：4.4 ～ 46.1；仰卧位 2.8 ～ 39.9

续表

项目	结果	参考值
醛固酮（pg/ml）	20.3	直立位：≤ 353；仰卧位≤ 236.0
血浆醛固酮/肾素浓度比值（ARR）	1.706	
皮质醇		
皮质醇（12：00）（mg/dl）	0.5 ↓	上午 6.7 ～ 22.6（8：00）；下午 2.0 ～ 14（16：00）
皮质醇（8：00）（mg/dl）	0.4 ↓	
皮质醇（16：00）（mg/dl）	0.8 ↓	
促肾上腺皮质激素（8：00）（mg/dl）	1.0 ↓	7.2 ～ 63.3

三、诊治经过

入院时，患者虚弱，极度消瘦，意识模糊，休克状态，应用血管活性药物维持。肢端湿冷、心音弱、律齐，心前区未闻及明显杂音，足背动脉搏动不可触及。hs-cTnI 221.2pg/ml，床旁心脏彩超提示心脏结构正常，左心室射血分数 49%；冠状动脉造影显示冠状动脉粥样硬化，未见大于 50% 的冠状动脉狭窄；低血钠、低血糖。给予扩容（晶体液、胶体液）、输血制品（白蛋白、红细胞、血浆）、纠正电解质紊乱、静脉营养支持后效果欠佳，入院后连续 3 天，每天正平衡 1000 ～ 1500ml/d。但患者血压仍然无法维持在 90/60mmHg 以上，多巴胺维持在 6 ～ 8μg/（kg·min），患者反复发作低血糖。于是，检测皮质醇、促肾上腺皮质激素（ACTH）水平，发现皮质醇昼夜节律消失且明显下降，由于患者并没有糖皮质激素长期应用史，怀疑患者存在垂体相关的病变而抑制了中枢性激素的分泌，进一步行糖耐量试验及甲状腺功能、性腺轴激素水平、生长激素水平和肾素醛固酮水平、垂体磁共振成像检查。结果显示，糖耐量正常，胰岛素亦未见明显异常；TSH 升高，FT_3 下降，黄体酮和睾酮显著降低，催乳素水平上升，生长激素处于正常水平（表 19-3）；垂体磁共振成像未见异常。考虑患者为继发性肾上腺皮质功能不全、心肌炎，加用氢化可的松（200mg，每天 1 次）3 天后，患者血压逐步恢复到正常，撤除升压药，未再发作低血糖，精神、食欲明显好转，乏力改善（主要指标变化如表 19-4 所示）。7 天后患者激素改为口服甲泼尼龙，出院（表 19-5）。1 个月后门诊随诊，患者左心室射血分数恢复至 62%，血压稳定在 120/60mmHg 左右，体重增加近 5kg。

四、诊疗体会

本例患者入院时呈恶病质、低钠血症、低血压休克状态并已出现意识障碍，急救处理时给予患者大量补液扩容、纠酸治疗后，患者血压有所回升，但未达到正常水平，仍然需要升压药物包括去甲肾上腺素才能维持平均血压（MAP）在 60mmHg 以上，患者意识障碍改善。患者给人的印象是严重的营养不良，追问病史，家属描述患者半年前开始食欲缺乏、厌油、恶心、呕吐，无法正常进食。在消化内科和胃肠外科就诊，行胃肠镜检查，发现胃体有隆起，疑似外压性肿物，并进行了腹腔镜下探查取活检，病理检查的结果考虑炎症性包块，排除了胃肠道肿瘤，但此后食欲减退和消瘦并没有好转。

表 19-4　患者住院期间主要检查指标变化

	7月14日	7月16日	7月17日	7月18日	7月19日	7月21日	7月22日	7月25日	7月27日	7月28日*	8月19日
白细胞计数（×10⁹/L）	4.45	13.53	15.64	6.36	4.62	3.71	2.91	5.36	7.13		
中性粒细胞计数（×10⁹/L）	43.8	96.3	94.1	78.1	55	47.1	38.2	70.6	78.4		
淋巴细胞计数（×10⁹/L）	25.4	2.5	2.9	13.2	20.6	16.7	24.4	17.4	11.2		
嗜酸性粒细胞计数（×10⁹/L）	22.2	0	0	2.2	15.8	23.5	25.4	0.2	0.3		
血红蛋白（g/L）	84	106	87	85	91	80	78	75	85		
血小板计数（×10⁹/L）	127	108	101	103	126	114	117	206	244		
乳酸（mmol/L）	1.89										
血钠（mmol/L）	124.8	137.1	135.2	135.3	136.5	136.6		138.1	136.4		
血氯（mmol/L）	93.1	104.5	102.8	101.9	106	102.2		103.4	102.4		
超敏 C 反应蛋白（mg/L）	52.1	27.8	54.7						3.9		
高敏肌钙蛋白（pg/ml）	221.2					11.3		2.2			
血沉（mm/h）	20					16					
降钙素原（ng/ml）	3.97										
NT-proBNP（pg/ml）	4415	14529		10316	5969	4264			3133		
白介素 2 受体（pg/ml）	1544					1037					
白介素 6（pg/ml）	31.06					11.59					
肿瘤坏死因子 α（pg/ml）	11.3					11.5					
射血分数	49%		49%						55%		65%
下腔静脉	显示不清		1.4cm						塌陷		

* 出院日。

表 19-5 患者住院期间治疗方案

	7月14日	7月15日	7月16日	7月17日	7月18日	7月19日	7月20日	7月21日	7月22日	7月23日	7月24日	7月25日	7月26日	7月27日	7月28日*	8月18日
入量（ml）	3150	5110	2940	2970	3290	3930	3800	3300	3290	3340	2910	2740	2980	2540		
出量（ml）	1460	3400	2080	1650	2370	2370	2470	2700	3610	1180	3070	1790	2100	3290		
收缩压/舒张压（mmHg）	101/72	65/36	92/58	89/50	84/49	80/43	71/36	85/35	92/51	97/59	110/68	83/42	97/54	92/61	131/84	
心率（次/分）	65	108	88	99	75	98	68	68	63	76	72	69	67	69		64
去甲肾上腺素 [μg/（kg·min）]	6															
多巴胺（ml/h）	6	12	10	7	7	5	5									
间羟胺 [μg/（kg·min）]								0.2	0.1							
高糖（ml/h）	6～20	15														
哌拉西林																
白蛋白																
营养支持																
注射用艾司奥美拉唑钠（耐信）																
免疫球蛋白									5g 每天1次	5g 每天1次	5g 每天1次	5g 每天1次				
甲泼尼龙									40mg 每天1次	40mg 每天1次	40mg 每天1次					
氢化可的松											50mg 每天2次	50mg 每天2次	50mg 每天2次	50mg 每天2次	50mg 每天2次	
地塞米松		5mg 每天2次														

* 出院日。黄色表示用药日。

1. **心源性休克还是低血容量性休克**　这样的疾病经过给心内科重症接诊的医生带来了困惑。患者呈休克状态，入院时肌钙蛋白升高，心脏彩超提示左心室收缩功能稍下降（左心室射血分数49%），冠状动脉造影无大于50%的冠状动脉狭窄，亦未见到冠状动脉痉挛征象，临床上应考虑诊断为暴发性心肌炎。但患者的临床症状和治疗反应与常见的暴发性心肌炎患者并不一样。心肌炎是心肌的炎症性疾病，当出现血流动力学障碍时，被定义为暴发性心肌炎。其主要表现为迅速发生的急性左心衰竭、心源性休克，肺循环淤血或休克，甚至晕厥、猝死，有面色苍白、心率增快、肺部湿啰音、四肢湿冷等循环衰竭的常见体征[2]。暴发性心肌炎患者的乏力等临床症状常较重，对于扩容补液治疗非常敏感，容易诱发胸闷、气促和急性左心衰竭[3]。而本例患者在经过早期扩容治疗后，虽然仍然为休克血压，但自我感觉尚好，包括维持液体正平衡1000ml/d 10余天的时间，患者低血压状态改善不明显，亦未出现胸闷、气促或者急性肺水肿症状，提示心脏容量负荷的指标NT-proBNP早期有上升，但很快又回落至入院时的水平（4415-14 529-10 316-5969-4264pg/ml），心脏彩超显示左心室射血分数逐步回升至55%，下腔静脉不宽甚至塌陷，这并不符合单纯的暴发性心肌炎的疾病特点。

再次梳理患者休克的原因，除心源性休克外，是低血容量、分布性、还是梗阻性休克？治疗中，患者的另一个症状引起了笔者的注意：患者频繁发作低血糖，给予高糖治疗后，效果不佳。审查治疗方案，长期医嘱中给予了脂肪乳氨基酸（17）葡萄糖（11%）注射液（热量1440kcal/d）营养支持，患者自主进食粥、蛋羹等流食，排除营养支持不足引起的低血糖。进一步排查低血糖的原因。口服葡萄糖耐量试验和C肽释放试验提示，患者缺乏餐后2h血糖的峰值，C肽的释放水平却在正常范围，提示内源性胰岛素释放正常，而血糖缺乏峰值反应。进一步行皮质醇节律和ACTH检查发现，患者的全天皮质醇处于明显降低的水平，ACTH亦降低，患者无长期应用激素史，仅在入院当天，休克较重的阶段一次性用过小剂量地塞米松，且距离检查皮质醇水平的时间在3天以上，提示患者处于继发性肾上腺皮质功能不全的状态。

2. **原发性还是继发性肾上腺皮质功能不全**　进一步检查甲状腺功能、性腺轴激素水平、生长激素水平和肾素醛固酮水平。结果显示，TSH升高，FT_3下降，黄体酮和睾酮显著降低（年龄65岁），催乳素水平上升，生长激素水平正常。考虑为继发性肾上腺皮质功能不全。患者ACTH低下，腹部CT亦未提示肾上腺病变，提示患者非原发性肾上腺皮质功能不全。然而，病因包括垂体性肾上腺皮质功能不全、下丘脑促肾上腺皮质激素释放激素分泌不足及血中外源糖皮质激素浓度长期升高致下丘脑和垂体功能抑制。目前肾上腺皮质功能减退症的主要治疗方法是应用激素替代，包括单纯糖皮质激素替代及糖皮质激素联合盐皮质激素替代[4]。明确病因后，加用了氢化可的松（200mg，每天1次）3天后，患者的血压逐步恢复到正常，撤除升压药，未再发作低血糖，精神、食欲明显好转，乏力改善。7天后激素改为口服的泼尼松，出院。1个月后门诊随诊，患者左心室射血分数恢复至62%，血压恢复至120/60mmHg左右，体重增加近5kg。

五、专家点评

1. 回顾该例患者的整个诊断和治疗过程，患者起病应回溯至半年前出现乏力、食欲缺乏、恶心、呕吐症状时。直到本次，因感染诱发了急性心肌炎、休克和心功能不全，入院经过细致观察和检查，才逐渐揭开了该疾病的全貌。说明慢性肾上腺皮质功能不全是一种诊断比较困难的疾病，进展为肾上腺危象时情况又极其凶险。更加复杂的是，其合并了心肌炎、心功能不全，病理生理变得更加复杂，治疗起来更加棘手。在高度怀疑心肌炎、心源性休克的同时应想到合并肾上腺危象、垂体危象等引起休克的病因，早期完善实验室检查，并及早开始对因治疗。本病例的特点是，血压稍低即较容易出现意识障碍，这提示有其他因素参与。在病史不清楚的情况下，我们考虑肾上腺皮质功能不全。

2. 在对该患者做出正确诊断并予以正确治疗后病情迅速改善，这有赖于临床医生对患者的病史和疾病过程中的每个线索的仔细思考和收集，并不断通过实验室检查印证每个猜想，使患者得到正确诊断，经治疗后痊愈。

作　　者：汪璐芸　赵春霞（华中科技大学同济医学院附属同济医院）

点评专家：汪道文（华中科技大学同济医学院附属同济医院）

参 考 文 献

[1] Husebye ES，Pearce SH，Krone NP，et al. Adrenal insufficiency. Lancet. 2021；397（10274）：613-629.

[2] 中华医学会心血管病学分会精准医学学组，中华心血管病杂志编辑委员会，成人暴发性心肌炎工作组. 成人暴发性心肌炎诊断与治疗中国专家共识. 中华心血管病杂志，2017，45（9）：742-752.

[3] Wang D，Li S，Jiang J，et al. Chinese society of cardiology expert consensus statement on the diagnosis and treatment of adult fulminant myocarditis. Science China Life Sciences，2019，62（2）：187-202.

[4] 中华医学会内分泌学分会肥胖学组. 肾上腺皮质功能减退症患者围手术期糖皮质激素管理专家共识. 中华内分泌代谢杂志，2022，38（1）：1-5.

病例20　暴发性心肌炎合并多发性动脉血栓形成和完全性主动脉血栓栓塞性闭塞

关键词：暴发性心肌炎；多发性动脉血栓形成；完全性主动脉血栓栓塞性闭塞；强化抗栓治疗

一、摘要

暴发性心肌炎合并静脉血栓栓塞（如肺栓塞、下肢静脉血栓等）事件相对常见，但极少合并动脉血栓栓塞。在此，笔者首次报道1例48岁女性患者感染甲型流感病毒1周后，出现暴发性心肌炎合并"动脉血栓风暴"——左心室血栓形成；腹主动脉肾下段、双侧髂总动脉、髂内外动脉管腔广泛闭塞；肠系膜上动脉部分分支节段性闭塞；多发脑梗死；脾梗死。经过激素冲击、免疫调节、强化抗栓等治疗，结合主动脉局部溶栓及血栓抽吸术，患者主动脉血栓成功清除，心功能基本恢复正常，下肢恢复良好；随访3个月后双足活动基本恢复。

二、病例介绍

患者，女性，48岁。

主诉：咳嗽、胸闷1周，加重伴下肢无力疼痛1天。

患者1周前受凉后发热，最高体温39℃，伴咳嗽、咳黄痰，活动后胸闷、气促，伴头晕，不伴胸痛、心悸，不伴恶心、呕吐，不伴黑矇、晕厥，就诊于当地诊所，予以对症输液治疗（具体不详）后，未继续发热，其余症状无明显好转。1天前患者无明显诱因出现腹痛，下肢乏力、疼痛，不能行走，不伴恶心、呕吐、腹泻，遂就诊于当地某区人民医院。该院急诊科行心电图提示急性前壁ST段抬高心肌梗死，下壁Q波形成；查心肌肌钙蛋白19.85ng/ml，BNP 10922pg/ml，考虑急性心肌梗死，遂将患者转至某三甲医院。该院急诊行主动脉＋冠状动脉CTA：左心室血栓形成；腹主动脉肾下段、双侧髂总动脉、髂内外动脉管腔广泛闭塞，肠系膜上动脉部分分支节段性闭塞（图20-1A）；冠状动脉未见明显异常；多囊肝，多囊肾，脾梗死。给予呼吸机辅助呼吸、抗感染、抗血小板、调脂等对症治疗后，患者放弃治疗出院。患者出院后喘息症状进一步加重，不能平卧，咳粉红色泡沫痰，双下肢剧烈疼痛，遂就诊于笔者所在医院急诊科，急行肺部CT平扫提示双肺水肿合并感染，部分肺组织膨胀不全，胸腔积液（图20-1B）。急性头颅CT：右侧额部脑沟线状高密度影，蛛网膜下腔出血可能。遂以"心力衰竭"收入CCU。

入院后询问病史：既往高血压病史5年余，最高血压150/90mmHg，平素口服硝苯地平缓释片，血压控制可。否认糖尿病、冠心病、脑卒中等慢性病史，否认肝炎、结核、血吸虫病等传染病史，否认手术、外伤、输血史，否认食物、药物过敏史，否认吸烟、酗酒史。否认血栓栓塞性疾病家族史，否认心血管疾病家族史，否认遗传疾病家族史。

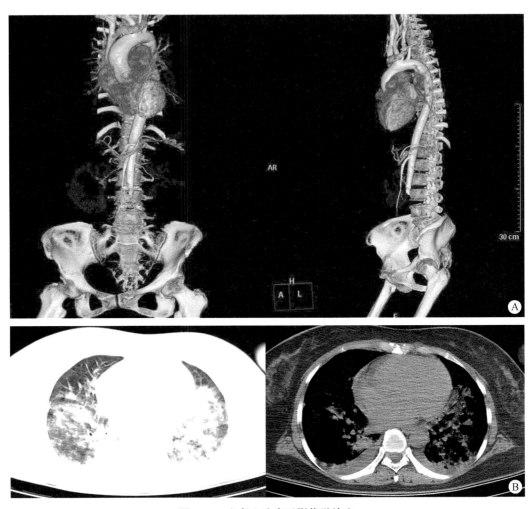

图 20-1　患者入院当天影像学检查

A.患者外院主动脉 CTA 显示腹主动脉肾下段、双侧髂总动脉、髂内外动脉管腔广泛闭塞，肠系膜上动脉部分分支节段性闭塞；B.患者急诊肺部 CT 平扫显示双肺大片高密度影，肺水肿可能，双肺感染，部分肺组织膨胀不全，双侧胸腔积液

体格检查：体温 36.2℃，脉搏 135 次 / 分，血压 89/50mmHg，呼吸 30 次 / 分，SpO_2 85%（面罩吸氧），急性痛苦面容，神志不清，全身皮肤湿冷，浅表淋巴结无肿大，口唇发绀，颈静脉充盈。双肺呼吸音粗，满布湿啰音。心界正常，无震颤，无心包摩擦感，心搏微弱，心率 135 次 / 分，心律齐，心音低钝，心脏各瓣膜听诊区未闻及明显杂音和附加心音。腹平软，腹部检查无法配合，双下肢皮肤青紫，皮温低，双侧足背动脉无法扪及，双下肢无水肿，双足垂足，无法背屈，生理反射存在，病理反射未引出。

入院后检验结果：心肌损伤标志物显著升高（高敏 cTnI 38 290pg/ml，NT-proBNP > 35 000pg/ml，肌红蛋白 > 1200ng/ml，肌酸激酶 > 20 000U/L），炎症相关指标显著升高（sST2 > 200ng/ml，超敏 C 反应蛋白 215.7mg/L；细胞因子：IL-1β 23.3pg/ml，IL-2R 936U/ml，

IL-6 521.6pg/ml，TNF-α 19.7pg/ml），血常规提示血象升高（白细胞计数 29.09×10⁹/L，中性粒细胞百分比 91.5%，血小板计数 459×10⁹/L），肝功能不全（谷丙转氨酶 487U/L，谷草转氨酶 1118U/L），肾功能不全（血肌酐 153μmol/L）。呼吸道病原体组合筛查：甲型流感病毒 IgM 弱阳性，余未见明显异常。床旁血气分析：pH 7.434，PO₂ 42mmHg，乳酸 3.85mmol/L，Ⅰ型呼吸衰竭，呼吸性碱中毒合并代谢性酸中毒。

床旁心电图：窦性心动过速，下壁导联 ST 段抬高，Q 波形成，广泛导联 T 波倒置，胸前导联电交替，QT 间期延长（图 20-2）。

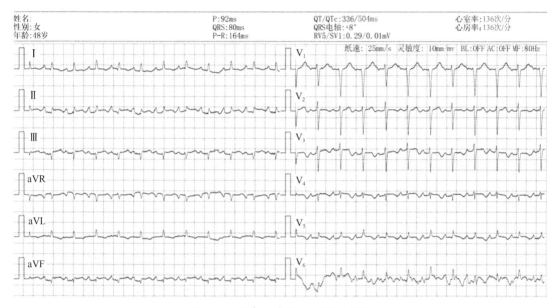

图 20-2　患者入院时 12 导联心电图

床旁心脏彩超：左心室 47mm，左心房 35mm，右心房及右心室不大，室间隔基底段肥厚，12mm，弥漫性室壁运动减弱，左心室收缩功能降低，射血分数 26%，少量心包积液。胸腔彩超：双侧胸腔积液，左侧液性暗区最大前后径 6.4cm，右侧液性暗区最大前后径 2.3cm。双侧下肢动静脉彩超：双下肢股总动脉、股深动脉、股浅动脉、腘动脉管腔内均可见大量低回声物充填（血栓形成），可见线样血流信号，血流速度明显减慢。双下肢股静脉及其分支管腔通畅，血流淤滞。腹部彩超：多囊肝、多囊肾，双肾多发结石。

综合以上线索，考虑：甲型流感导致的暴发性心肌炎，急性心力衰竭，心源性休克；肺部感染，急性呼吸衰竭；血栓风暴（心室附壁血栓，部分肠系膜动脉、主动脉肾下段、髂动脉、股动脉、腘动脉及下肢动脉大量血栓形成，脾梗死）；急性肾功能不全；急性肝功能不全；蛛网膜下腔出血不除外。

三、诊治经过

针对急性呼吸衰竭，立即予以 BiPAP 呼吸机高流量（30L/min）给氧辅助呼吸。针对暴发性心肌炎，考虑患者主动脉被大量血栓闭塞，无法予以 IABP 及 ECMO 等器械辅助循环，遂给予免疫调节治疗为主的综合治疗：甲泼尼龙琥珀酸钠 200mg 每天

2次+免疫球蛋白20g每天1次静脉滴注，复合维生素静脉滴注，奥司他韦75mg每天2次口服，泮托拉唑40mg每天1次口服，曲美他嗪35mg每天1次口服，辅酶Q10 10mg每天3次口服，并辅以抗生素抗感染治疗。针对血栓风暴，考虑患者蛛网膜下腔出血不除外，暂未予以溶栓治疗，给予替罗非班5ml/h持续静脉泵入，依诺肝素60mg每12小时1次皮下注射。针对心力衰竭，给予去乙酰毛花苷（西地兰）0.4mg静脉推注，呋塞米注射液20mg静脉推注，二羟丙茶碱750mg每天2次静脉滴注，呋塞米20mg+螺内酯20mg每天2次口服。同时，给予桉柠蒎肠溶软胶囊0.3g每天2次口服+乙酰半胱氨酸0.3g雾化吸入（化痰），前列地尔10μg每天2次静脉滴注（改善栓塞部位及肾脏血流），小檗碱300mg每天3次+双歧杆菌胶囊420mg每天3次口服（治疗腹泻），芬太尼透皮贴+盐酸哌替啶注射液肌内注射（镇痛）。

治疗第2天，患者自觉症状显著改善，意识清醒，胸闷气短明显缓解，血压105/72mmHg，心率82次/分，呼吸18次/分，SpO_2 100%（鼻导管吸氧），双肺呼吸音粗，可闻及少量湿啰音，心音较前有所增强，双下肢皮肤颜色及温度恢复正常，可自行抬起双下肢，双足垂足，感觉迟钝，足背动脉不可扪及。将免疫调节治疗改为：甲泼尼龙琥珀酸钠200mg每天1次+免疫球蛋白10g每天1次静脉滴注，加用比索洛尔1.25mg每天1次口服，培哚普利2mg每天1次口服，达格列净10mg每天1次口服。

治疗4天后，患者进一步好转，双肺呼吸音清，啰音消失，双足垂足，双下肢感觉有所恢复，足背动脉可扪及。复查心肌损伤标志物较前显著下降（高敏cTnI 6162pg/ml，NT-proBNP 11562pg/ml），血象及肝肾功能较前改善。行头颅磁共振成像+氢代谢成像（DMI）：右侧基底节、左侧颞叶及双侧额顶叶散在急性-亚急性腔隙性梗死灶，双侧额叶小缺血灶，蛛网膜下腔出血不除外。复查主动脉CTA：主动脉及髂动脉血栓较前明显减少，多囊肝、多囊肾，脾梗死（图20-3）。

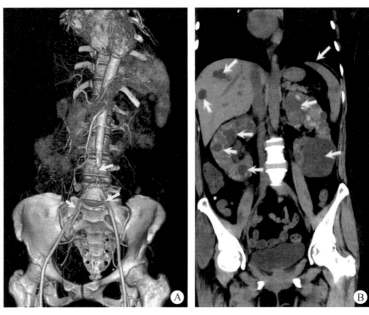

图 20-3 患者复查主动脉 CTA（第 4 天）

A.患者主动脉肾下段、髂动脉可见充盈缺损，较前明显改善；B.箭头示多囊肾、多囊肝及脾梗死

　　患者经多日高强度抗凝治疗，头颅影像学检查疑似蛛网膜下腔出血的高密度影未动态改变，故考虑脑出血可能性低。为进一步改善患者主动脉血栓，在治疗第 6 天超声引导下穿刺右股动脉，行腹主动脉及髂动脉造影，手动吸栓，并经吸栓导管局部注入重组组织型纤溶酶原激活剂（rT-PA）溶解血栓后机械抽吸数次，吸出较多泥沙样血栓。第 11 天再次造影提示腹主动脉、右髂动脉显影良好，左髂动脉近端少许血栓影（图 20-4）。

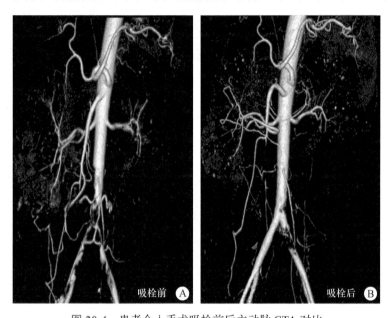

图 20-4　患者介入手术吸栓前后主动脉 CTA 对比

A. 患者吸栓前，腹主动脉、左右髂动脉均可见充盈缺损（第 4 天）；B. 患者吸栓后，腹主动脉、右髂动脉充盈良好，左髂动脉近端可见部分充盈缺损（第 11 天）

　　治疗第 7 天，患者复查胸部 CT，肺水肿及肺部感染明显改善（图 20-5）。患者住院期间双足始终呈垂足状态，行肌电图检查提示双下肢周围神经损害，考虑为马尾长期缺血导致。遂在治疗中加用维生素 B_1 和甲钴胺，改善神经损害。

　　经过 19 天系统治疗，患者心肌损伤标志物显著改善（高敏 cTnI 98.4pg/ml，NT-proBNP 4341pg/ml），血象和肝肾功能基本恢复正常，复查心脏彩超显示左心室射血分数 49%，遂出院（图 20-6）。1 个月后随访，患者 NT-proBNP 1169pg/ml，高敏 cTnI 和 sST2 已恢复正常，细胞因子均基本恢复正常（图 20-7）。

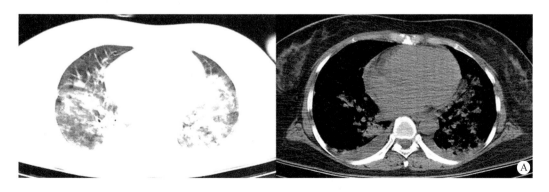

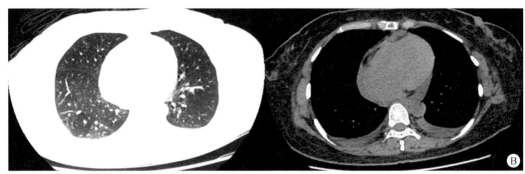

图 20-5　患者治疗前后肺部 CT 对比

A. 入院第 1 天患者胸部 CT 可见双肺弥漫性斑片影，提示肺水肿及肺部感染，纵隔窗可见胸腔积液；B. 治疗第 7 天后，患者复查胸部 CT 可见双肺斑片影较前明显减少，提示肺水肿及感染显著改善

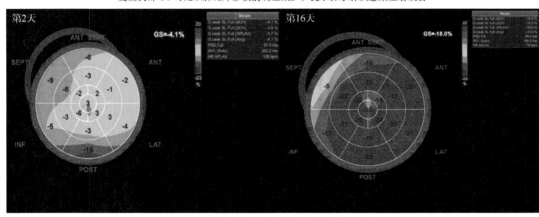

图 20-6　患者治疗前后心脏应变牛眼图对比

治疗前心肌不同节段活动减弱，心尖呈逆向运动。治疗后心肌各节段活动增强，逆向运动消失，提示心功能明显改善

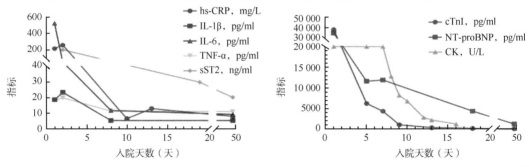

图 20-7　治疗过程中炎症指标及心肌损伤标志物的变化和药物治疗方案一览图

为了进一步明确暴发性心肌炎的诊断，笔者在第 15 天待患者病情平稳后，为其进行了心内膜心肌活检。病理切片 HE 染色和免疫组化结果提示患者心肌细胞水肿，空泡形成，间质纤维化。可见多种炎性细胞浸润，主要为单核 / 巨噬细胞，可见散在 T 淋巴细胞和中性粒细胞（图 20-8）。在病程早期，固有免疫激活，主要为中性粒细胞浸润，病程晚期中性粒细胞数量反而减少，单核 / 巨噬细胞激活。本例患者心内膜心肌活检时心功能已基本恢复，故浸润炎性细胞以单核 / 巨噬细胞为主。

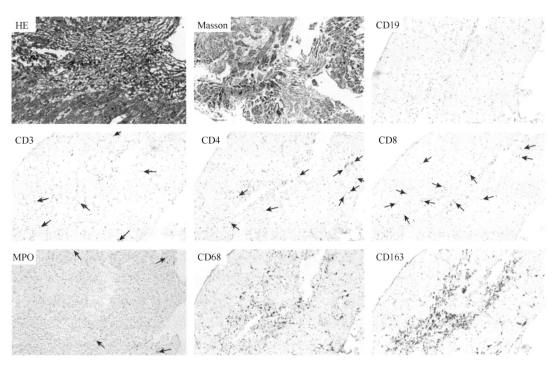

图 20-8　心内膜心肌活检病理切片 HE 染色及免疫组化染色

心肌活检免疫组化结果提示：心肌水肿，可见空泡形成（HE 染色），Masson 染色可见间质纤维化（蓝色），心肌可见多种炎性细胞浸润，单核 / 巨噬细胞为主（CD68/CD163），可见散在 T 淋巴细胞（CD3/CD4/CD8）及中性粒细胞（MPO）浸润

笔者同时也对吸栓取出的血栓进行了病理检查，病理切片 HE 染色和免疫组化结果提示纤维素样血栓形成伴多种炎性细胞浸润，主要为单核 / 巨噬细胞（图 20-9）。

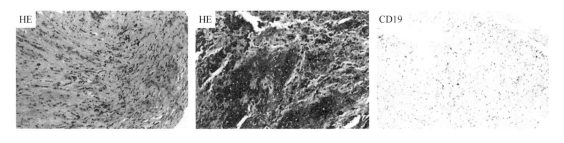

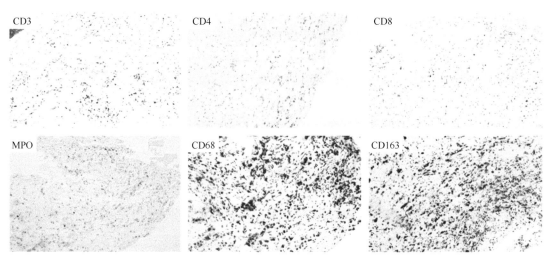

图 20-9　动脉血栓病理切片 HE 染色及免疫组化染色

血栓活检免疫组化结果提示：血栓中可见大量多种炎症细胞浸润，单核 / 巨噬细胞最多（CD68/CD163），亦可见大量淋巴细胞（CD19/CD3/CD4/CD8）及中性粒细胞（MPO）浸润

四、诊疗体会

暴发性心肌炎合并血栓[1-5]并不少见，但文献报道多为静脉系统血栓，合并如此大范围的动脉"血栓风暴"十分罕见。病毒感染是暴发性心肌炎最常见的病因，但在前驱期过后，病毒在大多数患者中常不易被检出。本例患者因感染甲型流感病毒出现前驱期流感症状，患者固有免疫过度激活，形成"炎症风暴"，快速导致多器官功能衰竭，并引起血管内皮损伤，引起后续罕见的动脉"血栓风暴"（脑梗死、心室内血栓、主动脉 - 髂动脉 - 股动脉 - 腘动脉及下肢动脉血栓栓塞、脾梗死）。本例患者的成功救治，主要是因为：

1. 快速有效地启动了高强度抗凝治疗，及时改善了下肢供血，并在判断脑出血可能性低后，果断序贯给予介入吸栓治疗和局部溶栓治疗，及时开通血管，恢复血供[6]。

2. 针对根本病因暴发性心肌炎，早期应用了以免疫调节为主的综合治疗，及时缓解了炎症风暴。

3. CTA 影像报告怀疑脑出血和蛛网膜下腔出血，这给临床治疗带来了极大挑战。但是一流的医生要能够自己阅片，而不是一味地迷信影像报告。医生根据影像学资料，结合患者各种体征，提出脑出血不成立，而及时大胆采用肝素 + 替罗非班注射治疗，使患者的血栓得到控制，结合激素和免疫球蛋白治疗，不仅挽救了生命，而且使患者完全康复。

五、专家点评

1. 暴发性心肌炎的发病机制是固有免疫过度激活，然后形成炎症风暴致病，本病例的成功救治和激素与免疫球蛋白的应用密不可分。

2. 暴发性心肌炎时，炎症风暴可以导致血栓形成，尤其是在心功能严重降低，血流缓慢时。本病例快速启动了高强度抗凝，及时开通血管恢复血供，是正确的。

3. 该患者早期出现咳嗽、心悸、气急，有较典型的心功能受损和肺淤血或炎症表现，但是后期出现休克和意识障碍，并且检查发现严重而广泛的血栓栓塞，因而蒙蔽医生，难以找到根本性问题。实际上，炎症风暴应该有源头，本例患者应该是源于暴发性心肌炎。为什么患者血压不是那么低呢？这可能与主动脉闭塞、心脏搏出的有限血液供应上肢和躯干有关。

作　　者：李宗哲（华中科技大学同济医学院附属同济医院）

点评专家：汪道文（华中科技大学同济医学院附属同济医院）

参 考 文 献

[1] Hüzmeli C, Saglam M, Arıkan A, et al. Infrarenal aorta thrombosis associated with H1N1 influenza a virus infection. Case Rep Infect Dis, 2016, 2016: 9567495.

[2] Bunce PE, High SM, Nadjafi M, et al. Pandemic H1N1 influenza infection and vascular thrombosis. Clin Infect Dis, 2011, 52: e14-e17.

[3] Refinetti P, Legay L, Fontaine JP, et al. Abdominal aortic occlusion due to acute thrombosis. Intern Emerg Med, 2019, 14 (6): 1003-1004.

[4] Basile C, Mancusi C, Gargiulo P, et al. Aortic thrombosis: the forgotten source of ischemic stroke. A case report and systematic review of the literature. Monaldi Arch Chest Dis, 2021, 92 (3). doi: 10.4081/monaldi.2021.2090.

[5] Gueldich M, Piscitelli M, Derbel H, et al. Floating thrombus in the ascending aorta revealed by peripheral arterial embolism. Interact Cardiovasc Thorac Surg, 2020, 30 (5): 762-764.

[6] Nguyen Q, Ma X, Vervoort D, et al. Management strategies for descending thoracic aortic thrombus: a review of the literature. Innovations (Phila), 2022, 17 (4): 283-296.

病例 21　注射疫苗后出现的暴发性心肌炎

关键词： 疫苗；暴发性心肌炎；毛细血管渗漏综合征；炎症风暴

一、摘要

疫苗接种可引发暴发性心肌炎，但接种新型冠状病毒疫苗后出现暴发性心肌炎的临床报道罕见。在此，笔者报道 1 例 41 岁男性患者，接种新型冠状病毒疫苗后出现炎症风暴导致毛细血管渗漏综合征，最终引发暴发性心肌炎。尽管笔者对其开展了包括 ECMO 在内的多项机械循环支持治疗及相关的对症支持治疗，但因纠正毛细血管渗漏综合征的病因不及时，对其进程预判不够，最终患者因多器官功能衰竭死亡。希望该案例的介绍，能让心血管内科及重症医学科医生对该类疾病的诊治提高警惕。

二、病例介绍

患者，男性，41 岁。

主诉： 间断发热半月余。

患者 2021 年 7 月 18 日接种新型冠状病毒疫苗（蛋白重组疫苗，常规三针）第三针后出现发热，最高体温 39℃，伴畏寒，伴头痛、咽痛、全身肌肉酸痛，不伴皮疹及关节痛、咳嗽咳痰、心悸胸闷、腹痛腹泻、尿频尿急尿痛等不适。就诊于当地医院。血常规：白细胞计数 12.94×10⁹/L，C 反应蛋白 68.3mg/L；胸部 CT：双肺下叶见少许条索影；少量心包积液。行抗感染治疗后发热无好转，患者遂于 7 月 25 日转至上级医院，血常规显示白细胞计数 20.34×10⁹/L↑，中性粒细胞百分比 88.8%↑，高敏肌钙蛋白 I 4075pg/ml↑↑↑↑。心电图检查：①窦性心律；②前壁及前侧壁 ST 段弓背抬高，侧壁 T 波倒置。行冠状动脉造影排除冠心病。结合临床考虑急性心包炎可能。给予解热镇痛药、抗病毒药物（奥司他韦、更昔洛韦）、头孢曲松钠他唑巴坦钠、莫西沙星、甲泼尼龙（80mg×3 天至 40mg×3 天）治疗后体温降至正常，肌钙蛋白逐渐下降至正常。患者于 2021 年 8 月 3 日出院。患者出院后第 2 天再次出现发热，体温 38℃，伴头痛、咽痛、全身肌肉酸痛，不伴皮疹及关节痛，2021 年 8 月 5 日就诊于感染科门诊，以"发热"收住感染科。

既往史： 体健，否认特殊疾病病史。

体格检查： 体温 38℃，脉搏 82 次 / 分，呼吸 20 次 / 分，血压 110/66mmHg，神志清楚，步入病房，自动体位，营养中等，查体合作，全身皮肤、巩膜无黄染，未见肝掌及蜘蛛痣，双侧颈部淋巴结肿大，余浅表淋巴结未见明显肿大，咽部无充血，扁桃体无肿大。双肺呼吸音清，未闻及干湿啰音，心律齐，心率 82 次 / 分，心音有力，心脏各瓣膜听诊区未闻及病理性杂音。腹平软，全腹无压痛及反跳痛，肝上界位于右锁骨中线第 5 肋间，肝脾肋下未触及，移动性浊音阴性，双肾区无叩击痛，双下肢无水肿。生理反射存在，病理反射未引出。

三、诊治经过

1. 感染科住院期间以发热原因待查完善检查。血常规：白细胞计数 20.37×10^9/L ↑，中性粒细胞百分比 92.0% ↑，中性粒细胞计数 18.74×10^9/L ↑，淋巴细胞百分比 5.5% ↓，淋巴细胞计数 1.12×10^9/L，红细胞计数 5.09×10^{12}/L，血红蛋白 150.0g/L。

肝功能、肾功能、心肌梗死三项、CK、电解质、尿常规、粪常规、凝血功能均未见异常。

IgG4、抗中性粒细胞胞质抗体（ANCA）全套、风湿全套、免疫全套、甲状腺功能、骨髓瘤全套未见异常，存在少量狼疮抗凝物。

呼吸道病原体抗体、痰涂片+血涂片+骨髓涂片+脑脊液培养（真菌、细菌、结核）、卡氏肺孢菌肺炎、脑脊液墨汁染色、血 G/GM 试验、血二代测序（NGS）（DNA+RNA）、结核菌感染 T 细胞斑点试验（T-SPORT）未见异常。

正电子发射计算机体层显像（PET/CT）：全身骨髓代谢增高，最大标准摄取值（SUVmax）7.3。

骨髓细胞学：骨髓增生降低；骨髓流式检测未见异常。

炎症指标：降钙素原正常、血沉 67mm/h、超敏 C 反应蛋白 131mg/L，铁蛋白 1917μg/L。

心脏超声：射血分数 75%，左心房稍大（37mm），少量心包积液。

心电图：下壁 T 波倒置。

肝肾超声、腹膜后超声未见异常。肺部 CT（图 21-1）提示：右肺上叶微小结节，双侧胸膜增厚、粘连，左肺下叶局部轻度膨胀不全；纵隔淋巴结稍增多；心包少许积液。

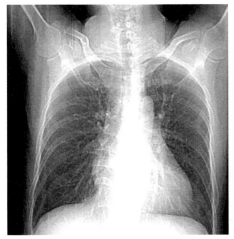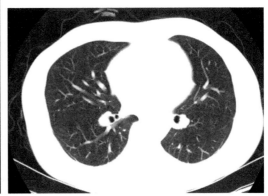

图 21-1　2021 年 8 月 10 日胸部 CT

右肺上叶微小结节，双侧胸膜增厚、粘连，左肺下叶局部轻度膨胀不全；纵隔淋巴结稍增多；心包少许积液

2. 病情变化　2021 年 8 月 17 日夜间开始出现咳嗽，可咳出黄色脓痰，经鼻高流量给氧（氧流量 60L/min，氧浓度 80%），体温 39.1℃（22：00）（图 21-2）。查肌钙蛋白 2.8ng/ml，

NT-proBNP 96pg/ml。心脏超声：心脏大小正常，射血分数 55%。超声：右侧胸腔积液 7cm，左侧 4cm，于右侧胸腔置管抽胸腔积液。症状无明显好转。

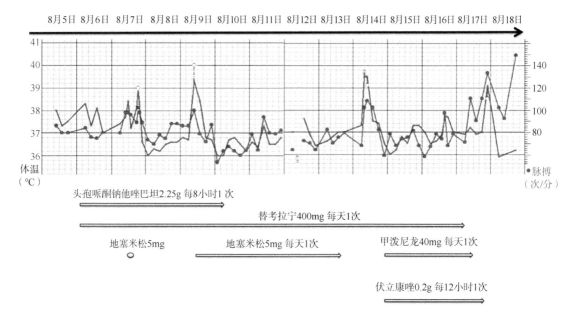

图 21-2　感染科住院期间治疗方案及体温波动情况

2021 年 8 月 18 日 16：00 患者诉呼吸困难加重，急查血气：pH 7.357，PO_2 55.3mmHg。经患者家属同意，给予气管插管，呼吸机辅助通气，升压药维持血压。然而患者在血管活性药物应用情况下，血压 70/40mmHg，血氧饱和度 60% ～ 70%。如图 21-3 所示，2 天患者肺部进展极快。请心血管内科会诊后当天转至 CCU 继续行 ECMO 治疗。转入后立即行床旁 VA-ECMO + IABP 置入，患者处于镇静状态，对光反射存在。使用 ECMO、IABP、呼吸机（SIMV 模式，氧浓度 100%）状态下，心电监护显示血压 82/42mmHg（大剂量去甲肾上腺素 + 多巴胺泵维持），心率 102 次 / 分，SpO_2 92%。双肺可闻及湿啰音，心音低钝。

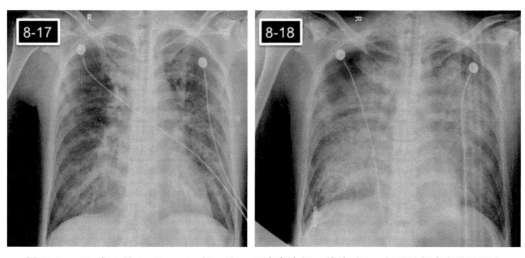

图 21-3　2021 年 8 月 17 日、2021 年 8 月 18 日床旁胸部 X 线片对比，提示肺部病变进展迅速

2021 年 8 月 18 日 22:00 转入心内科后复查血常规：白细胞计数 29.65×10^9/L ↑，中性粒细胞百分比 93.9% ↑，血红蛋白 180g/L。

生化：谷丙转氨酶 155U/L，谷草转氨酶 314U/L，白蛋白 17g/L，肌酐 127μmol/L，凝血酶原活动度 40%，INR 1.96，纤维蛋白原 2.4g/L。

cTnI 818pg/ml，NT-proBNP 1152pg/ml，乳酸 5.45mmol/L，降钙素原 18.14ng/ml，超敏 C 反应蛋白 111mg/L。

2021 年 8 月 19 日心脏超声：左心房 2.8cm，左心室 3.2cm，室间隔 1.2cm，左心室后壁 1.2cm，下腔 0.7cm，射血分数 41%。

结合患者检查结果考虑炎症风暴导致全身炎症反应、心肌炎、毛细血管渗漏综合征、多器官功能衰竭。在 IABP+ECMO+呼吸机+CRRT 辅助下，每天给予补液（晶体液，胶体液，包括羟乙基淀粉、白蛋白、红细胞、血小板、新鲜冰冻血浆、冷沉淀等）、大剂量激素、免疫球蛋白、血浆置换［（1500～2000ml）×4 天］及抗感染、护肝、护胃、营养支持等治疗。患者血流动力学逐渐稳定，减少血管活性药物剂量，血压维持在 90～100/50～60mmHg、心率 90～100 次 / 分。但患者炎症指标仍进行性升高。其间多次请感染科、血液科、肾内科、呼吸科、重症监护室、神经内科等相关科室进行全院大会诊。讨论后决定在目前治疗基础上，于 8 月 20 日应用托珠单抗 1 次，随后复查炎症因子除白介素 6 有所下降外，其余炎症因子仍无明显好转，于 8 月 22 日开始使用巴瑞替尼（图 21-4）。8 月 21 日患者血氧饱和度下降至 85%，床旁胸部 X 线片提示双肺感染加重。遂行床旁纤维支气管镜检查，镜下可见气管插管位置良好，支气管黏膜弥漫充血水肿，可见大量白色黏液栓，行肺泡灌洗，可灌洗出大量红色血性液体（肺泡灌洗液 NSG 检查提示鸟分枝杆菌及营养缺陷菌）。纤维支气管镜灌洗后患者血氧饱和度可维持在 90%。

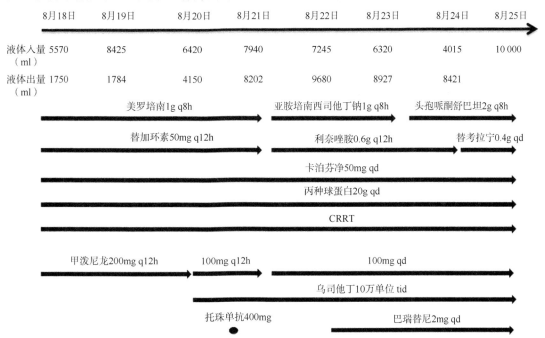

图 21-4　转入心内科后液体出入量及用药情况

q8h. 每 8 小时 1 次；q12h. 每 12 小时 1 次；qd. 每天 1 次；tid. 每天 3 次

8月25日下午患者出现血压进行性下降，最低至55/30mmHg，心率130次/分，血氧饱和度78%，胃肠减压管引流出暗红色液体，ECMO流量下降至1.7L/min（转速3400r/min），考虑消化道大出血，再次申请红细胞、冷沉淀、新鲜冰冻血浆及纤维蛋白原。立即加大血管活性药物应用剂量（图21-4），加快输注红细胞、血浆速度，并予以输注羟乙基淀粉、碳酸氢钠，后ECMO流量可逐渐上升（7600r/min，3.5L/min）。血压波动于（65～73）/（40～44）mmHg，血氧饱和度97%，心率122次/分。急查血常规：血红蛋白69.0g/L↓，血小板计数73.0×10⁹/L↓。输血同时联系消化科行急诊胃镜检查，考虑应激性溃疡，如图21-5所示。禁食水，同时予以艾司奥美拉唑持续泵入、特利加压素持续泵入、去甲肾上腺素盐水胃管内注入。停用激素。

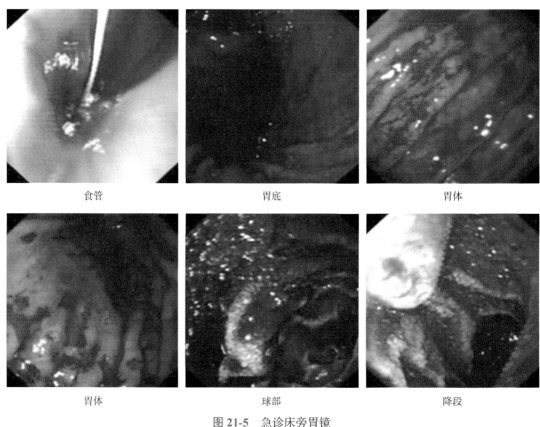

食管　　　　　　　　　　　胃底　　　　　　　　　　　胃体

胃体　　　　　　　　　　　球部　　　　　　　　　　　降段

图21-5　急诊床旁胃镜
胃多发溃疡、糜烂并出血，考虑应激性溃疡可能

8月26日患者血压仍反复波动，复查血常规显示血小板进行性下降，凝血功能提示DIC，积极输注血浆、冷沉淀、纤维蛋白原等，但凝血功能未见明显好转，同时患者出现双侧瞳孔不等大、对光反射消失、腹膨隆、持续便血情况。考虑DIC引起脑出血、消化道出血可能。因外出检查困难，未行头部CT。2021年8月27日患者血压、心率进行性下降，瞳孔对光反射消失且散大至边缘、心音消失、大动脉搏动不可扪及。持续给予心肺复苏、药物抢救1h，患者仍处于心电静止状态，遂宣布临床死亡。

四、诊疗体会

本病例是一例极为罕见的疫苗相关炎症风暴导致的全身多器官功能衰竭（急性呼吸窘迫综合征、心力衰竭、肝功能不全、肾衰竭、凝血功能紊乱），其中关键环节为炎症风暴导致毛细血管渗漏综合征（capillary leak syndrome，CLS）。

CLS 是指由各种致病因子造成毛细血管内皮细胞损伤，血管通透性增加而引起大量血浆蛋白及水分渗透到组织间隙，从而出现组织间隙水肿、低蛋白血症、低血容量休克、急性肾缺血等一组临床综合征。引起 CLS 的病因有数百种，常见有严重创伤、脓毒症、DIC、体外循环术后及再灌注损伤、急性肺损伤或急性呼吸窘迫综合征、烧伤、重症胰腺炎及药物、毒物等。临床上最常见的为脓毒症。

目前比较公认的 CLS 的发病机制是细胞因子介导的血管内皮损伤学说[1-3]。生理条件下，根据血管内外渗透浓度改变，水和电解质可通过毛细血管屏障进入组织间隙，而白蛋白等分子量稍大的物质则不能。但在特殊病因下，单核 / 巨噬细胞被激活而释放肿瘤坏死因子 α（TNF-α）、白介素 1（IL-1）、白介素 6（IL-6）、血小板活化因子、磷脂酶 A2 等促炎细胞因子，可进一步激活多形核白细胞和内皮细胞等效应细胞，使其释放氧自由基、蛋白酶等加速花生四烯酸代谢并释放血栓素 A_2、前列腺素 I_2 等炎性介质，形成"瀑布效应"，并介导免疫反应参与，引起全身炎性反应综合征，进一步导致毛细血管内皮细胞损伤、血管内皮细胞收缩、细胞连接分离出现裂隙及血管通透性增高。另外，内毒素、氧自由基和血小板在血管壁聚集，可直接损伤毛细血管内皮细胞，使毛细血管通透性增高，不能阻留相对分子量小于 200×10^3 的分子，严重时相对分子量为 900×10^3 的分子亦不能被阻留，导致血管内白蛋白等大分子物质渗漏至组织间隙，引起组织间隙胶体渗透压（colloid osmotic pressure，COP）升高，血管内水分子进入组织间隙而引起全身水肿和有效循环血量下降，导致全身组织器官缺血、缺氧。同时，肺内出现不同程度渗出，导致低氧血症，使组织缺氧进一步加重。

CLS 临床表现为低容量性低血压、低白蛋白血症和全身性水肿，可伴血液浓缩（如红细胞压积、血红蛋白升高）情况，但受医源性失血、感染等因素影响，CLS 在临床中不常见[1, 2, 4, 5]。临床上 CLS 大致可分为渗漏期和恢复期[1, 2, 5, 6]：①渗漏期（leak phase）常持续 1～4 天，此期因毛细血管内皮损伤，通透性增高，细胞内液体大量漏出到血管外，致全身循环血量下降，进而出现难以控制的低血压、弥散性全身水肿、腹水、胸腔积液、心包积液及心、脑、肾等重要器官血液灌注严重不足，若处理不及时，可因器官缺氧、缺血而发生多器官功能障碍综合征（MODS）；②恢复期（post-leak phase），又称血管再充盈期，此时损伤的血管内皮功能逐渐恢复，毛细血管通透性增高现象逐步纠正，血浆、白蛋白等大分子物质逐渐被重吸收，血容量逐渐恢复正常。此期若补液不当，可因组织缺氧缺血，进而发生急性左心衰竭或急性肺水肿，血氧含量下降、氧转运量减少、低氧血症和组织缺氧，严重时可导致患者死亡。目前诊断 CLS 主要根据临床表现及实验室检查，如果存在脓毒症或外伤等致病因素，同时出现全身性水肿、血压及中心静脉压下降、少尿、体重增加、低蛋白血症、补充小分子晶体液后水肿更加严重等，可临床诊断 CLS。

CLS 治疗原则及目标：①积极处理原发病；②恢复正常循环血容量、保证组织有效灌注；③改善毛细血管通透性及循环功能；④维持足够氧供[1, 2, 5, 6]。

根据文献报道，在 1 357 962 个欧洲新型冠状病毒疫苗接种报道中有 84 例出现 CLS。其中以病毒为载体疫苗发生较多（ChAdox1-SARS-COV-2 = 36；Ad26.COV2-S = 9），而 mRNA 疫苗相对较少（bNT162b2 = 33；mRNA-1273 = 6）[7, 8]。除新型冠状病毒疫苗外，也有接种流感疫苗后出现 CLS 的相关病例报道。

结合此病例，从患者疾病进展过程中炎症因子表达情况，我们推断患者为接种疫苗后出现免疫系统过度激活而释放 IL-1、IL-6、TNF-α 等促炎细胞因子。促炎细胞因子进一步激活白细胞和内皮细胞等效应细胞，使这些效应细胞释放氧自由基、蛋白酶等加速炎症介质产生，形成瀑布效应并介导免疫反应参与，从而引起全身炎症反应及全身多器官功能衰竭，最终出现 DIC 导致死亡。

五、专家点评

1. 笔者团队对 CLS 的经验判断不足，对免疫反应引起的 CLS 的病因纠正不及时，若能够在免疫介导炎症第一时间就使用激素、免疫调节药物终止或抑制全身炎症反应，可以显著减缓 CLS 进一步进展。

2. 笔者团队对 CLS 进展预判不足，若在患者出现 CLS 的早期使用胶体液在内的一系列治疗，则有可能避免渗漏进一步加重。一旦出现持续渗漏，即使使用 ECMO 在内生命辅助装置，最终结局将难以挽回。在之后的病例中，当再次碰到难以纠正的低蛋白血症、血液稀释表现时，我们考虑存在渗漏早期表现，及时使用胶体液治疗同时积极治疗原发病，均纠正了 CLS。

3. 炎症介导的 CLS 对心肌损伤只是全身各器官损伤的一部分，在救治过程中除了对心肺功能关注外，还需要对肝、肾、脑、胃、肠道、皮肤、黏膜等各个器官进行充分评估和严密监测，避免各种合并症出现。

作　　者：苗　琨（华中科技大学同济医学院附属同济医院）
点评专家：汪道文（华中科技大学同济医学院附属同济医院）

参 考 文 献

[1] Siddall E, Khatri M, Radhakrishnan J. Capillary leak syndrome: etiologies, pathophysiology, and management. Kidney Int, 2017, 92（1）: 37-46.

[2] Chihara R, Nakamoto H, Arima H, et al. Systemic capillary leak syndrome. Intern Med, 2002, 41（11）: 953-956.

[3] Marx G. Fluid therapy in sepsis with capillary leakage. Eur J Anaesthesiol, 2003, 20（6）: 429-442.

[4] Dieterich HJ, Weissmüller T, Rosenberger P, et al. Effect of hydroxyethyl starch on vascular leak syndrome and neutrophil accumulation during hypoxia. Crit Care Med, 2006, 34（6）: 1775-1782.

[5] Druey KM, Parikh SM. Idiopathic systemic capillary leak syndrome（Clarkson disease）. J Allergy Clin Immunol, 2017, 140（3）: 663-670.

［6］Kapoor P，Greipp PT，Schaefer EW，et al. Idiopathic systemic capillary leak syndrome（Clarkson's disease）：the Mayo clinic experience. Mayo Clin Proc，2010，85（10）：905-912.

［7］Inoue M，Yasue Y，Kobayashi Y，et al. Systemic capillary leak syndrome（SCLS）after receiving BNT162b2 mRNA COVID-19（Pfizer-BioNTech）vaccine. BMJ Case Rep，2022，15（3）：e248927.

［8］Ruggiero R，Balzano N，Di Napoli R，et al. Capillary leak syndrome following COVID-19 vaccination：data from the European pharmacovigilance database Eudravigilance. Front Immunol，2022，13：956825.

病例 22 暴发性心肌炎合并急性心肌梗死

关键词：暴发性心肌炎；急性心肌梗死；机械辅助治疗；细胞因子风暴；免疫调节治疗

一、摘要

在临床诊疗中，暴发性心肌炎与急性心肌梗死由于类似的胸痛症状和心电图改变，常需要相互鉴别。暴发性心肌炎合并急性心肌梗死罕见临床报道。在此，笔者报道 1 例 44 岁男性患者，因暴发性心肌炎诱发冠状动脉血栓形成，导致左前降支（LAD）闭塞引起急性心肌梗死。当地医院行经皮冠脉介入术（PCI）治疗后，由于未识别出根本病因，未针对心肌炎进行治疗。在患者冠状动脉支架置入后，快速支架内血栓形成，导致再次心肌梗死。转入笔者所在医院后，急诊行 PCI 后，予以 IABP 辅助循环，针对心肌炎加用了激素等对因治疗，患者恢复良好。

二、病例介绍

患者，男性，44 岁。

主诉：间断胸痛 3 天，加重 1 天。

患者 3 天前无明显诱因突发胸痛，性质为隐痛，部位在心前区，不向他处放射，伴胸闷，不伴心悸，不伴恶心、呕吐、腹泻，不伴发热、头痛、晕厥，不伴咳嗽、咳痰，休息 20min 后不能缓解，遂立即就诊于当地医院。当地医院急诊科行心电图（ECG）提示广泛前壁 ST 段抬高，cTnI 及 NT-proBNP 未见明显异常，考虑急性 ST 段抬高心肌梗死，遂收入当地医院心内科，采取药物对症治疗后，行冠状动脉造影提示左冠状动脉主干（LM）正常，LAD 近段闭塞（图 22-1A），左回旋支（LCX）未见明显狭窄，右冠状动脉（RCA）未见明显狭窄。针对 LAD 行 PCI，指引导丝通过病变发现大量血栓（图 22-1B），使用抽吸导管抽吸 2 次，去除血栓后，使用 2.0mm×20mm 球囊以 8 ～ 10atm 扩张病变部位，置入 3.0mm×29mm 支架 1 枚，以 8atm 释放。随后以 3.5mm×12mm 后扩球囊于支架内以 8 ～ 16atm 后扩，重复造影，支架内血流缓慢（图 22-1C）。术后予以抗血小板聚集、改善冠状动脉循环等对症支持治疗，患者自觉胸痛症状有所缓解。1 天前，患者再发胸痛，性质同前，程度有所加重，复查高敏 cTnI 18 750pg/ml ↑，NT-proBNP 299pg/ml ↑。遂转入笔者所在医院 CCU 进一步治疗（图 22-1D ～图 22-1F）。

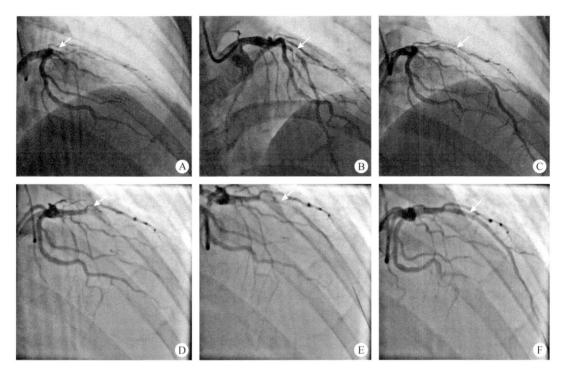

图 22-1　当地医院（A～C）及笔者所在医院（D～F）冠状动脉造影及 PCI 影像

A. 当地医院冠状动脉造影提示 LAD 近段闭塞（箭头示闭塞处）；B. 当地医院冠状动脉造影提示导丝通过 LAD 病变处后，可见明显血栓影（箭头示血栓处充盈缺损）；C. 当地医院针对 LAD 行血栓抽吸及 PCI 术后，病变处血流缓慢（箭头）；D. 笔者所在医院行冠状动脉造影提示 LAD 支架内闭塞（箭头示病变部位）；E. 笔者所在医院冠状动脉造影、血管内超声（IVUS）提示导丝通过病变处后，血栓形成（箭头示血栓处充盈缺损）；F. 笔者所在医院针对 LAD 病变行血栓抽吸及 PCI 术后，支架内血流通畅（箭头）

入院后追问病史：患者自诉既往"高血压"病史 2 年，最高血压 160/110mmHg，口服药物（具体不详）控制血压欠佳；否认其余慢性病史，否认外伤、输血史，否认结核、肝炎、血吸虫病等传染病史，否认食物、药物过敏史。吸烟史 20 余年，每天 20 支，未戒烟，否认酗酒史。

体格检查：体温 38.1℃，脉搏 109 次 / 分，呼吸 18 次 / 分，SpO_2 100%，急性痛苦面容，全身皮肤、巩膜无黄染，浅表淋巴结无肿大，口唇无发绀，颈静脉无充盈。双肺呼吸音清，未闻及明显干湿啰音。心尖冲动位置在左乳头内侧，心界饱满，无震颤，无心包摩擦感，心率 109 次 / 分，心律齐，未闻及明显杂音和附加心音。腹平软，无明显压痛，肝脾肋下未触及，双下肢无水肿。

入院后行 ECG：窦性心动过速，下壁及广泛前壁 ST 段抬高，胸前导联 R 波递增不良，QT 间期延长（图 22-2）。根据心电图改变考虑急性心肌梗死后室壁瘤形成可能性大，但患者胸痛不缓解，再次发生心肌梗死不除外。

床旁心脏彩超：左心室收缩功能降低（射血分数 23%），左心室节段性室壁运动异常，左心室心尖室壁瘤形成（42mm×26mm），左心室心尖附壁血栓形成（31mm×12mm）。床旁胸腔彩超、腹部彩超：未见明显异常。

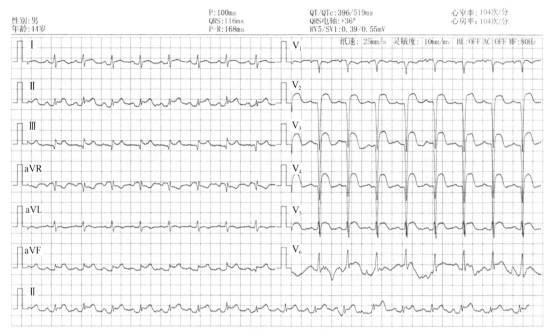

图 22-2　患者入院后 12 导联心电图

窦性心律，肢体导联低电压，广泛导联 ST 段抬高，QT 间期延长

入院后检验结果：心肌损伤标志物明显升高（高敏 cTnI ＞ 50 000pg/ml ↑，NT-proBNP 2732pg/ml ↑），肝功能异常（谷丙转氨酶 50U/L ↑，谷草转氨酶 235U/L ↑），炎症相关指标明显升高（超敏 C 反应蛋白 78.7mg/L ↑，白介素 1β 5.7pg/ml ↑，白介素 6 377.6pg/ml ↑，白介素 8 95.3pg/ml ↑，肿瘤坏死因子 α 16.9pg/ml ↑，sST2 35932pg/ml ↑）。血象升高（白细胞计数 22.14×10⁹/L ↑，中性粒细胞百分比 85.3% ↑），但细菌感染相关指标阴性（降钙素原 ＜ 0.05ng/ml，血沉 12mm/h）。

三、诊治经过

综合以上线索考虑患者诊断如下：①胸痛待查，急性 ST 段抬高心肌梗死（PCI 术后）？急性冠脉综合征？重症心肌炎？其他待排；②急性心功能不全；③左心室室壁瘤；④左心室附壁血栓形成；⑤急性肝功能不全；⑥高血压 3 级，很高危组。

考虑患者胸痛不能缓解，病史明确，再发急性冠脉综合征可能性大，予以口服抗血小板聚集药（阿司匹林 100mg 每天 1 次＋替格瑞洛 90mg 每天 2 次）、抗凝（依诺肝素 0.4ml 皮下注射，每 12 小时 1 次）、调脂（瑞舒伐他汀口服 10mg 每晚 1 次）、控制心率（比索洛尔 5mg 口服每天 1 次）、改善预后（培哚普利 4mg 口服每天 1 次）、改善冠状动脉血供（硝酸甘油静脉泵入、尼可地尔 5mg 口服每天 3 次）、控制心力衰竭（呋塞米 20mg 口服每天 3 次＋螺内酯 20mg 口服每天 3 次＋曲美他嗪 35mg 口服每天 2 次）、护肝（葡醛内酯 0.1g 口服每天 3 次）、护胃（泮托拉唑 40mg 口服每天 1 次）、抗感染（头孢哌酮舒巴坦钠 3.0g 每 12 小时 1 次静脉滴注）等治疗。

入院后行冠状动脉造影：LM 正常，LAD 中段支架内闭塞（图 22-1D），LCX 全程硬化，RCA 较小，全程弥漫斑块，开口狭窄 50%。针对 LAD 行 PCI，导丝在微导管辅助下通过闭塞段到达 LAD 远段，造影见 LAD 近段血栓影（图 22-1E），支架远端斑块影。行IVUS 检查确定血栓影位置，使用吸栓导管吸出血栓，病变中远段置入 2.75mm×23mm 支架，与原支架串联，以 18atm 释放，使用 3.5mm×12mm 后扩球囊扩张原支架近段，再次进行 IVUS 检查，可见原支架内近段血栓影，支架串联贴壁良好（图 22-1F）。术后加用替罗非班静脉泵入，加强抗凝治疗，预防血栓形成。

患者行冠状动脉造影后，行胸腹主动脉 CTA 排除了急性主动脉综合征，明确了再次胸痛原因为支架内血栓形成，导致 LAD 闭塞，再发 ST 段抬高心肌梗死。通过进一步吸出血栓及支架串联，顺利开通冠状动脉后，患者胸痛明显缓解。心率下降至 80 次 / 分，未继续发热。术后复查高敏 cTnI > 50 000pg/ml ↑。

患者有高血压病史及多年吸烟史等冠心病危险因素，但 2 次心肌梗死均为冠状动脉内大量血栓形成所致，尤其第二次支架内血栓形成期间，患者已规律口服两联抗血小板药物（阿司匹林＋替格瑞洛），患者同时合并左心室内附壁血栓，潜在的血栓形成原因值得深思。

考虑患者入院后各项炎症指标明显升高，心肌炎可能性大，心肌和冠状动脉的炎症诱导血栓形成，可以很好解释患者的临床表现。因此，术后针对心肌炎加用了甲泼尼龙琥珀酸钠 40mg 每天 1 次＋免疫球蛋白 5g 每天 1 次静脉滴注，并经右股动脉置入 IABP 辅助治疗，增加冠状动脉血流。

经上述治疗后，患者高敏 cTnI 明显下降，床旁心脏彩超监测室壁瘤大小及左心室附壁血栓大小明显缩小（表 22-1）。

表 22-1　患者心脏彩超及心肌炎指标动态变化

	第 0 天	第 4 天	第 7 天	第 12 天	第 13 天	1 个月
室壁瘤（mm）	42×26	40×25	32×17	34×14	33×18	28×12
心尖血栓（mm）	31×12	22×16	16×12	16×9	15×12	消失
射血分数（%）	23	28	33	40	34	31
高敏 cTnI（pg/ml）	> 50 000	23 354.8	11 911.6	5252.6	3303.3	243.7
白细胞计数（×10^9/L）	22.14	17.93	12.57	16.85	NA	10.93
sST2（pg/ml）	35 932	26 369.3	NA	NA	8414.54	NA
IL-6（pg/ml）	377.6	NA	NA	9.86	NA	1.82
IL-8（pg/ml）	95.3	NA	NA	7.7	NA	7.1
TNF-α（pg/ml）	16.9	NA	NA	12.7	NA	5.6

注：第 4 天开始应用激素、免疫球蛋白及 IABP 辅助，第 8 天拔除 IABP。

为了进一步验证心肌炎的诊断，患者于高脂低碳水饮食 2 天后，空腹 18h，静脉注射 ^{18}F-FDG，静息 60min 后行心电门控 PET/CT，PET 图像行衰减校正及迭代法重建。检查发现：左心室心肌 FDG 摄取弥漫不均匀增高，考虑炎症改变可能。左心室侧壁及室间隔 SUVmax 为 6.2，左心室下壁近心尖区 SUVmax 为 6.4（图 22-3）。

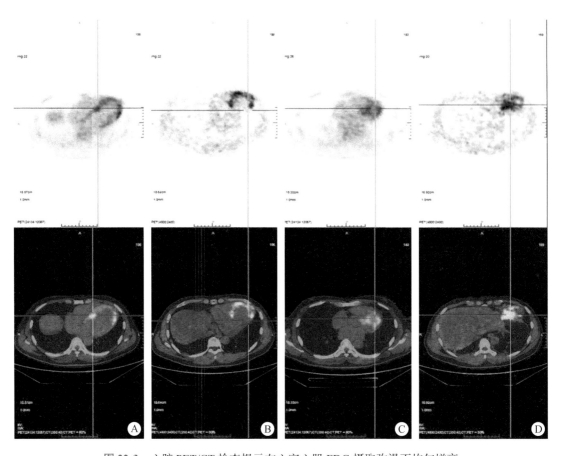

图 22-3　心脏 PET/CT 检查提示左心室心肌 FDG 摄取弥漫不均匀增高

A. 室间隔部分区域 FDG 摄取不均匀增高；B. 左心室下壁部分区域 FDG 摄取不均匀增高；C. 左心室侧壁部分区域 FDG 摄取不均匀增高；D. 心尖部分区域 FDG 摄取不均匀增高

　　患者住院治疗 14 天后出院，出院时高敏 cTnI 明显下降，炎症指标明显下降，心功能有所改善，室壁瘤较前有所缩小，心尖附壁血栓亦有所减小（表 22-1）。出院后继续给予抗血小板聚集（阿司匹林 100mg 每天 1 次 + 氯吡格雷 75mg 每天 1 次）、抗凝（利伐沙班 10mg 每天 1 次）、调脂（瑞舒伐他汀 10mg 每晚 1 次）、控制心率（比索洛尔 5mg 每天 1 次）、改善预后（培哚普利 4mg 每天 1 次）、改善冠状动脉血供（尼可地尔 5mg 每天 3 次）、控制心力衰竭（呋塞米 20mg 每天 1 次 + 螺内酯 20mg 每天 1 次 + 曲美他嗪 35mg 每天 2 次）、激素（泼尼龙 40mg 每天 1 次）、护胃（泮托拉唑 40mg 每天 1 次）治疗。嘱充分休息，戒烟，1 个月后复诊。

　　患者 1 个月后复诊，高敏 cTnI 进一步下降，炎症指标已在正常范围，左心室室壁瘤较前缩小，心尖附壁血栓已消失（表 22-1）。停用利伐沙班抗凝，余治疗不变。患者术后随访 3 月余，高敏 cTnI 波动在 44 ～ 112pg/ml，考虑慢性炎症状态，持续给予小剂量激素及羟氯喹抗炎治疗。

四、诊疗体会

本病例中，暴发性心肌炎和急性心肌梗死同时发生，相对少见，十分隐匿。暴发性心肌炎是因炎症导致冠状动脉内皮损伤，促使冠状动脉和心室壁血栓形成，导致急性心肌梗死[1, 2]。当地医院 PCI 术后未针对心肌炎初始病因进行治疗，炎症导致支架内再次大量血栓形成，造成二次心肌梗死。患者第二次 PCI 术后，加用抗凝治疗，针对心肌炎加用激素、免疫球蛋白治疗，并使用 IABP 辅助改善冠状动脉血流，使病情迅速缓解。出院后，冠心病症状已缓解，持续高敏 cTnI 不能恢复正常，进一步验证了心肌炎的诊断。

五、专家点评

1. 急性心肌梗死通常是暴发性心肌炎的鉴别诊断之一，两者同时发生，相对少见，因此疑诊暴发性心肌炎的患者如果出现急性心肌梗死，一定要仔细思考背后的病理生理机制，切不可掉以轻心。

2. 本病例中血栓形成的根本原因是炎症，转入笔者所在医院后，针对暴发性心肌炎进行免疫调节治疗，才使病情达到拐点。

作　　者：李宗哲（华中科技大学同济医学院附属同济医院）

点评专家：汪道文（华中科技大学同济医学院附属同济医院）

参 考 文 献

[1] Whitehead NJ，Murch S，Leitch JW，et al. Acute myocarditis with thrombus near left ventricular outflow tract. Echocardiography，2018，35（4）：575-577.

[2] Fujita S，Okamoto R，Takamura T，et al. Fulminant myocarditis in a patient with severe coronary artery disease. J Cardiol Cases，2013，9（1）：15-17.

病例 23 新型冠状病毒感染导致暴发性心肌炎合并骨筋膜室综合征

关键词：暴发性心肌炎；新型冠状病毒感染；骨筋膜室综合征；免疫调节治疗

一、摘要

病毒感染是暴发性心肌炎的常见病因，既往已有新型冠状病毒感染可引起心肌损伤的报道，然而其引发暴发性心肌炎合并骨筋膜室综合征罕见。在此，笔者报道 1 例 34 岁女性患者，因新型冠状病毒感染导致暴发性心肌炎合并骨筋膜室综合征。经机械循环支持治疗及对患肢进行负压封闭引流等对症支持治疗后，患者恢复良好。

二、病例介绍

患者，女性，34 岁。

主诉：发热 3 天，胸闷、呼吸困难 1 天。

现病史：患者于 2022 年 12 月 15 日怀疑感染新型冠状病毒后出现发热，体温最高 39℃，在家中使用布洛芬治疗仍有发热情况，并且出现了恶心、呕吐症状。12 月 17 日出现呼吸困难、胸闷、心悸症状，就诊于社区医院，新型冠状病毒核酸检测阳性，且患者已处于休克状态，实验室检查提示白细胞计数 22.62×10^9/L，NT-proBNP $>$ 35 000pg/ml，肌钙蛋白 0.09ng/ml。考虑患者为新型冠状病毒感染合并心肌炎收入 CCU。

既往史：患者平素身体健康。有新型冠状病毒疫苗接种史。否认高血压、糖尿病及心脏病病史，否认肝炎、结核等传染病史，否认手术、外伤、输血史，否认食物、药物过敏史。

家族史：无其他家族遗传病、传染病史，无冠心病早发家族史，无糖尿病、高血压家族史。

体格检查：体温 38.4℃，脉搏 150 次 / 分，呼吸 30 次 / 分，血压 96/56mmHg（多巴胺维持），SpO_2 98%。神志清楚，呼吸急促，半卧位，全身皮肤、巩膜无黄染，口唇无发绀，颈软，颈静脉无充盈，双肺呼吸音粗，双下肺可闻及明显湿啰音。心率 150 次 / 分，心律齐，可闻及奔马律，未闻及杂音，心界不大。下肢活动正常，肌力正常，肌张力显著增高，病理征阴性。

患者入院后心电图（图 23-1）：窦性心动过速，ST-T 改变。

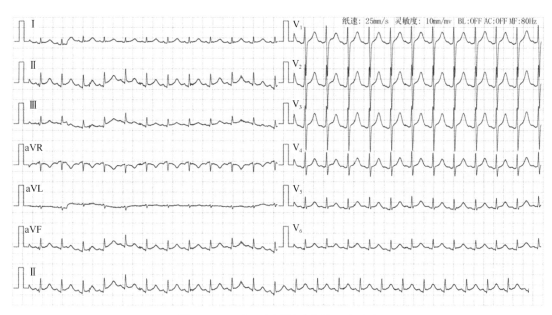

图 23-1　入院心电图提示窦性心动过速

入院后完善实验室检查：新型冠状病毒核酸检测阳性。白介素 1β 25.3pg/ml，白介素 2 受体 923U/ml，白介素 6 29.96pg/ml，白介素 8 130.0pg/ml，白介素 10 28.9pg/ml，肿瘤坏死因子 α 26.6pg/ml。sST2 ＞ 200ng/ml。凝血功能基本正常，进行血培养、痰培养等微生物学方面检查，无明确细菌感染的证据。常见病毒（呼吸道合胞病毒、腺病毒、A 型流感病毒、B 型流感病毒、PVB19、EB 病毒、柯萨奇病毒、巨细胞病毒）抗体检测 IgM 均为阴性。床旁胸部 X 线片如图 23-2 所示。

三、诊治经过

入院后患者处于休克状态，血流动力学不稳定，心功能严重受损，结合患者近期新型冠状病毒感染病史，笔者考虑患者为新型冠状病毒相关暴发性心肌炎。参考中国暴发性心肌炎治疗共识，在治疗方面启动了"以生命支持为依托的综合救治方案"。给予无创呼吸机辅助呼吸（BiPAP）治疗，床旁行主动脉球囊反搏置入（右股动脉），给予免疫调节治疗（甲泼尼龙 200mg 每天 1 次、免疫球蛋白 20g 每天 1 次），补充胶体液以避免出现毛细血管渗漏综合征（羟乙基淀粉、白蛋白），同时预防性应用抗生素，并进行抗凝治疗。经过 1h 治疗后患者仍然不能平卧，表现为极度乏力，心率由 150 次 / 分

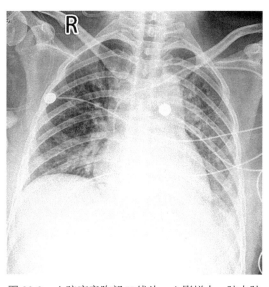

图 23-2　入院床旁胸部 X 线片：心影增大，肺水肿

下降至 120 次 / 分，血压仍然只有 90/60mmHg 左右（多巴胺维持），血氧饱和度下降至 80%，而且患者尿量为 0ml，复查实验室检验指标无明显好转。行气管插管和有创呼吸机辅助通气，床旁实施 VA-ECMO（左侧股动脉、股静脉路径）手术，同时行床旁 CRRT 治疗。ECMO 置入后患者心率明显下降至 90 次 / 分，血压基本可以维持在 110/70mmHg（多巴胺逐渐减量并停用）。患者入院时双下肢明显增粗、肿胀，但是皮肤弹性仍然基本正常。患者入院未进行气管插管时，仅诉双下肢麻木，无双下肢疼痛症状。为了进一步明确下肢血管情况，在置入 ECMO 前行双侧下肢动静脉超声检查，无明显异常。

入院 12h 后患者生命体征基本稳定，低蛋白血症得到改善（26g/L），乳酸下降至 3.3mmol/L，但是尿量仅有 50ml。复查白细胞计数仍然较高，转氨酶持续升高（谷丙转氨酶 222U/L，谷草转氨酶 942U/L），肾功能在恶化（尿素氮 18.8mmol/L，肌酐 411μmol/L），并且出现高钾血症（6.6mmol/L）。同时，患者下肢肿胀情况比入院时明显加重，双下肢肌张力明显增加。再次行双侧下肢动静脉超声检查排除了 IABP 和 ECMO 管道对下肢血流的影响。复查发现肌酸激酶＞ 20 000U/L。请骨科医生会诊考虑患者双下肢肌肉坏死，且出现骨筋膜室综合征，需要进行切开引流术，但是患者目前使用 ECMO，在全身肝素化状态下无法进行外科手术。在入院第 3 天，患者血压、心率恢复正常，心肌损伤标志物明显下降（高敏肌钙蛋白 824pg/ml，NT-proBNP 11 102pg/ml），但肝肾功能仍无明显好转（住院期间主要检验结果如图 23-3 所示）。复查心脏超声显示左心室大小结构功能基本恢复正常（室间隔厚度 10mm，左心室后壁厚度 10mm，射血分数 55%）。逐渐降低 ECMO 参

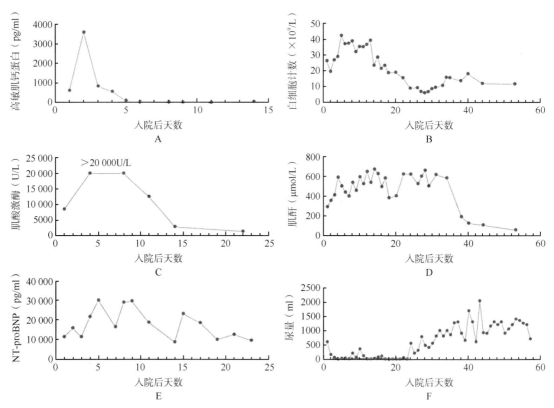

图 23-3 患者住院期间部分检验指标（高敏肌钙蛋白、白细胞计数、肌酸激酶、肌酐、NT-proBNP）和尿量变化

数，患者血压、心率没有明显波动，在考虑患者整体情况并与患者家属充分沟通病情后决定撤除ECMO 和 IABP，并在 6h 后进行外科手术。

术中可见到腓肠肌和比目鱼肌肿胀、血供及活力差，胫骨前肌、趾长伸肌和腓骨长短肌肿胀、血供及活力差。术中切除了部分坏死肌肉组织，止血并行负压封闭引流（VSD），敷料覆盖，如图23-4 所示。外科手术后拔除了气管插管。手术后第2 天患者下肢肌肉肿胀情况明显好转，肌张力下降。随后几天患者肌酸激酶仍持续＞ 20 000U/L，外科手术后第 7 天因下肢出血又进行了 1 次外科手术，术中切除了部分坏死肌肉组织。术后肌肉组织病理结果如图 23-5 所示：镜下可见肌肉组织萎缩坏死，局部有微脓肿形成，周围大量脂肪组织和血管周细胞增生，肌束间血管增生伴出血和血管炎改变。

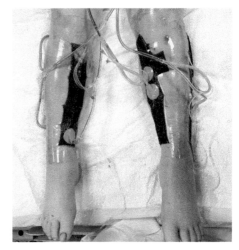

图 23-4　患者外科手术后双下肢进行负压封闭引流

入院第 5 天白细胞（42.39×10⁹/L）和转氨酶到达峰值（谷丙转氨酶 419U/L，谷草转氨酶 1364U/L）并开始逐渐下降，入院第 10 天肌酸激酶开始下降，入院第 7 天肌钙蛋白恢复正常。患者入院 30 天后肾功能、尿量逐渐恢复。值得注意的是，患者新型冠状病毒核酸检测持续阳性，入院 18 天后才转为阴性。出院时患者在骨科和康复科医生的帮助下逐渐进行双下肢肌肉功能锻炼，但患者仍不能下床自主活动。

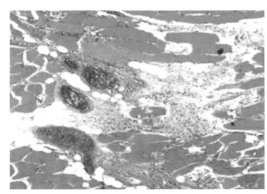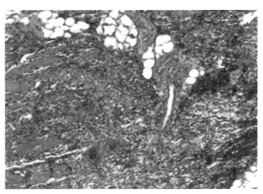

图 23-5　肌肉组织病理

镜下可见肌肉组织萎缩坏死，局部有微脓肿形成，周围大量脂肪组织和血管周细胞增生，肌束间血管增生伴出血和血管炎改变

出院 1 个月后门诊随访，患者心脏超声、肌钙蛋白、BNP、肌酸激酶均恢复正常，但下肢活动仍受限，需要轮椅及拐杖辅助活动。

四、诊疗体会

1. 该患者是典型的新型冠状病毒相关暴发性心肌炎的病例，但也是为数不多的同时合并肌肉严重损伤的病例，结合其他病例显示，新型冠状病毒与其他病毒的不同之处是，它在引起暴发性心肌炎同时，可以合并其他器官损伤，如合并脑炎等。

早在 2019 年新冠感染暴发初期，就有新型冠状病毒可引起心肌损伤的报道[1]。2021 年，对美国 900 多家医院的统计显示，新型冠状病毒感染住院患者的心肌炎发病率是非新型冠状病毒感染住院患者的 16 倍[2]。新型冠状病毒感染引起急性暴发性心肌炎的临床报道较多，尤其是在新型冠状病毒感染流行初期。心肌炎是新型冠状病毒感染的主要死因之一[1]。新型冠状病毒感染引起急性心肌损伤的机制可能与血管紧张素 2（ACE2）有关，ACE2 不仅在肺部还在心血管系统中广泛表达。因此，ACE2 相关信号通路也可能在心脏损伤中发挥作用。其他心肌损伤可能的机制包括由 1 型和 2 型 T 辅助细胞反应失衡引发的细胞因子风暴[1, 3]，以及新型冠状病毒引起的呼吸功能障碍和低氧血症，导致心肌细胞受损。

骨骼肌是参与葡萄糖代谢的最大身体组织，肌肉组织也表达 ACE2 受体[4]，因此也属于受新型冠状病毒影响的组织之一[5, 6]。肌肉疼痛是感染新型冠状病毒患者在感染的前 3 天出现的主要症状之一[4, 7, 8]。据推测，病毒通过肌肉细胞上的这些受体直接进入肌肉也可能导致新型冠状病毒诱发的肌炎[9, 10]。在过度分解代谢条件下，促炎细胞因子过度产生与氧化应激有关，氧化应激会促进腐蚀性分子产生，从而导致严重的肌细胞损伤[10]。

实验室检查结果显示，高达 27% 的住院新型冠状病毒感染患者的肌酸激酶等肌肉损伤生物标志物显著升高，这种情况被描述为高肌酸激酶血症[11, 12]。分析表明，较高的肌酸激酶水平与炎症标志物升高有关[11]。有病例报道了在 ARDS 合并肾功能不全的新型冠状病毒感染患者中出现横纹肌溶解症[13-16]。其中一些患者相对年轻，年龄为 35～49 岁。有荟萃分析研究报道重症新型冠状病毒感染患者的肌酸激酶、乳酸脱氢酶（LDH）和肌红蛋白水平高于轻症患者[17-19]。

2. 有研究报道糖皮质激素、环磷酰胺和注射用人类免疫球蛋白可用于治疗肌炎。在此案例中，在生命支持器械辅助的同时使用甲泼尼龙联合免疫球蛋白，取得了良好的效果。来自队列研究的新数据也证实托珠单抗和羟氯喹等药物可以通过免疫调节抑制炎症反应，从而通过预防细胞因子风暴降低发病率[20, 21]。

五、专家点评

1. 新型冠状病毒可诱发心肌炎和肌炎，其机制可能是直接感染肌肉或自身免疫反应。对于所有新型冠状病毒感染患者，需要警惕病毒对心脏和肌肉的损害。出现相关症状的患者应监测肌钙蛋白、肌酸激酶和肌红蛋白，及时治疗，避免出现严重并发症。

2. 新型冠状病毒感染可引起心脏损害，尤其是奥密克戎变异株感染更明显，而且以心肌炎为主，死亡风险很高[22]。

3. 新型冠状病毒感染相关暴发性心肌炎的另一个特点是可以合并不同器官损害，包括脑炎等，常持续时间长，病情严重。所以治疗需要有耐心。

作　　者：苗　琨（华中科技大学同济医学院附属同济医院）

点评专家：汪道文（华中科技大学同济医学院附属同济医院）

参 考 文 献

［1］ Zheng YY，Ma YT，Zhang JY，et al. COVID-19 and the cardiovascular system. Nature Reviews Cardiology，2020，17：259-260.

［2］ Boehmer TK，Kompaniyets L，Lavery AM，et al. Association between COVID-19 and myocarditis using hospital-based administrative data-united states，March 2020-January 2021. MMWR Morb Mortal Wkly Rep，2021，70（35）：1228-1232.

［3］ Huang C，Wang Y，Li X，et al. Clinical features of patients infected with 2019 novel coronavirus in Wuhan，China. Lancet，2020，395（10223）：497-506.

［4］ Paliwal VK，Garg RK，Gupta A，et al. Neuromuscular presentations in patients with COVID-19. Neurol Sci，2020，41（11）：3039-3056.

［5］ Zhu J，Ji P，Pang J，et al. Clinical characteristics of 3062 COVID-19. patients：a meta-analysis. J Med Virol，2020，92（10）：1902-1914.

［6］ Nasiri MJ，Haddadi S，Tahvildari A，et al. COVID-19 clinical characteristics，and sex-specific risk of mortality：systematic review and meta-analysis. Front Med（Lausanne），2020，7：459.

［7］ Vacchiano V，Riguzzi P，Volpi L，et al. Early neurological manifestations of hospitalized COVID-19 patients. Neurol Sci，2020，41（8）：2029-2031.

［8］ Nidadavolu LS，Walston JD. Underlying vulnerabilities to the cytokine storm and adverse COVID-19 outcomes in the aging immune system. J Gerontol A Biol Sci Med Sci，2021，76（3）：e13-e18.

［9］ Sato S，Hoshino K，Satoh T，et al. RNA helicase encoded by melanoma differentiation-associated gene 5 is a major autoantigen in patients with clinically amyopathic dermatomyositis：association with rapidly progressive interstitial lung disease. Arthritis Rheum，2009，60（7）：2193-2200.

［10］ Welch C，Greig C，Masud T，et al. COVID-19 and acute sarcopenia. Aging Dis，2020，11（6）：1345-1351.

［11］ Pitscheider L，Karolyi M，Burkert FR，et al. Muscle involvement in SARS-CoV-2 infection. Eur J Neurol，2021，28（10）：3411-3417.

［12］ Disser NP，De Micheli AJ，Schonk MM，et al. Musculoskeletal consequences of COVID-19. J Bone Joint Surg Am，2020，12（14）：1197-1204.

［13］ He YC，Chen F. Rhabdomyolysis as potential late complication associated with COVID-19. Emerg Infect Dis，2020，26（9）：2297-2298.

［14］ Jin M，Tong Q. Rhabdomyolysis as potential late complication associated with COVID-19. Emerg Infect Dis，2020，26（7）：1618-1620.

［15］ Mukherjee A，Ghosh R，Aftab G. Rhabdomyolysis in a patient with coronavirus disease 2019. Cureus，2020，12（7）：e8956.

［16］ Alrubaye R，Choudhury H. Severe rhabdomyolysis in a 35-year-old woman with COVID-19 due to SARS-CoV-2 infection：a case report. Am J Case Rep，2020，21：e926733.

［17］ Li JW，Han TW，Woodward M，et al. The impact of 2019 novel coronavirus on heart injury：a systematic review and meta-analysis. Prog Cardiovasc Dis，2020，63（4）：518-524.

［18］ Bansal A，Kumar A，Patel D，et al. Meta-analysis comparing outcomes in patients with and without cardiac injury and coronavirus disease 2019（COVID 19）. Am J Cardiol，2021，141：140-146.

［19］ Wu T，Zuo Z，Kang S，et al. Multi-organ dysfunction in patients with COVID-19：a systematic review and meta-analysis. Aging Dis，2020，11（4）：874-894.

［20］ Writing Committee for the REMAP-CAP Investigators，Higgins AM，Berry LR，et al. Long-term

（180-day）outcomes in critically Ⅲ patients with COVID-19 in the REMAP-CAP randomized clinical trial. JAMA，2023，329（1）：39-51.

[21] Ferri C，Giuggioli D，Raimondo V，et al. COVID-19 and rheumatic autoimmune systemic diseases：report of a large Italian patients series. Clin Rheumatol，2020，39（11）：3195-3204.

[22] He W，Xu K，Ni L，et al. Myocardial injury and related mortality in hospitalized patients with COVID-19 during the Omicron pandemic：new perspectives and insights. Virol Sin，2023，38（6）：940-950.

病例 24　暴发性 1 型糖尿病合并暴发性病毒性心肌炎

关键词： 暴发性心肌炎；1 型糖尿病；机械循环支持治疗

一、摘要

本病例是 1 名 35 岁的日本女性患者，无明显诱因出现咳嗽、发热后 1 周，因"意识障碍"入院。入院诊断为糖尿病酮症酸中毒和暴发性 1 型糖尿病（fulminant type 1 diabetes mellitus，FT1DM），住院期间静脉输注胰岛素和盐水后，第 2 天患者酮症酸中毒症状消失，意识得到恢复。然而，此时肌钙蛋白检测呈阳性，心电图也出现了广泛 ST 段抬高，第 3 天患者出现了肺水肿，超声心动图显示左心室壁运动总体减弱，并有轻度心包积液。给予强心、利尿等治疗，患者的心功能仍然迅速恶化，左心室射血分数在 7h 内降至 26%，并迅速发展为心源性休克。配对血清抗体测试显示，副流感病毒 3 型的滴度显著升高，提示暴发性病毒性心肌炎。患者随后接受了为期 4 天的机械循环支持（包括主动脉内球囊反搏和经皮心肺支持）治疗，病情开始逐渐好转。出院后该患者接受了多次胰岛素注射治疗，病情保持平稳。笔者在本文描述了 1 例因副流感病毒 3 型引发 FT1DM 合并暴发性病毒性心肌炎的病例。该病例通过积极的机械支持治疗好转并康复。

二、病例介绍

患者，女性，35 岁。

2012 年 12 月，一名 35 岁的日本女性因"意识障碍"入院。患者在入院前 5 天无明显诱因开始出现发热、咽喉痛和咳嗽等流感样症状，无头痛头晕、胸闷胸痛、心悸、呼吸困难、腹痛腹泻、四肢乏力等症状。未对患者进行特殊处理，3 天后，患者开始腹痛和呕吐，遂就诊于当地医院，接受了左氧氟沙星治疗，但是症状没有得到改善，并开始出现昏迷，遂来笔者所在医院就诊，门诊以"意识障碍"收入院。

入院时体格检查：体温 34.3℃，血压 79/33mmHg，脉搏 100 次 / 分，身高 167cm，体重 53kg。患者处于昏迷状态，呼之不应，口腔及皮肤干燥，无黄疸、瘀斑、瘀点等，颈软，无抵抗，双肺呼吸清音，未闻及明显干湿啰音，心界不大，心率 100 次 / 分，律齐，未闻及明显杂音，无颈静脉充盈、肝脏增大，双下肢不肿，足背动脉可触及搏动。

既往史：该患者在入院前 6 周足月分娩一胎儿，妊娠期和产后 4 周时尿糖测试均为阴性。余病史和家族史无特殊，无糖尿病、高血压、冠心病、结核、乙型肝炎、甲状腺功能亢进症、结缔组织病等慢性病史，无食物、药物过敏史，无心脏毒性药物用药史，无附子、蛇胆和鱼胆等摄入史，无登革热疫区旅游史，近期没有长时间超负荷工作。

三、诊治经过

实验室检查结果显示代谢性酸中毒（pH 6.94）、酮症酸中毒、严重高血糖（69.3mmol/L）和肌红蛋白尿。此外，血清肌酐、钾、转氨酶、胰腺外分泌酶、肌酸激酶（creatine kinase，CK）和 C 反应蛋白（C-reactive protein，CRP）升高（表 24-1）。尿液分析显示无白细胞尿或细菌尿。腹部 CT 提示胰腺或肾脏无明显异常，但肝脏有显著的脂肪沉积。胸部 X 线片显示心脏轻度增大（图 24-1），但心电图无异常（图 24-2），肌钙蛋白试验阴性。

表 24-1　入院时实验室检查指标

指标	数值	变化
红细胞计数	4.46×10^{12}/L	
血红蛋白	129g/L	
红细胞压积	39.4%	
白细胞计数	2.98×10^9/L	
血小板计数	290×10^9/L	
葡萄糖	69.3mmol/L	↑
血清免疫反应性胰岛素	＜ 0.5μU/ml	
血清 C 肽	＜ 0.2ng/ml	
乙酸乙酯	2790μmol/L	
3- 羟基丁酸酯	12 850μmol/L	
糖化血红蛋白（HbA1c）	6.1%	↑
总蛋白	6.7g/dl	
白蛋白	4.0g/dl	
谷草转氨酶	374U/L	↑
谷丙转氨酶	138U/L	↑
尿素氮	67.4mg/dl	
肌酐	163.5μmol/L	↑
尿酸	15.8mg/dl	
钠	124mmol/L	
钾	4.9mmol/L	↑
氯	85mmol/L	
肌酸激酶	16486U/L	↑
C 反应蛋白	3.20mg/dl	↑
血清淀粉酶	813U/L	↑
血清脂肪酶	174U/L	↑
抗核抗体	＜1 ∶ 40	
动脉血气分析		
酸碱度	6.94	↓
二氧化碳分压	12.2mmHg	

续表

指标	数值	变化
氧分压	145mmHg	
碳酸氢盐	2.5mmol/L	
尿肌红蛋白	218 000mg/ml	↑

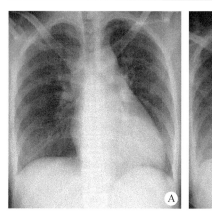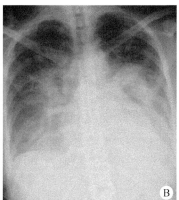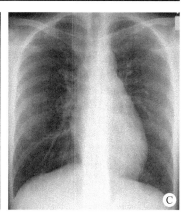

图 24-1　胸部 X 线片

A. 入院时进行的胸部 X 线检查显示心脏轻度增大；B. 住院第 3 天，胸部 X 线检查显示急性肺水肿；C. 入院 4 周后胸部 X 线检查显示无异常

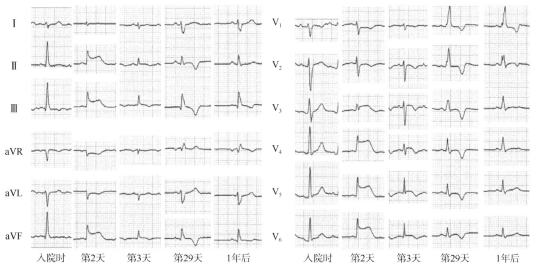

图 24-2　连续心电图（electrocardiogram，ECG）记录

在入院时、住院第 2 天、第 3 天和第 29 天及 1 年后行心电图检查。入院时心电图正常。第 2 天 Ⅱ、Ⅲ、aVF 和 $V_3 \sim V_6$ 导联出现 ST 段抬高；第 3 天显著改善。第 29 天检测到右束支传导阻滞，1 年后仍然存在

　　该患者入院诊断为糖尿病酮症酸中毒、严重脱水、急性肾衰竭和横纹肌溶解症，并立刻接受了胰岛素等治疗（图 24-3）。

　　第 2 天早上，患者意识恢复，体温（36.2℃）、血压（107/59mmHg）、脉搏（89 次 / 分）和动脉 pH（7.36）均已恢复正常。此外，患者血糖水平已降至 19.9mmol/L，血清钠（143mmol/L）

和血清钾（3.8mmol/L）浓度正常。然而，当天下午，心电图显示 Ⅱ、Ⅲ、aVF 和 $V_3 \sim V_6$ 导联 ST 段抬高（图 24-2），血清肌钙蛋白水平升高。但是此时患者无胸痛或呼吸困难等典型症状，并且超声心动图显示心功能正常，左心室射血分数（left ventricular ejection fraction，LVEF）为 60%。

第 3 天早上，患者突然开始出现胸痛和呼吸困难，伴发热（体温 37.5℃）。血压和脉搏分别为 118/85mmHg 和 96 次 / 分，可闻及第三心音，胸部 X 线片显示急性肺水肿（图 24-1B）。超声心动图显示左心室壁运动减弱（LVEF 52%）和轻度心包积液。血清 BNP 水平显著升高（528pg/ml）。尽管静脉注射呋塞米（20mg）后 4h 内尿量为 1300ml，但呼吸状态和心功能持续恶化，心脏超声提示 LVEF 下降至 46%；3h 后，血压持续下降，并开始出现心源性休克（收缩压低于 90mmHg；心率 136 次 / 分），LVEF 降至 26%。于是立刻开始使用主动脉内球囊反搏（intra-aortic balloon pump，IABP）和经皮心肺支持（percutaneous cardiopulmonary support，PCPS）进行机械循环支持治疗。

结果表明机械支持治疗非常有效，患者的心功能迅速恢复，并且无任何致命的心律失常（图 24-3），第 4 天患者的血浆 BNP 达到峰值水平（1641pg/ml），7 天后开始停药。患者入院后 2 周的实验室检查显示，血清肌酸激酶水平正常，炎症反应、肾衰竭和横纹肌溶解症有所改善。入院 4 周后心脏超声显示心功能正常，LVEF 为 62%，心尖壁运动稍减弱，无心包积液，胸部 X 线片显示无明显异常（图 24-1C）。此时患者血浆 BNP 水平为 240pg/ml。该患者被诊断为暴发性心肌炎。

空腹血清 C 肽在静脉注射胰高血糖素前和 5min 后均未检测到。针对谷氨酸脱羧酶（1.4U/ml，参考范围为 < 1.5U/ml）、胰岛素瘤相关抗原 2（< 0.4U/ml）和胰岛素（< 125U/ml）的自身抗体检测均为阴性。人类白细胞抗原（HLA）分型显示存在 A*02/24 和 B*40/54 Ⅰ 类基因及 DRB1*04：05/（−）和 DQB1*04/01/（−）Ⅱ 类基因，诊断为 FT1DM。患者于入院第 11 天开始注射胰岛素治疗，并从 ICU 转入普通病房。入院第 23 天，患者可以自由走动。入院第 44 天，患者出院，出院后没有再服用任何治疗心肌炎慢性期的药物，如肾素 - 血管紧张素 - 醛固酮系统抑制剂或 β 受体阻滞剂。

1 年后，患者复查心电图，结果提示完全性右束支传导阻滞（图 24-2）。超声心动图提示左心室功能正常，LVEF 为 63%，心尖壁运动稍减弱。患者血浆 BNP 水平为 18.9pg/ml。心尖处 Thallium-201 摄取减少，但冠状动脉 CTA 正常。此后除了每天多次注射胰岛素外，患者没有使用其他药物进行治疗。

配对血清抗病毒抗体测试：在入院时和入院 4 周后采集的血清中测量轮状病毒、腺病毒、埃可病毒（6 和 9 型）、柯萨奇病毒（A2 ～ A7、A9、A10、A16 和 B1 ～ B6 型）、副流感病毒（1 ～ 3 型）、流感病毒（A 和 B 型）、EB 病毒、人类疱疹病毒（6 和 7 型）、巨细胞病毒、单纯疱疹病毒、腮腺炎病毒和人类微小病毒 B19 的抗体。其中，血凝抑制试验仅检测到针对副流感病毒 3 型的抗体滴度显著升高（4 倍；从 ×40 到 ×160）。入院后 6 周（×160）、3 个月（×320）和 12 个月（×320）时滴度仍然很高。

整个心肌炎过程中细胞因子水平：在 9 个时间点检测细胞因子的血清浓度，如 TNF-α、INF-γ、IL-1β、IL-2、IL-4、IL-6、IL-10 和 IL-12（图 24-3）。样品在东京中央实验室进行分析。IL-6 和 IL-10 的血清水平在入院时很高，然后在几天内下降。TNF-α 和

IL-1β 水平从第 6 天到第 8 天上升，然后在第 14 天下降到最低检测限。在所有样本中，其他细胞因子的血清水平均低于最低检测限（INF-γ ＜ 1.56pg/ml，IL-2 ＜ 15.6pg/ml 和 IL-4 ＜ 0.25pg/ml）。

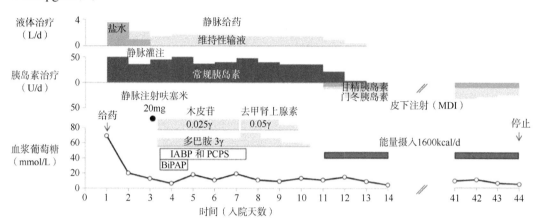

CK(U/L)	16 486	10 627	670	194	104	62	29
CK-MB(U/L)	562	358	26	13	12	7	7
AST(U/L)	374	755	281	124	108	94	21
肌酐(mg/dl)	1.9 1.7	2.5 2.9	2.5 1.8	1.5	1.1	0.76	0.69
WBC(×100/mm³)	298 243	129 90	97 109 90	118 102 91		61	67
CRP(mg/dl)	3.2 3.2	2.8 5.2	5.5 3.2	2.0	2.0	0.35	0.11
BNP(pg/ml)		528 1641	117			508	240
肌钙蛋白试验	(−) (+)						
PADP(mmHg)	19 12	10	8	6	6	4	5	3	4
CI[L/(min·m²)]	1.0 0.9	0.7	0.6	0.8→2.4	3.0	3.1	3.1 3.3 3.1
PCPS流量(L/min)	1.6 1.6	1.6	1.6 1.6→停止				

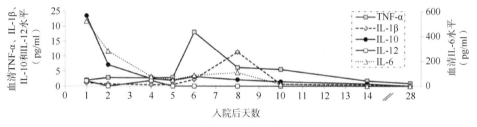

图 24-3　临床病程

第 3 天下午至第 7 天下午（92h）置入 IABP 和 PCPS 装置。第 3 天开始 IABP 和 PCPS 后立即置入 Swan-Ganz 导管测量肺动脉舒张压（pulmonary artery diastolic pressure，PADP）和心脏指数（cardiac index，CI），并在第 12 天取出。TNF-α、IL-1β、IL-6、IL-10 和 IL-12 的最低检测限分别为 0.55pg/ml、0.13pg/ml、0.30pg/ml、0.50pg/ml 和 0.78pg/ml。AST. 谷草转氨酶；BiPAP. 双水平气道正压；BNP. B 型钠尿肽；CK. 肌酸激酶；CRP. C 反应蛋白；ECG. 心电图；MDI. 每天多次注射；WBC. 白细胞；PADP. 肺动脉舒张压

四、诊疗体会

暴发性心肌炎是一种由多种因素引起的心肌炎症，包括细菌感染和病毒感染、毒素和免疫紊乱[1, 2]。经常引起病毒性心肌炎的病原体包括柯萨奇病毒[3]、腺病毒[4] 和人类微小病毒 B19[5]，但其他病毒也会引起暴发性心肌炎，如副流感病毒[6]。暴发性心肌炎起病急，进展迅速，很快出现严重心力衰竭、低血压或心源性休克及各种恶性心律失常甚至猝

死，并可伴有呼吸衰竭、肝肾衰竭或全身多器官功能衰竭[7]。暴发性心肌炎的病因多样，不同病因所致的暴发性心肌炎在组织学表现上具有一定的特征性，病毒感染引起的暴发性心肌炎通常表现为淋巴细胞性心肌炎，自身免疫性疾病常伴发嗜酸性粒细胞性心肌炎，不同病理类型的暴发性心肌炎在治疗上有一定的区别，在临床诊断的基础上明确病理学诊断，有助于制订个体化治疗策略，改善患者预后。暴发性心肌炎的诊断通常依靠快速进展的病程及超声心动图、心脏 MRI 及心内膜心肌活检等检查结果，但是在临床实际操作中，心内膜心肌活检常因为受到客观条件限制等而开展率不高。

1 型糖尿病是一种代谢性疾病，其特征是胰岛 B 细胞被破坏，通常导致胰岛素分泌绝对缺乏[8]。暴发性 1 型糖尿病（FT1DM）是 Imagawa 于 2000 年提出的一种新型 1 型糖尿病，是一种临床综合征，特征是胰岛 B 细胞被迅速且几乎完全破坏[9]，几天内突然出现胰岛素缺乏性高血糖和酮症酸中毒，几乎没有 C 肽分泌，胰酶升高，胰岛相关自身抗体呈阴性。大多数患者来自东亚，尤其是日本，其次是其他地区[9]。病毒感染被认为在胰岛 B 细胞的快速破坏中发挥作用，据报道，多种常见的病毒感染与 FT1DM 发作有关。

根据 2012 年日本糖尿病协会对 FT1DM 的诊断标准，本病例中的患者可以明确诊断为 FT1DM，该患者发病时间短（小于 1 周），早期有病毒感染的症状，且几乎没有 C 肽分泌，胰酶升高，胰岛相关自身抗体呈阴性。此外该患者在发病 6 周前足月分娩一胎儿，据报道 FT1DM 与妊娠有关，孕妇可能是高危人群。遗传学资料表明，FT1DM 的发病率与 HLA DRB1*04：05-DQB1*04：0.1 有关[10, 11]，本病例患者该基因是纯合子，这增加了其易感性。

在纠正糖尿病酮症酸中毒后不久，患者的心电图显示 ST 段抬高，随后迅速出现循环衰竭，并被诊断为暴发性心肌炎。既往也报道过多例 FT1DM 和心肌炎同时发病的病例，所有患者都在流感样症状和发热后 1～3 周出现 FT1DM 和心肌炎的合并症状[12-14]。暴发性心肌炎是心肌的急性弥漫性炎症性疾病，起病急骤，病情进展迅速，死亡风险高。根据《中国成人暴发性心肌炎诊断和治疗指南》的诊断标准，本病例中患者可以临床诊断为暴发性心肌炎。患者发病前期有副流感病毒感染症状，在 1～3 周出现胸闷，有呼吸困难等心血管系统受累的表现，体格检查发现心率增快，可闻及第三心音，并且患者的射血分数在短时间内下降至 26%，伴肌钙蛋白水平升高和心电图明显异常。以上均为暴发性心肌炎的典型临床特征。

暴发性心肌炎的病因包括感染性因素和非感染性因素，其中病毒感染是心肌炎的主要病因[15]，肠道病毒和腺病毒感染是病毒性心肌炎的常见病因，副流感病毒也被报道和心肌炎发病有关。不同病因引起的暴发性心肌炎在治疗上有一定的差异，在临床诊断的基础上明确病理类型有助于更好制订治疗策略，改善患者预后。通常来讲，病毒所致的暴发性心肌炎表现为淋巴细胞性心肌炎[16]，病程进展迅速，一般在 1 周内即发展到严重阶段，本病例中患者从出现流感样症状到心源性休克，病程仅为 8 天，时间上基本吻合。但是本病例中可能由于条件限制并没有进行心内膜心肌活检，因此无从得知该患者的病理类型。

暴发性心肌炎的发病机制复杂，涉及患者的遗传背景、机体的免疫状态、病毒毒力及环境等多种因素的相互作用。目前认为，各种病因导致的过度免疫激活及迅速触发免疫细胞大量释放炎症因子所引起的细胞因子风暴（也称"炎症风暴"），是暴发性心肌炎起病急、进展快、病情重、死亡率高的重要原因[7, 17]。既往研究报道，可溶性生长刺激表达基因 2 蛋白（sST2）、IL-1、IL-6 和 TNF-α 是介导炎症风暴的主要炎症因子[18]。在本病例中也呈现出了相似的变化。患者入院时，IL-6 的血清水平很高，然后在几天内下降。TNF-α 和 IL-1β 水平在第 6～8 天上升，然后在第 14 天下降到最低检测限。

尽管有严重的血流动力学障碍，但是患者血清肌酸激酶水平升高是轻微的。心肌炎引起的循环功能障碍可能不仅取决于心肌细胞损伤，还取决于间质水肿和纤维化[19]。本病例中心肌酶轻度升高可能反映了相对较轻的心肌损伤及及时且成功的机械循环支持治疗。《中国成人暴发性心肌炎诊断和治疗指南》推荐采取"以生命支持为依托的综合救治方案"对暴发性心肌炎患者进行救治，其中心环节就是生命支持治疗（机械循环支持等），其目的是利用机械循环装置维持循环稳定和保证器官灌注，让衰竭的心脏得到休息[20]。在本病例中，该患者在被诊断暴发性心肌炎后，立刻置入了 IABP 和 PCPS 装置，这一步对挽救患者生命至关重要。

暴发性心肌炎患者在恢复期，其心肌仍存在不同程度的炎症和水肿，可出现左心室扩大、心律失常及心功能不全的表现，仍需要服用血管紧张素转化酶抑制剂、β 受体阻滞剂和曲美他嗪等治疗。在本病例中，患者在入院 4 周时，心脏超声提示心脏收缩功能基本正常，但心尖壁运动仍稍减弱，出院后没有继续服用心肌炎慢性期药物，1 年后复查心电图，提示存在完全性右束支传导阻滞，但是血浆 BNP 已经下降到 18.9pg/ml，针对该患者，后期仍需要进行长期随访。

五、专家点评

1. 伴 FT1DM 发作的病毒性心肌炎患者，即使在酮症酸血症治疗前没有检测到心电图异常，在纠正酮症酸中毒后病情仍然可能会出现迅速恶化。

2. 对于有前驱病毒感染症状，疑诊为病毒性心肌炎的 FT1DM 患者，需要密切监测其心血管系统症状及心功能。

本文病例引自 Ohara N，Kaneko M，Kuwano H，et al. Fulminant type 1 diabetes mellitus and fulminant viral myocarditis. A case report and literature review. Int Heart J，2015，56（2）：239-244，已获授权允许。

编译作者：舒鸿洋（华中科技大学同济医学院附属同济医院）
点评专家：汪道文（华中科技大学同济医学院附属同济医院）

参 考 文 献

［1］ JSC Joint Working Group. Guidelines for diagnosis and treatment of myocarditis（JCS 2009）. digest version. Circ J，2011，75（3）：734-743.

［2］ Sagar S，Liu PP，Cooper LT. Myocarditis. Lancet，2012，379（9817）：738-747.

［3］ Daba TM，Zhao Y，Pan Z. Advancement of mechanisms of coxsackie virus B3-induced myocarditis pathogenesis and the potential therapeutic targets. Curr Drug Targets，2019，20（14）：1461-1473.

［4］ Shieh WJ. Human adenovirus infections in pediatric population-An update on clinico-pathologic correlation.

Biomed J, 2022, 45（1）：38-49.

[5] Keramari S, Poutoglidis A, Chatzis S, et al. Parvovirus B19-associated myocarditis：a literature review of pediatric cases. Cureus, 2022, 14（1）：e21726.

[6] Kalimuddin S, Sessions OM, Hou Y, et al. Successful clearance of human parainfluenza virus type 2 viraemia with intravenous ribavirin and immunoglobulin in a patient with acute myocarditis. J Clin Virol, 2013, 56（1）：37-40.

[7] Hang WJ, Chen C, Seubert JM, et al. Fulminant myocarditis：a comprehensive review from etiology to treatments and outcomes. Signal Transduction and Targeted Therapy, 2020, 5：15.

[8] Ni Q, Pham NB, Meng WS, et al. Advances in immunotherapy of type I diabetes. Adv Drug Deliv Rev, 2019, 139：83-91.

[9] Liu L, Zeng L, Sang D, et al. Recent findings on fulminant type 1 diabetes. Diabetes Metab Res Rev, 2018, 34（1）. doi：10.1002/dmrr.2928.

[10] Hanafusa T. Fulminant type 1 diabetes：20 years of discovery and development. Diabetol Int, 2020, 11（4）：310-314.

[11] Ye X, Zeng T, Kong W, et al. Integrative analyses of genes associated with fulminant type 1 diabetes. J Immunol Res, 2020, 2020：1025857.

[12] Mokuno T, Sawai Y, Oda N, et al. A case of myocarditis associated with IDDM. Diabetes Care, 1996, 19（4）：374-378.

[13] Hiramatsu S, Komori K, Mori E, et al. A case of fulminant type 1 diabetes mellitus accompanied by myocarditis. Endocr J, 2011, 58（7）：553-557.

[14] Makino K, Nishimae I, Suzuki N, et al. Myocarditis with fulminant type 1 diabetes mellitus diagnosed by cardiovascular magnetic resonance imaging：a case report. BMC Res Notes, 2013, 6（1）：347.

[15] Ammirati E, Veronese G, Bottiroli M, et al. Update on acute myocarditis. Trends Cardiovasc Med, 2021, 31：370-379.

[16] Maiese A, Frati P, Del Duca F, et al. Myocardial pathology in COVID-19-associated cardiac injury：a systematic review. Diagnostics（Basel）, 2021, 11（9）：1647.

[17] He W, Zhou L, Xu K, et al. Immunopathogenesis and immunomodulatory therapy for myocarditis. Sci China Life Sci, 2023, 66（9）：2112-2137.

[18] Wang J, He M, Li H, et al. Soluble ST2 Is a Sensitive and specific biomarker for fulminant myocarditis. J Am Heart Assoc, 2022, 11（7）：e024417.

[19] Xuan Y, Chen C, Wen Z, et al. The Roles of cardiac fibroblasts and endothelial cells in myocarditis. Front Cardiovasc Med, 2022, 9：882027.

[20] Zhou N, Zhao Y, Jiang J, et al. Impact of mechanical circulatory support and immunomodulation therapy on outcome of patients with fulminant myocarditis：Chinese registry of fulminant myocarditis. Signal Transduct Target Ther, 2021, 6：350.

病例 25　暴发性心肌炎合并僵人综合征

关键词：暴发性心肌炎；僵人综合征；细胞因子风暴；免疫调节治疗

一、摘要

笔者报道了 1 例 61 岁女性患者，因"头晕、头痛、肌肉疼痛、复视、呕吐"入院，随后因意识丧失被送往华中科技大学同济医学院附属同济医院。入院时，患者高敏肌钙蛋白 I 和二氧化碳分压显著升高，撤除有创呼吸机支持后患者反复出现意识丧失。入院后行冠状动脉造影显示冠状动脉无狭窄或明显痉挛，超声显示呼吸肌无运动。同时笔者观察到患者动眼神经及自主神经功能障碍，血清抗谷氨酸脱羧酶抗体阳性。在本病例中还出现患者双侧上肢和下肢、颈部和面部肌肉持续僵硬的罕见表现。因此，该患者最终诊断为暴发性心肌炎合并僵人综合征。给予患者大剂量糖皮质激素及免疫球蛋白等免疫调节治疗后，患者病情明显好转。这是目前已知的首例暴发性心肌炎合并僵人综合征的病例报道，细胞因子风暴可能是这两种疾病的共同发病机制，因此，此类患者可能从早期免疫调节治疗中获益。

二、病例介绍

患者，女性，61 岁。

主诉：间断头晕、头痛、肌肉酸痛、复视、呕吐。

患者为 61 岁女性，因 3 周前无明显诱因间断出现头晕、头痛、肌肉酸痛、复视、呕吐，不伴胸闷、胸痛、黑朦等不适，每次症状持续数小时，与运动、进食等均无明显关系，就诊于当地医院。否认既往高血压、糖尿病、神经系统疾病等慢性病史，否认各类传染病史及近期感染史，否认特殊用药史及食物、药物过敏史，否认遗传病家族史。体格检查提示生命体征稳定（血压 114/68mmHg，心率 78 次 / 分，血氧饱和度 100%，呼吸 18 次 / 分，体温 36.8℃），四肢肌张力稍增高，其余无特殊阳性发现。

患者于当地医院入院后行相关检查，血常规、粪常规、凝血功能、肝功能、肾功能、电解质、血脂全套、输血前全套检查均正常。头部及肺部 CT 未见明显异常。心电图提示前壁导联 ST 段压低，心脏彩超提示左心室舒张期内径 47mm，室间隔及左心室后壁厚度均为 9mm，左心室射血分数 60%。高敏肌钙蛋白水平为 1303pg/ml。当地医院考虑患者不除外非 ST 段抬高心肌梗死可能，给予抗血小板药物及他汀类药物治疗，但患者症状无明显改善。入院 2 周后，患者出现胸痛及进行性呼吸困难，心电图提示前壁导联 ST 段压低，高敏肌钙蛋白水平升高至 15 484pg/ml，NT-proBNP 为 5692pg/ml。随后患者突然出现意识丧失，急查动脉血气提示 pH 为 7.127，二氧化碳分压（$PaCO_2$）大于 130mmHg。因此，当地医院立即对患者行气管插管并予以呼吸机辅助通气，并将患者转入华中科技大学同济医学院附属同济医院行进一步治疗。

入院后患者为昏迷状态，血压在血管活性药物维持状态下为 84/39mmHg，心率 89 次/分，血氧饱和度在呼吸机辅助通气状况下为 100%，体温 36.6℃。查体发现四肢肌张力增高。实验室检查发现高敏肌钙蛋白为 41 055pg/ml，NT-proBNP 为 12462pg/ml，肌酸激酶为 906U/L，炎症相关细胞因子显著升高，白介素 1β 58.3pg/ml（参考值＜ 5pg/ml）、白介素 2 受体 2644U/ml（参考值 223 ～ 710U/ml）、白介素 6 37.44pg/ml（参考值＜ 7pg/ml）、白介素 8 1700pg/ml（参考值＜ 62pg/ml）、白介素 10 5.4pg/ml（参考值＜ 9.1pg/ml）、肿瘤坏死因子 α 16.9pg/ml（参考值＜ 8.1pg/ml），其余常规生化检查未见明显异常。患者心电图提示 V_1 ～ V_4 导联 ST 段抬高（图 25-1A），心脏彩超提示心室弥漫性运动减弱，以左心室下壁为重，左心室射血分数为 45%。复查头部及肺部 CT 未见明显异常（图 25-1B，图 25-1C）。冠状动脉造影提示冠状动脉未见明显狭窄或明显痉挛（图 25-1D，图 25-1E）。

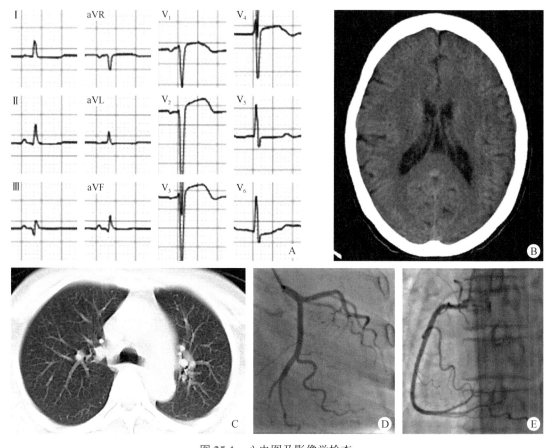

图 25-1 心电图及影像学检查

A. 心电图提示 V_1 ～ V_4 导联 ST 段抬高；B. 头部 CT 未见明显异常；C. 肺部 CT 未见明显异常；D. 左冠状动脉造影未见明显异常；E. 右冠状动脉造影未见明显异常

1 天后，患者在呼吸机辅助状态下神志恢复清醒，遂予以拔除气管插管。此时再次行体格检查发现患者四肢肌肉张力增高，面部及颈部肌肉僵硬，面部无表情，发声费力，双眼内聚功能障碍。然而，患者在拔除气管插管后第 2 天再次出现意识丧失，急查动脉血气提示 pH 小于 7.0，$PaCO_2$ 大于 130mmHg，遂再次行气管插管并予以呼吸机辅助通气治疗。

为进一步评估患者神经系统及呼吸系统情况，笔者对患者进行了进一步检查。血清学检查提示未检出抗呼吸道相关病毒抗体。同时，给予患者床旁纤维支气管镜检查及治疗，取肺泡灌洗液行宏基因组测序，结果亦未发现明确病毒及细菌感染证据。由于患者 $PaCO_2$ 反复升高，考虑不除外呼吸肌功能障碍，故行床旁彩超，提示患者膈肌活动度为 0cm，考虑该疾病导致患者呼吸肌受累。同时，腹部 CT 发现患者存在腹直肌血肿（图 25-2）。下肢磁共振成像提示患者双下肢轻度肌炎表现，肌电图提示四肢肌肉存在强直性放电。腰椎穿刺提示细胞及蛋白水平正常，未见明显颅内感染证据。进一步血清学检查未发现与肌炎、重症肌无力及周围神经病相关的抗体阳性结果，但发现患者的抗谷氨酸脱羧酶抗体阳性。

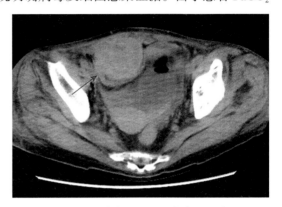

图 25-2　腹部 CT 可见腹直肌血肿

三、诊治经过

根据患者的生命体征变化情况，心电图、心脏彩超及肌钙蛋白的变化情况，并参考患者冠状动脉造影阴性结果，诊断考虑为暴发性心肌炎。根据进一步检查结果，患者存在躯干肌肉及四肢肌肉僵硬，呼吸肌受累，肌电图提示四肢肌肉存在强直性放电，血清学提示抗谷氨酸脱羧酶抗体阳性，其余均阴性。因此，诊断基本排除肌炎、重症肌无力、周围神经病等，考虑为僵人综合征。故此患者最终诊断考虑为暴发性心肌炎合并僵人综合征。

在常规支持治疗的基础上予以免疫调节治疗，包括糖皮质激素 200mg/d，共治疗 5 天，随后改为 80mg/d 维持；免疫球蛋白 20g/d，共治疗 3 天，随后改为 5g/d 维持，以抑制患者过强的炎症反应，并调节患者不适当的免疫状态；同时应用奥氮平及艾司唑仑治疗，以改善患者的肌肉强直状态。

采用上述治疗方案治疗 1 周后，患者肌酸激酶下降至正常水平，高敏肌钙蛋白降至 303pg/ml，NT-proBNP 降至 478pg/ml，白介素 2 受体 1288U/ml（参考值 223 ～ 710U/ml）、肿瘤坏死因子 α 9.5pg/ml（参考值＜ 8.1pg/ml），白介素 1β、白介素 6、白介素 8 均降至正常水平。患者血压在没有血管活性药物辅助的情况下可升至 110/68mmHg，超声提示膈肌活动度恢复至 11cm，并拔除气管插管，肌肉强直状态显著缓解。复查心电图未见明显异常，心脏彩超未见明显室壁运动障碍，左心室射血分数为 60%。治疗 2 周后，患者好转出院。出院 1 个月后电话随访，患者服用 5mg 泼尼松维持治疗，已无特殊不适，且能够自主完成日常活动。

四、诊疗体会

暴发性心肌炎是一种由心肌炎症导致的疾病[1]，是心肌炎中一种严重的临床综合征，常表现为心源性猝死、血流动力学障碍和迅速进展的心力衰竭[2-6]。病毒感染是暴发性心肌炎最主要的病因[7]，同时，不能忽视的是，自身免疫性疾病及全身性疾病也可引起该病，其主要的病理生理机制可能是过强的免疫反应和继发性细胞因子风暴。

僵人综合征是一种由自身免疫介导的中枢神经系统疾病，其病因及发病机制尚不明确，目前认为其发病与自身免疫相关。大部分僵人综合征能观察到血清抗谷氨酸脱羧酶（GAD）抗体阳性，从而导致脊髓 γ- 氨基丁酸能神经元损害，使中枢神经运动皮质兴奋性增高，导致兴奋性及抑制性皮质回路失衡。其临床症状表现为全身肌肉进行性僵硬，以及累及躯干和四肢的肌肉痉挛[8]。根据 Baizabal-Carvallo 等于 2015 年提出的僵人综合征诊断标准，若患者发生躯干和四肢肌肉僵硬及由噪声、情绪、触觉等刺激触发的痛性痉挛，肌电图表现为主动肌和拮抗肌持续运动单位活动，除外其他可以解释僵硬症状的神经系统疾病或认知功能障碍，血清抗 GAD65 抗体阳性，苯二氮䓬类药物治疗有效，均应考虑发生僵人综合征的可能[8]。僵人综合征可累及躯干和肢体肌肉，部分病例也可观察到眼肌和自主神经系统受累[8]。笔者此次报道的是 1 例暴发性心肌炎合并与僵人综合征（SPS）相关的呼吸肌强直的罕见病例。

五、专家点评

1. 暴发性心肌炎合并僵人综合征的病例非常罕见。此病例中还观察到呼吸肌痉挛、双侧下肢肌炎和腹直肌血肿，更加罕见。大剂量糖皮质激素和免疫球蛋白治疗、机械呼吸支持及苯二氮䓬类药物联合治疗能够达到满意的治疗效果。

2. 在本病例中，患者全身肌肉僵直及眼肌功能障碍，同时伴呼吸肌受累。在僵人综合征患者中，呼吸肌痉挛导致的呼吸衰竭并不罕见[9]，应用艾司唑仑和奥氮平可较好地缓解肌强直。值得注意的是，患者在治疗过程中非常紧张，在早期治疗中，即使极小剂量的镇静药治疗（咪达唑仑注射）也会使该患者的血压从 110/70mmHg 降至 70/40mmHg。这说明，全身肌肉强直一定程度支持了患者的血压。

3. 在本例患者以上表现可能与躯干肌强直有关。虽然在某些病例中有心肌炎合并肌炎的报道[10, 11]，但暴发性心肌炎合并肌炎是极其罕见的，且通常存在于病程持续数月的患者中[12-15]。在本病例中，除暴发性心肌炎外，患者主要表现为僵人综合征，仅观察到患者有轻度下肢肌炎，这可能是全身免疫反应所致。由于患者的特殊表现（全身强直、肌强直性呼吸衰竭，$PaCO_2$ 增高导致昏迷），掩盖了疾病的本质——免疫激活和炎症风暴问题，因此延误了治疗。最后认识了疾病本质后，采用免疫调节治疗（包括糖皮质激素和免疫球蛋白治疗），对该患者非常有效。

4. 病毒感染是暴发性心肌炎最常见的病因，既往研究报道指出，病毒感染可能与诱发自身免疫性中枢神经系统疾病如吉兰 - 巴雷综合征和僵人综合征有关[16-19]。虽然在这例患者中并没有发现呼吸道病毒感染的证据，但不应忽视感染过程导致的炎症反应及细胞因子风暴，这可能是造成心肌和周围神经损伤的原因[2, 20]。同时，不应忽视的是，自身免疫性疾病容易伴随心肌炎甚至暴发性心肌炎，既往病例报道中不乏自身免疫性疾病[21-25]（系统性红斑狼疮、Graves 病、天疱疮等）合并心肌炎的情况，这与自身免疫性疾病患者的不恰当免疫状态是密不可分的。在这类患者中，免疫调节治疗对心肌炎及原发病均具有重要的意义[21]。

综上所述，本文报道了 1 例极其罕见的暴发性心肌炎合并僵人综合征的病例，该病例通过免疫调节治疗获得了极佳的治疗效果。本病例为该病的治疗提供了一个成功的范例，早期识别和适当治疗可提高该类患者的生存率。

作　　者：陈　鹏（华中科技大学同济医学院附属同济医院）
点评专家：汪道文（华中科技大学同济医学院附属同济医院）

参 考 文 献

[1] Feldman AM，McNamara D. Myocarditis. N Engl J Med，2000，343：1388-1398.

[2] Wang D，Li S，Jiang J，et al. Chinese society of cardiology expert consensus statement on the diagnosis and treatment of adult fulminant myocarditis. Sci China Life Sci，2019，62（2）：187-202.

[3] McCarthy RE，Boehmer JP，Hruban RH，et al. Long-term outcome of fulminant myocarditis as compared with acute（nonfulminant）myocarditis. N Engl J Med，2000，342（10）：690-695.

[4] Maisch B，Ruppert V，Pankuweit S. Management of fulminant myocarditis：a diagnosis in search of its etiology but with therapeutic options. Curr Heart Fail Rep，2014，11（2）：166-177.

[5] Gupta S，Markham DW，Drazner MH，et al. Fulminant myocarditis. Nat Clin Pract Cardiovasc Med，2008，5（11）：693-706.

[6] Ginsberg F，Parrillo JE. Fulminant myocarditis. Crit Care Clin，2013，29（3）：465-483.

[7] Tschöpe C，Ammirati E，Bozkurt B，et al. Myocarditis and inflammatory cardiomyopathy：current evidence and future directions. Nat Rev Cardiol，2021，18：169-193.

[8] Baizabal-Carvallo JF，Jankovic J. Stiff-person syndrome：insights into a complex autoimmune disorder. J Neurol Neurosurg Psychiatry，2015，86（8）：840-848.

[9] Qureshi A，Hennessy M. Stiff person syndrome（SPS）complicated by respiratory failure：successful treatment with rituximab. J Neurol，2012，259（1）：180-181.

[10] Morrissey RP，Rana JS，Luthringer DJ，et al. Case of fulminant giant-cell myocarditis associated with polymyositis，treated with a biventricular assist device and subsequent heart transplantation. Heart Lung，2011，40（4）：340-345.

[11] Bhan A，Baithun SI，Kopelman P，et al. Fatal myocarditis with acute polymyositis in a young adult. Postgrad Med J，1990，66：229-231.

[12] Hiraiwa H，Furusawa K，Kazama S，et al. Fulminant myocarditis with myositis of ocular and respiratory muscles. Nagoya J Med Sci，2020，82（3）：585-593.

[13] Saito N，Shimizu K，Kawaishi M，et al. A survival case of invasive thymoma accompanied by acute fulminant myocarditis. Respirol Case Rep，2013，1（2）：36-38.

[14] Yukiiri K，Mizushige K，Ueda T，et al. Fulminant myocarditis in polymyositis. Jpn Circ J，2001，65（11）：991-993.

[15] Ooka J，Tanaka H，Hatani Y，et al. Treatment of fulminant giant cell myocarditis associated with polymyositis using a left ventricular assist device and subsequent corticosteroid and immunosuppressive therapy leading to remission. Intern Med，2017，56（16）：2155-2158.

[16] Mishra A，Dave N，Mehta M. Fulminant guillain-barré syndrome with myocarditis. J Family Med Prim Care，2014，3（1）：84-85.

[17] Spagnoli C，Iodice A，Salerno GG，et al. CMV-associated axonal sensory-motor Guillain-Barré

syndrome in a child：case report and review of the literature. Eur J Paediatr Neurol，2016，20（1）：168-175.

[18] Silva CT，Silva S，Silva MJ，et al. Guillain-Barré syndrome in a teenage girl：a severe case with anti-GM2 antibodies associated with acute CMV infection and literature review. Clin Pediatr（Phila），2020，59（3）：300-304.

[19] Leis AA，Stokic DS. Neuromuscular manifestations of west nile virus infection. Front Neurol，2012，3：37.

[20] van Doorn PA. Diagnosis，treatment and prognosis of Guillain-Barré syndrome（GBS）. Presse Med，2013，42（6）：e193-201.

[21] Chaudhari D，Madani MA，Balbissi Md KA，et al. Lupus myocarditis presenting as life-threatening overt heart failure：a case report with review of cardiovascular manifestations of systemic lupus erythematosus. J La State Med Soc，2015，167（5）：220-222.

[22] Chen YJ，Lin YJ，Guo MM. Pediatric lupus presenting as pulmonary hypertension，myocarditis，and massive pericardial effusion in an 11-year-old girl：a case report and literature review. Front Pediatr，2022，10：772422.

[23] Demoulin R，Poyet R，Parsai C，et al. Acute autoimmune myocarditis secondary to Graves' disease：a case report. Rev Med Interne，2020，41（3）：206-209.

[24] Wu L，Wang W，Leng Q，et al. Focus on Autoimmune myocarditis in Graves' disease：a case-based review. Front Cardiovasc Med，2021，8；678645.

[25] Frustaci A，Francone M，Verardo R，et al. Pemphigus-associated cardiomyopathy：report of autoimmune myocarditis and review of literature. ESC Heart Fail，2021，8（5）：3690-3695.

病例26 糖皮质激素和机械支持治疗暴发性嗜酸性粒细胞性心肌炎

关键词：暴发性心肌炎；嗜酸性粒细胞性心肌炎；细胞因子风暴；类固醇治疗

一、摘要

嗜酸性粒细胞性心肌炎是一种罕见的心肌炎症性疾病。心肌嗜酸性粒细胞浸润通常是全身性疾病的结果，但仍有多达1/3的患者无法解释其病因。嗜酸性粒细胞性心肌炎的严重程度可从轻度到暴发性心肌炎，其中暴发性病例的死亡率居高不下。笔者在本文报道1例特发性暴发性嗜酸性粒细胞性心肌炎，通过类固醇和机械支持治疗成功救治的案例。一名42岁男性因心源性休克入院。之前患者在另一家医院就诊，表现为发热、低血压、弥漫性心电图异常和肌钙蛋白 T（4.930mg/L；参考值＜0.013mg/L）水平升高，冠状动脉造影未见异常。患者转入笔者所在医院后，开始使用 Impella™ CP 装置进行机械循环支持治疗，并在血流动力学稳定时，进行了心内膜心肌活检。机械循环支持治疗后，患者的肌钙蛋白水平开始下降，但是不久出现了短暂的右心室衰竭。心内膜心肌活检提示嗜酸性粒细胞性心肌炎后，笔者对患者开始使用甲泼尼龙和雷米普利，患者对类固醇反应良好，左心室射血分数迅速提高。出院时患者已完全恢复正常。在后续的检查中，未发现患者存在系统性疾病或寄生虫感染。本病例强调了机械循环支持治疗和类固醇治疗在暴发性心肌炎中的作用。使用 Impella™ 机械循环支持有助于降低左心室负荷，类固醇治疗能有效控制炎症，本病例中，使用了 Impella™ CP 装置及应用甲泼尼龙后，患者的肌钙蛋白水平显著下降，左心功能得到完全恢复。

二、病例介绍

患者，男性，42岁。

患者为白种人，既往无特殊病史，因疑似心源性休克（cardiac shock，CS）被转诊至CCU。患者在另一家医院治疗期间，出现发热、低血压、弥漫性心电图（electrocardiogram，ECG）异常和肌钙蛋白 T（4.930ng/ml；正常范围＜0.013ng/ml）水平升高。入院时，患者仍存在低血压（85/47mmHg），并伴有心动过速（心率97～110次/分）、外周循环障碍（寒冷、毛细血管再充盈时间延长）。患者的中心静脉血氧饱和度仅为37%，血清乳酸为2.7mmol/L。心电图显示窦性心律、双向扩张、右轴 QRS 波电压小和非特异性复极异常。超声心动图提示严重左心室功能障碍，右心室功能轻度至中度受损，但无扩张，少量心包积液，无心脏压塞的迹象。于是对患者行紧急冠状动脉造影，结果提示冠状动脉完全正常，高度怀疑暴发性心肌炎。

三、诊治经过

于是为患者迅速置入了Impella™ CP装置，并置入Swan-Ganz导管。在患者病情稳定时，对其进行了右心室心内膜心肌活检（图26-1）。启动Impella™ CP装置后不久，C反应蛋白和肌钙蛋白T水平下降。

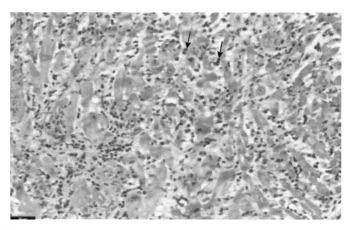

图26-1　心内膜心肌活检显示炎性细胞浸润伴大量嗜酸性粒细胞（箭头）、心肌细胞破坏和水肿

不久，设备发生抽吸事件（基于指示泵入口和心室结构之间接触的电机电流变化，Impella™ CP装置流量自动减少），Impella™ CP装置流量减少到最小支持状态。当中心静脉压（central venous pressure，CVP）上升至20mmHg时，肺动脉楔压下降，肺动脉（pulmonary artery，PA）搏动指数［（肺动脉收缩压 - 肺动脉舒张压）/CVP］仅为0.45（参考值＞1），提示右心室衰竭。随后笔者紧急行经胸超声心动图检查，证实此时确实存在严重的右心室功能障碍，并重新确认了Impella™ CP装置的位置。于是开始对患者应用低剂量米力农［0.3μg/（kg·min）］，以增加心排血量，降低CVP，Impella™ CP装置流量水平成功升高至3.5L/min，乳酸水平迅速下降。之所以选择米力农，是因为它除了具有正性肌力作用外，还具有肺血管扩张功能。

右心室样本的病理染色（图26-2）显示心肌间有大量嗜酸性粒细胞浸润，但是血清嗜酸性粒细胞计数在正常范围内（表26-1）。血清抗细胞质抗体试验、血清抗核抗体（antinuclear antibody，ANA）试验和寄生虫筛查均为阴性。重复进行2次血液培养未培养出细菌。再次仔细询问既往史，该患者最近无药物暴露，既往也无系统性疾病。推测这是一例特发性嗜酸性粒细胞性心肌炎。立刻给予大剂量甲泼尼龙（在第1周以2mg/kg开始），C反应蛋白和肌钙蛋白T在甲泼尼龙治疗后迅速恢复正常。Impella™ CP装置支持24h后肾功能恢复正常。每天行超声心动图，提示左心室和右心室功能开始逐步恢复。第3天开始给予血管紧张素转换酶（angiotensin converting enzyme，ACE）抑制剂。在接下来的几天，心功能恢复正常，Impella™ CP装置于第5天成功拆除。第14天，心脏磁共振成像显示患者心功能完全恢复，仅存在一些残余炎症。第16天，患者出院，出院后服用ACE抑制剂和24mg甲泼尼龙，遵医嘱每周减量4mg。在出院后4个月随访时，患者类固醇激素减量至停用，患者心功能仍然保持正常。

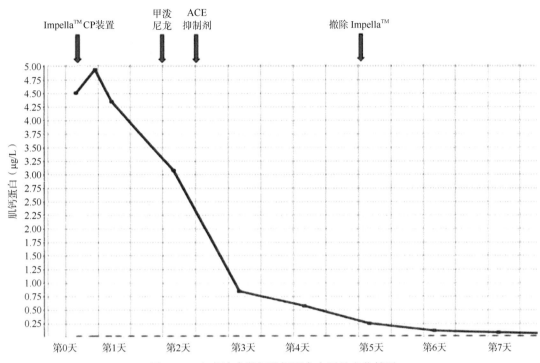

图 26-2　患者治疗期间肌钙蛋白水平的变化情况

使用 Impella™CP 装置后肌钙蛋白首次下降，应用甲泼尼龙后进一步下降

表 26-1　入院时的实验室检查结果和参考值

检查指标	结果	参考值
血红蛋白	13g/dl	13.5 ~ 16.9g/dl
白细胞计数	13.9×10^9/L	3.9×10^9 ~ 10.9×10^9/L
中性粒细胞百分比	86%	41% ~ 71%
嗜酸性粒细胞百分比	0	1% ~ 8%
淋巴细胞百分比	7%	19% ~ 48%
单核细胞百分比	6%	5% ~ 15%
C 反应蛋白	105mg/L	< 5mg/L
尿素氮	101mg/dl	< 49mg/dl
肌酐	104μmol/L	45 ~ 84μmol/L
高敏肌钙蛋白 T	4.930ng/ml	< 0.013ng/ml
NT-proBNP	2310ng/L	< 172ng/L
乳酸	2.7mmol/L	0.5 ~ 2mmol/L
中心静脉血氧饱和度（ScvO₂）	37%	> 65%

四、诊疗体会

嗜酸性粒细胞性心肌炎是一种急性危及生命的心肌炎症性疾病[1]，急性期预后不佳，据统计，住院死亡率可达22.3%[2]，其中，暴发性病例的死亡率更高，治疗的依据很少[3]。

心肌嗜酸性粒细胞浸润通常是系统性疾病的结果,如原发性嗜酸性粒细胞增多综合征、嗜酸性肉芽肿伴多血管炎、克隆性髓系疾病、免疫球蛋白 IgG4 相关疾病、寄生虫感染或药物反应[4-7],但也可能在多达 1/3 的患者中无法解释其病因,称为特发性嗜酸性粒细胞增多综合征[2]。

嗜酸性粒细胞性心肌炎的范围可以从轻度局限性疾病到心肌坏死、血栓性并发症和心肌内膜纤维化相关的多灶性广泛浸润,其病理发展通常分为急性坏死或心肌炎、血栓形成及纤维化三个阶段,但是这三个阶段并不相互排斥,可能同时存在。因此嗜酸性粒细胞性心肌炎的病程可以从轻度到暴发性心肌炎,包括嗜酸性限制型心肌病[8],其临床表现类似于急性冠脉综合征,伴胸闷、胸痛等症状发作,心电图的非特异性改变和血清心脏标志物升高[9],当出现急性胸闷、胸痛症状的患者冠状动脉造影正常,并且无法通过标准的急性冠脉综合征治疗得到改善时,就应当怀疑心肌炎的诊断。嗜酸性粒细胞性心肌炎的诊断需要进行心内膜心肌活检,证明存在心肌坏死、嗜酸性粒细胞浸润等。

嗜酸性粒细胞性心肌炎的治疗因潜在原因而异。患有克隆性骨髓性疾病的患者,尤其是具有酪氨酸激酶突变的患者,对酪氨酸激酶抑制剂伊马替尼有很好的反应,低剂量口服伊马替尼是该病治疗的基础[10]。由寄生虫感染引起的嗜酸性粒细胞增多症患者应进行抗寄生虫治疗。存在 IgG4 相关疾病的患者应采用皮质类固醇或利妥昔单抗等治疗[11]。对于特发性嗜酸性粒细胞性综合征患者,皮质类固醇是一线治疗药物,部分至完全缓解率高达 85%[12]。

暴发性嗜酸性粒细胞性心肌炎是一种罕见但通常可以治疗的疾病,与本病例类似,其诊断需要进行心内膜心肌活检[1]。通常来讲,暴发性嗜酸性粒细胞性心肌炎常继发于全身性嗜酸性粒细胞增多。本病例中,通过血液培养排除了菌血症,通过 ANA 血液检测排除了系统性红斑狼疮[13],并进行了外周血涂片检查,排除了常见的导致外周血嗜酸性粒细胞增多的原因,如嗜酸性粒细胞增多综合征、寄生虫感染或药物反应。患者没有超敏反应,也没有血管炎或寄生虫感染的迹象。血常规也提示该患者外周血嗜酸性粒细胞计数正常。无法确定病因的嗜酸性粒细胞性心肌炎并不罕见,既往研究表明,特发性疾病占嗜酸性粒细胞性心肌炎病例总数的 36%[2]。一项大型回顾性研究显示,14.1% 的组织学确诊病例没有外周血嗜酸性粒细胞增多症[2]。因此,本病例中,只能通过心内膜心肌活检确定暴发性嗜酸性粒细胞性心肌炎的诊断。

心内膜心肌活检除了提供心肌组织炎症的直接证据进而明确心肌炎诊断外,还可以指导心肌炎的后续治疗[14]。心内膜心肌活检对特定类型的暴发性心肌炎如巨细胞性心肌炎[15]、嗜酸性粒细胞性心肌炎[16]和结节病[17]的诊断尤为重要。该病例强调了在暴发性心肌炎病例中早期心内膜心肌活检的重要性,即使在缺乏特定指标的情况下也应当积极进行心内膜心肌活检以明确诊断。根据医院制定的方案,对该患者的右心室进行了活检,但实际上也可以在左心室进行。大多数数据表明,心肌炎左心室(或双心室)活检的诊断率和安全性较高[18, 19]。

在治疗过程中,患者出现心源性休克,本病例中使用 Impella[TM]CP 装置经皮心室辅助装置进行治疗。这是一种安装在导管上的微型轴向连续流动泵[20]。该装置的优点是直径较小（与大多数循环支持装置相比），并且通过从左心室连续抽取血液减少前后负荷，这对心肌炎的恢复有帮助[21]。此外，在本病例中，肌钙蛋白水平（先前报道反映嗜酸性粒细胞性心肌炎的疾病活动程度）在开始使用 Impella™CP 装置后下降，甚至在患者服用甲泼尼龙之前。然而，左心 Impella™CP 装置只提供单心室支持，在心肌炎的情况下，存在右心室衰竭的风险[22]。事实上，最新《中国成人暴发性心肌炎诊断和治疗指南》建议，暴发性心肌炎的治疗推荐使用提供双心室支持的循环支持的动脉 - 静脉体外膜肺氧合（extracorporeal membrane oxygenation，ECMO）装置[23]。ECMO 可以直接将血液从右心房水平引流至体外，进行氧合后再回输至主动脉，能够完全或部分替代心肺功能，达到迅速稳定循环的作用[24]。但是 ECMO 辅助循环也存在不足之处，EMCO 置入后会增加左心室后负荷及肺水肿风险，可导致主动脉瓣开放困难，左心室功能恢复慢，导致最终难以撤除 ECMO[25]。

暴发性心肌炎的病理生理基础是过度免疫激活和炎症风暴导致的心肌严重损伤，因此除了采用机械循环支持维持循环稳定和保障器官灌注之外，另一个重要的治疗方面为免疫调节治疗，包括但不限定于应用糖皮质激素[26-29]。糖皮质激素可明显抑制核转录因子 NF-κB 活性，从而抑制炎症因子产生和炎症风暴形成，具有明显的抗休克及抗心肌炎症、水肿和损伤的作用[30]。在本病例中，应用糖皮质激素治疗后，患者的肌钙蛋白水平迅速下降，心功能快速好转，进一步证实了该理论的正确性。《中国成人暴发性心肌炎诊断和治疗指南》建议患者出院后改为口服泼尼松 20 ~ 40mg/d，维持 1 ~ 3 个月，随访期间根据患者症状、心功能、肌钙蛋白水平、炎症因子水平、心脏磁共振成像或心内膜心肌活检显示心肌炎症和水肿程度、对药物的耐受程度考虑停药和调整治疗。其中对于嗜酸性粒细胞性心肌炎[4, 31]，既往研究表明，激素能明显改善患者出院后的症状。本病例中，患者出院继续服用 24mg/d 的糖皮质激素，按照每周减 4mg 逐步停用，至 4 个月随访时，患者心功能依旧良好。

总之，在本文中报道了 1 例原因未知的暴发性嗜酸性粒细胞性心肌炎，该患者病情进展迅速，在治疗过程中出现心搏骤停，通过及时置入机械循环支持装置及给予糖皮质激素治疗，患者得到了成功的救治。本病例强调了早期行心内膜心肌活检的重要性，以及机械循环支持治疗和糖皮质激素治疗的有效性。

五、专家点评

1. 暴发性嗜酸性粒细胞性心肌炎约占暴发性心肌炎的 5%，除了来自嗜酸性粒细胞增多症外，主要来自于各种急性过敏性疾病，甚至包括 Kounis 综合征病例，药物（如青霉素、中药附子等）和食物（如虾）过敏或寄生虫感染。

2. 暴发性嗜酸性粒细胞性心肌炎的发病机制同样是固有免疫过度激活（这里特别包含嗜酸性粒细胞），然后形成炎症风暴致病。

3. 治疗上推荐机械循环支持和免疫调节治疗。这里没有应用免疫球蛋白，但是主张使用，可以对固有免疫过度激活产生明显作用。

本病例引自 Balthazar T，Adriaenssens T，Droogne W，et al. Fulminant eosinophilic myocarditis treated with steroids and mechanical unloading：a case report. Eur Heart J Case Rep，2020，4（6）：

1-5，已获授权允许。

编译作者：舒鸿洋（华中科技大学同济医学院附属同济医院）
点评专家：汪道文（华中科技大学同济医学院附属同济医院）

参 考 文 献

[1] Cheung CC，Constantine M，Ahmadi A，et al. Eosinophilic myocarditis. Am J Med Sci，2017，354：486-492.

[2] Brambatti M，Matassini MV，Adler ED，et al. Eosinophilic myocarditis：characteristics，treatment，and outcomes. J Am Coll Cardiol，2017，70：2363-2375.

[3] Baandrup U. Eosinophilic myocarditis. Herz，2012，37：849-852.

[4] Zhong Z，Yang Z，Peng Y，et al. Diagnosis and treatment of eosinophilic myocarditis. J Transl Autoimmun，2021，4：100118.

[5] Belfeki N，Abroug S，Ghriss N，et al. Successful benralizumab for eosinophilic myocarditis in eosinophilic granulomatosis with polyangiitis. Clin Exp Rheumatol，2021，40：834-837.

[6] Ramos-López N，Pérez-García CN，Ferrera C，et al. Eosinophilic myocarditis due to Toxocara infection. Hellenic J Cardiol，2022，68：74-75.

[7] Kendell KR，Day JD，Hruban RH，et al. Intimate association of eosinophils to collagen bundles in eosinophilic myocarditis and ranitidine-induced hypersensitivity myocarditis. Arch Pathol Lab Med，1995，119：1154-1160.

[8] Buchanan CE，Kakkar E，Dreskin SC，et al. Allergy and the heart：eosinophilic myocarditis with biventricular thrombi. JACC Case Rep，2020，2：1942-1946.

[9] Galiuto L，Enriquez-Sarano M，Reeder GS，et al. Eosinophilic myocarditis manifesting as myocardial infarction：early diagnosis and successful treatment. Mayo Clin Proc，1997，72（7）：603-610.

[10] Lefèvre G，Copin MC，Staumont-Sallé D，et al. The lymphoid variant of hypereosinophilic syndrome：study of 21 patients with CD3-CD4$^+$ aberrant T-cell phenotype. Medicine（Baltimore），2014，93：255-266.

[11] Carruthers MN，Topazian MD，Khosroshahi A，et al. Rituximab for IgG4-related disease：a prospective，open-label trial. Ann Rheum Dis，2015，74：1171-1177.

[12] Ogbogu PU，Bochner BS，Butterfield JH，et al. Hypereosinophilic syndrome：a multicenter，retrospective analysis of clinical characteristics and response to therapy. J Allergy Clin Immunol，2009，124（6）：1319-1325.e3.

[13] Comarmond C，Cacoub P. Myocarditis in auto-immune or auto-inflammatory diseases. Autoimmun Rev，2017，16：811-816.

[14] Dominguez F，Kühl U，Pieske B，et al. Update on myocarditis and inflammatory cardiomyopathy：reemergence of endomyocardial biopsy. Rev Esp Cardiol（Engl Ed），2016，69：178-187.

[15] Shields RC，Tazelaar HD，Berry GJ，et al. The role of right ventricular endomyocardial biopsy for idiopathic giant cell myocarditis. J Card Fail，2002，8（2）：74-78.

[16] Kim CH，Vlietstra RE，Edwards WD，et al. Steroid-responsive eosinophilic myocarditis：diagnosis by endomyocardial biopsy. Am J Cardiol，1984，53：1472-1473.

[17] Birnie DH. Cardiac sarcoidosis. Semin Respir Crit Care Med，2020，41：626-640.

[18] Chimenti C，Frustaci A. Contribution and risks of left ventricular endomyocardial biopsy in patients with

cardiomyopathies: a retrospective study over a 28-year period. Circulation, 2013, 128: 1531-1541.

[19] Yilmaz A, Kindermann I, Kindermann M, et al. Comparative evaluation of left and right ventricular endomyocardial biopsy: differences in complication rate and diagnostic performance. Circulation, 2010, 122: 900-909.

[20] Zein R, Patel C, Mercado-Alamo A, et al. A review of the impella devices. Interv Cardiol, 2022, 17: e05.

[21] Chera HH, Nagar M, Chang NL, et al. Overview of Impella and mechanical devices in cardiogenic shock. Expert Rev Med Devices, 2018, 15: 293-299.

[22] Gottula AL, Shaw CR, Milligan J, et al. Impella in transport: physiology, mechanics, complications, and transport considerations. Air Med J, 2022, 41: 114-127.

[23] Hang WJ, Chen C, Seubert JM, et al. Fulminant myocarditis: a comprehensive review from etiology to treatments and outcomes. Signal Transduction and Targeted Therapy, 2020, 5: 15.

[24] Le Gall A, Follin A, Cholley B, et al. Veno-arterial-ECMO in the intensive care unit: From technical aspects to clinical practice. Anaesth Crit Care Pain Med, 2018, 37: 259-268.

[25] Fried JA, Masoumi A, Takeda K, et al. How I approach weaning from venoarterial ECMO. Crit Care, 2020, 24: 307.

[26] Hafezi-Moghadam A, Simoncini T, Yang Z, et al. Acute cardiovascular protective effects of corticosteroids are mediated by non-transcriptional activation of endothelial nitric oxide synthase. Nat Med, 2002, 8: 473-479.

[27] Jiang J, Cui G, Chen C, et al. Long term prognosis of fulminant myocarditis and predictors related to impaired cardiac function post discharge. Chin J Cardiol, 2022, 50 (3): 263-269.

[28] Chen HS, Wang W, Wu SN, et al. Corticosteroids for viral myocarditis. Cochrane Database Syst Rev, 2013, 2013: Cd004471.

[29] Schultheiss HP, Kühl U, Cooper LT. The management of myocarditis. Eur Heart J, 2011, 32: 2616-2625.

[30] Cain DW, Cidlowski JA. Immune regulation by glucocorticoids. Nat Rev Immunol, 2017, 17: 233-247.

[31] Kawano S, Kato J, Kawano N, et al. Clinical features and outcomes of eosinophilic myocarditis patients treated with prednisolone at a single institution over a 27-year period. Intern Med, 2011, 50: 975-981.

病例 27　暴发性 1 型糖尿病合并急性胰腺炎和心肌炎

关键词： 暴发性 1 型糖尿病；急性胰腺炎；心肌炎；细胞因子风暴

一、摘要

暴发性 1 型糖尿病（fulminant type 1 diabetes mellitus，FT1DM）是 1 型糖尿病的一种亚型，其特征是发病迅速，胰岛 B 细胞迅速且几乎完全破坏，FT1DM 的发生率与 HLA DRB1*04：05 和 DQB1*04：01 相关，目前其病因尚未完全阐明。其中一些 FT1DM 病例合并急性胰腺炎或心肌炎。笔者在本文报道 1 名 31 岁女性患者，因腹部疼痛住进当地医院，入院时，血清淀粉酶显著升高，腹部 CT 提示胰腺肿大和轻度腹水，被诊断为急性胰腺炎。住院第 4 天时，患者出现糖尿病酮症酸中毒，后转院，症状和相关实验室检查均符合 FT1DM 诊断标准。住院第 3 天时，心电图显示 ST 段抬高，血清心肌酶明显升高，此外心脏磁共振成像提示心尖部晚期钆增强，以上均为急性心肌炎的表现，住院第 4 天，与心肌炎相关的心电图异常和生物标志物升高情况有所改善。本病例是第一例同时伴有急性胰腺炎和心肌炎的 FT1DM 病例，提示 FT1DM 同急性胰腺炎和急性心肌炎可能存在共同的病理生理机制。

二、病例介绍

患者，女性，31 岁，日本人。

主诉：上腹部持续疼痛。

患者在入院前 4 天，无明显诱因出现发热，不伴腹痛腹泻、心悸、头痛头晕、四肢乏力等，患者就诊于当地诊所，流感病毒检测为阴性，在服用解热药后发热可自行缓解，但逐渐开始出现上腹部疼痛，停止排便、排气，遂就诊。

入院时体格检查：患者神志清楚，口腔及皮肤色泽正常，无黄疸、瘀斑瘀点等，颈软，无抵抗，双肺呼吸音清，未闻及明显干湿啰音，心界不大，心率 100 次 / 分，律齐，未闻及明显心脏杂音，无颈静脉充盈，肝脾肋下未触及，腹肌紧张，左下腹压痛、反跳痛明显，移动性浊音可疑阳性，双下肢不肿，足背动脉可触及搏动。

既往史：该患者幼儿时期有支原体肺炎病史，父亲有糖尿病。余病史和家族史无特殊，无糖尿病、高血压、冠心病、结核、乙型肝炎、甲状腺功能亢进症、结缔组织病等慢性病史，无食物、药物过敏史。

入院时，患者空腹血糖、胰岛素和 C 肽水平均在正常范围内，分别为 101mg/dl、2.2μIU/L 和 0.8ng/ml，血清肌酸激酶水平正常，但是血清淀粉酶显著升高，为 370IU/L，并且腹部 CT 提示存在胰腺肿胀和轻度腹水（图 27-1A），不合并其他器官功能障碍，患者被诊断为水肿性急性胰腺炎。接受乌司他丁治疗后，患者腹痛逐渐缓解。然而在入院后第 4 天，患者开始出现不明原因的恶心呕吐和持续性腰痛，并开始出现意识障碍（日本昏迷量表 Ⅱ-10：嗜睡），伴有高血糖（861mg/dl）及代谢性酸中毒，被诊断为糖尿病酮症酸中毒。

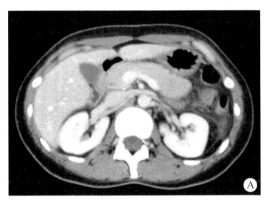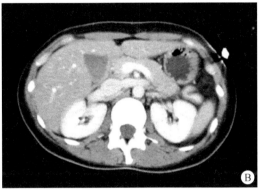

图 27-1　腹部计算机体层成像（computed tomography，CT）
A. 在当地医院，影像学检查显示胰腺肿胀和轻度腹水；B. 入住第 1 天，影像学检查未发现任何异常

三、诊治经过

入院时，患者出现意识模糊（日本昏迷量表 Ⅰ-2）和恶心症状。实验室检查显示代谢性酸中毒（动脉血中的 pH、HCO_3^- 和阴离子间隙分别为 7.07mmol/L、2.7mmol/L 和 27.7mmol/L）、高酮症（血清总酮体 13 179μmol/L）和高血糖（612mg/dl）。糖化血红蛋白（5.7%）在正常范围内，抗谷氨酸脱羧酶（GAD）抗体和抗 IA-2 抗体未检测到。此外，在胰高血糖素试验后，患者血清 C 肽和 24h 尿液 C 肽排泄物均未检测到。此外，人类白细胞抗原（human leukocyte antigen，HLA）分型显示患者携带 DRB1*0401-DQB1*0301 和 DRB1*1302-DQB10604 Ⅱ 类基因。这些临床表现和实验室检查结果符合糖尿病酮症酸中毒 FT1DM 的诊断标准，于是立即给予静脉胰岛素输注治疗。患者住院期间的临床病程如图 27-2 所示。

尽管血清淀粉酶（1800U/L，图 27-2）、脂肪酶和胰蛋白酶（分别为 320U/L 和 3040ng/ml）升高，但 CT 复查（图 27-1B）和磁共振胰胆管成像（magnetic resonance cholangiopancreatography，MRCP）显示胰腺无明显异常（数据未显示）。治疗后第 2 天，患者的症状有所改善，血糖水平降至 200mg/dl 以下，昏迷情况好转。然而在第 3 天，心电图显示 $V_3 \sim V_6$ 导联 ST 段抬高（图 27-3），患者没有典型的心脏症状（心悸、胸闷胸痛、四肢乏力等），但血清肌酸激酶（creatinine kinase，CK）（830U/L，图 27-2）、CK-MB 和肌钙蛋白 I（分别为 49U/L 和 11.99ng/ml）升高。冠状动脉造影显示无明显异常。左心室造影（left ventriculography，LVG）显示心尖壁运动功能减弱，未发现其他异常表现，包括 Takotsubo 综合征。诊断为急性心肌炎。第 4 天，异常心电图有所改善，血清心肌坏死标志物均已正常化。在第 8 天，心脏磁共振成像（cardiac magnetic resonance imaging）显示心尖壁心肌延迟强化（late gadolinium enhancement，LGE）（图 27-4）。在第 28 天，随访心脏 MRI 显示心尖壁 LGE 消失。

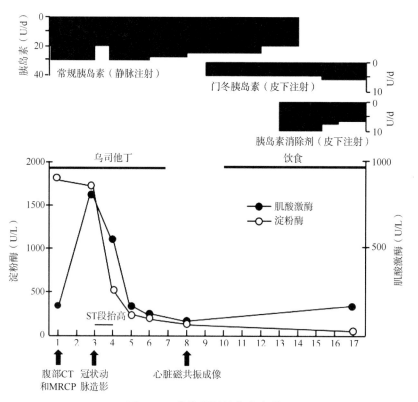

图 27-2　住院期间的临床病程

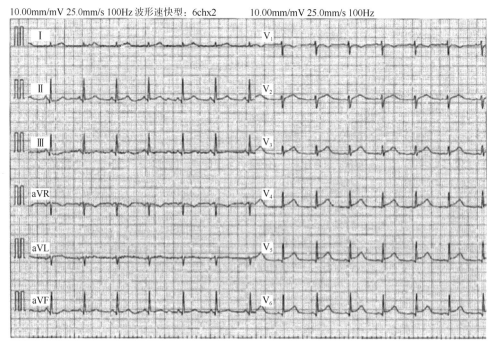

图 27-3　入院后第 2 天心电图

在 $V_3 \sim V_6$ 导联中观察到 ST 段抬高

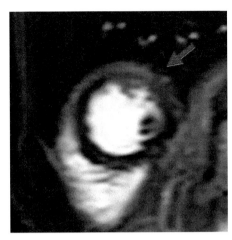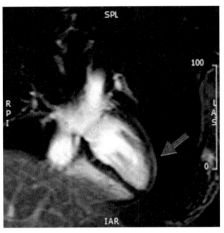

图 27-4　心脏 MRI

在心尖壁中观察到 LGE（箭头）

病毒感染可能会导致 FT1DM，因此在入院当天和第 4 周时检测了相关的病毒抗体，如腺病毒、甲型和乙型流感病毒、埃可病毒（3、7、11、12 型）、柯萨奇病毒（A2、A4、A5、A6、A9、A16、B1、B2、B3、B4、B5、B6 型）、副流感病毒（1、2、3 型）、呼吸道合胞病毒、EB 病毒、麻疹病毒、腮腺炎病毒、单纯疱疹病毒、风疹病毒、巨细胞病毒和人类微小病毒 B19。以上病毒抗体检测均未显示抗体滴度显著升高。住院 35 天时，患者病情好转，予以办理出院，在此次住院期间患者接受了强化胰岛素治疗，没有服用任何治疗心血管疾病或胰腺炎的药物。

四、诊疗体会

暴发性 1 型糖尿病（FT1DM）是 Imagawa 于 2000 年提出的一种新型 1 型糖尿病亚型。其是一种临床综合征，特征是胰岛 B 细胞被迅速且几乎完全破坏。这种亚型的代谢紊乱比自身免疫性 1 型糖尿病更严重[1]。FT1DM 目前病因不明，一些资料表明，其可能与遗传因素如人类白细胞抗原及环境因素如病毒感染有关[2]。此外，免疫反应在 FT1DM 的发病过程中发挥着核心作用[3]，研究表明，FT1DM 患者的胰岛和外分泌胰腺中可检测到大量浸润的 T 细胞和巨噬细胞[4]。

急性胰腺炎是一种常见的胃肠道疾病，其特征是外分泌胰腺炎症，表现为急性腹痛。其是胃肠道疾病患者住院的主要原因之一[5]。重症急性胰腺炎可导致胰腺坏死、器官衰竭和死亡。当前针对急性胰腺炎的治疗，主要以支持治疗为主，没有特异的治疗方法，其主要原因是缺乏对急性胰腺炎发病机制的了解。目前公认胰腺炎的发展大致分为两个阶段。腺泡内阶段，即损伤和炎症在腺泡细胞中开始；腺泡外阶段，即炎症扩散到局部组织，然后发展到全身水平[6-8]。不受控制的全身炎症是急性胰腺炎发病率和死亡率双高的核心原因。

急性心肌炎是心肌组织的炎症性损伤，主要由病毒感染介导，但也可由细菌、原生动物或真菌感染，多种有毒物质和药物及全身免疫介导的疾病诱导[9]。病毒性心肌炎的发病过程在概念上可分为 3 个阶段：病毒进入细胞和固有免疫反应激活的急性期（可持续 1 ~ 7 天），适应性免疫反应激活的亚急性期（可持续 1 ~ 4 周），以及可持续数月至数年的慢性期。其中延迟或无效的病毒清除，以及慢性炎症和心脏重塑可导致扩张型心肌病[10]。

五、专家点评

1. 本文报道了 1 例罕见的同时合并急性胰腺炎和心肌炎的 FT1DM 病例。该病例可引发我们对 FT1DM、急性胰腺炎和心肌炎的病因及病理生理机制的思考。

2. 胰腺外分泌酶升高是 FT1DM 的主要诊断标准之一[11]。已有关于 FT1DM 合并急性胰腺炎的病例报道[12, 13]。此外，也有 FT1DM 病例可表现出心肌炎[13-15]。该例患者在短时间内连续出现胰腺炎、FT1DM 和心肌炎。因此，有理由推测这三种疾病是由同一原因引起的。

急性胰腺炎在本病例患者中最先出现。急性胰腺炎的常见病因包括胆结石、胆道异常、过量饮酒、药物使用和创伤。除此之外，约 10% 的急性胰腺炎病例是由非常见的因素引起的，如病毒、细菌和寄生虫[16]，其中病毒诱导的胰腺炎是感染性胰腺炎的主要类型[17]。本例患者在急性胰腺炎发作的 4 天前出现发热，随后出现上腹痛和恶心症状，患者在当地医院入院时没有检测血脂水平，转入院时血清甘油三酯水平正常，腹部 CT 提示没有胆结石，可排除胆结石和高脂血症，因此笔者推测此次发作急性胰腺炎可能与病毒感染有关。急性心肌炎的病因包括感染性因素和非感染性因素，其中病毒感染是心肌炎的主要病因[18]。病毒感染如柯萨奇病毒和巨细胞病毒感染也被认为与 FT1DM 的发展有关。检测了患者入院当天（发热后约 10 天）和 1 个月后血清中的病毒抗体滴度，然而结果并未提示任何病毒感染。患者发热时流感病毒检测也为阴性，笔者认为以上结果仍不能排除病毒感染因素，可能因为检测时间点不恰当，或检测的病毒抗体谱尚未覆盖目标病毒。

3. 本例患者在出现急性胰腺炎后的第 4 天出现不明原因的昏迷，胰岛相关自身抗体呈阴性，且几乎没有 C 肽分泌，血气分析提示代谢性酸中毒，可诊断 FT1DM。此外，本例患者父亲有糖尿病家族史，这可能增加了其易感性，HLA 分型显示患者携带 DRB1*0401-DQB1*0301 和 DRB1*1302-DQB10604 Ⅱ 类基因，与已报道和 FT1D 发病率相关的 HLA DRB1*0405-DQB1*0401 基因尚不匹配[2, 19]。在接受静脉胰岛素治疗后，患者的症状得到改善，但随后立即出现了心肌损伤表现，心肌损伤标志物升高，心电图提示心肌受损，心脏磁共振成像目前是非侵入性诊断心肌炎的金标准，本例患者的心脏磁共振成像显示心尖壁心肌延迟强化，为典型的心肌炎表现。

4. 笔者推测 FT1DM 和急性胰腺炎、心肌炎相继出现，可能与炎症反应相关。目前认为不受控制的全身炎症是急性胰腺炎导致多器官功能衰竭和死亡的主要原因[20]，系统免疫炎症指数（定义为血小板 × 中性粒细胞 / 淋巴细胞比值）和系统炎症反应指数（定义为中性粒细胞 × 单核细胞 / 淋巴细胞比值）可作为急性胰腺炎患者疾病严重程度的潜在生物标志物，其与急性胰腺炎患者的临床结局相关[21]。研究显示，在急性胰腺炎小鼠模型中，包括白介素 6（interleukin 6，IL-6）、肿瘤坏死因子 α（tumor necrosis factor-α，TNF-α）和 IL-18 等在内的多种细胞因子有显著升高[22]，阻断 IL-6 和 TNF-α 升高可减少胰腺和胰腺外器官的损伤[23]，大剂量的阿达木单抗（TNF-α 抑制剂）可有效减轻胰腺细胞凋亡并改善急性胰腺炎的症状[24]。急性心肌炎的发病机制复杂，涉及患者的遗传背景、机体的免疫状态、病毒毒力及环境等多种因素的相互作用。目前认为，各种病因导致的过度免疫激活及迅速触发免疫细胞大量释放炎症因子所引起的细胞因子风暴（也称"炎症风暴"）是急性心肌炎病情重、死亡率高的重要原因[25, 26]。既往研究报道，可溶性生长刺激表达基因 2 蛋白（sST2）、IL-1、IL-6 和 TNF-α 是介导炎症风暴的主要炎症因子[27]。但是本例患者尚未检测相关炎症因子指标，未能提供相关推理证据。

总之，笔者经历了 1 例同时伴有胰腺炎和心肌炎的 FT1DM 病例。据我们所知，先前没有病例报告描述 FT1DM 同时并发急性胰腺炎和心肌炎。该病例表明，FT1DM 可能与急性胰腺炎和心肌炎共享类似病因及病理生理机制。

值得注意的是，临床上可以出现暴发性心肌炎合并 FT1DM，也可见暴发性心肌炎合并胰腺炎病例。

本病例引自 Egashira F，Kawashima M，Morikawa A，et al. A rare case of fulminant type 1 diabetes mellitus accompanied by both acute pancreatitis and myocarditis-case report. BMC Endocr Disord，2020，20（1）：127，已获授权允许。

编译作者：舒鸿洋（华中科技大学同济医学院附属同济医院）
点评专家：汪道文（华中科技大学同济医学院附属同济医院）

参 考 文 献

[1] Liu L，Zeng L，Sang D，et al. Recent findings on fulminant type 1 diabetes. Diabetes/metabolism Research and Reviews，2018，34（1）. DOI：10.1002/dmrr.2928.

[2] Hanafusa T. Fulminant type 1 diabetes：20 years of discovery and development. Diabetology International，2020，11（4）：310-314.

[3] Oikawa Y，Shimada A. Possible involvement of autoimmunity in fulminant type 1 diabetes. Diabetology International，2020，11（4）：329-335.

[4] Chujo D，Kawabe A，Matsushita M，et al. Fulminant type 1 diabetes patients display high frequencies of IGRP-specific type 1 CD8（+）T cells. Clinical Immunology（Orlando，Fla），2021，233：108893.

[5] Mederos MA，Reber HA，Girgis MD. Acute pancreatitis：a review. JAMA，2021，325（4）：382-390.

[6] Wang GJ，Gao CF，Wei D，et al. Acute pancreatitis：etiology and common pathogenesis. World Journal of Gastroenterology，2009，15（12）：1427-1430.

[7] Ge P，Luo Y，Okoye CS，et al. Intestinal barrier damage，systemic inflammatory response syndrome，and acute lung injury：a troublesome trio for acute pancreatitis. Biomedicine & Pharmacotherapy，2020，132：110770.

[8] Liu S，Szatmary P，Lin JW，et al. Circulating monocytes in acute pancreatitis. Frontiers in Immunology，2022，13：1062849.

[9] Ammirati E，Moslehi JJ. Diagnosis and treatment of acute myocarditis：a review. JAMA，2023，329（13）：1098-1113.

[10] Tschöpe C，Ammirati E，Bozkurt B，et al. Myocarditis and inflammatory cardiomyopathy：current evidence and future directions. Nature Reviews Cardiology，2021，18（3）：169-193.

[11] Imagawa A，Hanafusa T，Awata T，et al. Report of the Committee of the Japan Diabetes Society on the

research of fulminant and acute-onset type 1 diabetes mellitus: new diagnostic criteria of fulminant type 1 diabetes mellitus (2012). Journal of diabetes investigation, 2012, 3 (6): 536-539.

[12] Obata A, Kaneto H, Kamei S, et al. Pancreatic inflammation captured by imaging technology at the onset of fulminant type 1 diabetes. Diabetes Care, 2015, 38 (9): e135-e136.

[13] Kahara T, Takamura T, Sakurai M, et al. Pancreatic exocrine and endocrine events occur concomitantly but independently during the course of fulminant type 1 diabetes. Diabetes Research and Clinical Practice, 2006, 71 (3): 241-246.

[14] Ohara N, Kaneko M, Kuwano H, et al. Fulminant type 1 diabetes mellitus and fulminant viral myocarditis. A case report and literature review. International Heart Journal, 2015, 56 (2): 239-244.

[15] Taniguchi T, Tanaka J, Seko S, et al. Association of rapid-onset type 1 diabetes and clinical acute pancreatitis positive for autoantibodies to the exocrine pancreas. Diabetes Care, 2001, 24 (12): 2156-2157.

[16] Rawla P, Bandaru SS, Vellipuram AR. Review of infectious etiology of acute pancreatitis. Gastroenterology Research, 2017, 10 (3): 153-158.

[17] Chatila AT, Bilal M, Guturu P. Evaluation and management of acute pancreatitis. World Journal of Clinical Cases, 2019, 7 (9): 1006-1020.

[18] Ammirati E, Veronese G, Bottiroli M, et al. Update on acute myocarditis. Trends in Cardiovascular Medicine, 2021, 31 (6): 370-379.

[19] Ye X, Zeng T, Kong W, et al. Integrative analyses of genes associated with fulminant type 1 diabetes Journal of Immunology Research, 2020, 2020: 1025857.

[20] Habtezion A. Inflammation in acute and chronic pancreatitis. Current Opinion in Gastroenterology, 2015, 31 (5): 395-399.

[21] Lu L, Feng Y, Liu YH, et al. The systemic immune-inflammation index may be a novel and strong marker for the accurate early prediction of acute kidney injury in severe acute pancreatitis patients. Journal of Investigative Surgery, 2022, 35 (5): 962-966.

[22] Iyer S, Bawa EP, Tarique M, et al. Know thy enemy-understanding the role of inflammation in severe acute pancreatitis. Gastroenterology, 2020, 158 (1): 46-48.

[23] Dixit A, Cheema H, George J, et al. Extracellular release of ATP promotes systemic inflammation during acute pancreatitis. American Journal of Physiology Gastrointestinal and Liver Physiology, 2019, 317 (4): g463-g475.

[24] Güney B, Tanoğlu A, Yeniçeri M, et al. Favorable efficacy of adalimumab treatment in experimental acute pancreatitis model. Turkish Journal of Medical Sciences, 2022, 52 (6): 1821-1828.

[25] Hang WJ, Chen C, Seubert JM, et al. Fulminant myocarditis: a comprehensive review from etiology to treatments and outcomes. Signal Transduct Target Ther, 2020, 5 (1): 15.

[26] He W, Zhou L, Xu K, et al. Immunopathogenesis and immunomodulatory therapy for myocarditis. Science China Life Sciences, 2023, 66 (9): 1-26.

[27] Wang J, He M, Li H, et al. Soluble ST2 is a sensitive and specific biomarker for fulminant myocarditis. Journal of the American Heart Association, 2022, 11 (7): e024417.

延误的暴发性
心肌炎

病例 28　入院 24h 内死亡的暴发性心肌炎

关键词： 心肌炎；休克；血氧饱和度下降

一、摘要

本病例为 1 名中年女性，因"胸痛 3 天"就诊。起病前 1 天有发热，急诊查肌钙蛋白升高，心电图显示前壁 ST 段抬高，考虑"急性心肌梗死"收入院。入院启动胸痛急诊流程，冠状动脉造影阴性，结合心脏超声发现，修正诊断"暴发性心肌炎"，随即启动免疫调节等治疗。此后患者血流动力学迅速并持续恶化，给予血管活性药物及无创呼吸机辅助通气等无效，在造影结束约 6h 后置入 IABP 及机械（气管插管）辅助通气，但病情仍无改善，家属最终放弃抢救。本病例是一例胸痛起病，心电图表现为急性心肌梗死，病情进展极为凶险，同时因预判不足，生命支持治疗启动过晚，最终抢救失败的典型病例。

二、病例介绍

患者，女性，42 岁，农民，2014 年 6 月 28 日（7：00）入院。

主诉：胸痛 3 天。

现病史：4 天前患者喷洒农药后出现发热，体温 38.8℃，伴头晕、心悸，无咳嗽、咳痰，当地诊所给予"头孢、利巴韦林"治疗后热退。3 天前出现胸痛，为心前区针刺样痛，间断发作，发作无诱因，持续时间不等，数分钟到几十分钟，伴头晕、冷汗、心悸、咳嗽，无腹痛、腹泻、呕吐等不适，至当地医院治疗后（具体不详）无明显缓解，来笔者所在医院，急诊查心肌肌钙蛋白升高（3.3ng/ml），心电图考虑"急性前壁心肌梗死？"遂收入笔者所在科室。

起病以来，患者精神、饮食、睡眠差，大便正常，小便量少，体重无明显变化，体力较前下降。

体格检查：血压 99/63mmHg，心率 100 次 / 分，呼吸 20 次 / 分，体温 36℃，神志清，精神欠佳，平车推入病房，查体合作。全身皮肤、巩膜无黄染，颈静脉无充盈，双肺呼吸音稍粗，双肺底少许湿啰音，心率 100 次 / 分，律齐，心音低，未闻及病理性杂音，腹软，剑突下压痛，无反跳痛，肝脾肋下未触及，双下肢不肿，生理反射存在，病理反射未引出。

既往史：否认高血压、糖尿病、高脂血症等病史，否认肝炎、结核、血吸虫病等传染病病史，否认外伤、手术、输血史，否认食物、药物过敏史。

个人史、婚育史和家族史：无特殊。

实验室检查和特殊检查如表 28-1 ～表 28-4 所示。

表 28-1 血气分析

指标	数值	参考值
氧分压（mmHg）	58 ↓	80.0 ～ 100.0
二氧化碳分压（mmHg）	33 ↓	35.0 ～ 45.0
标准碳酸氢根（mmol/L）	24.8	21.3 ～ 24.8
实际碳酸氢根（mmol/L）	23.5	21.4 ～ 27.3
二氧化碳总量（mmol/L）	24.5	24.0 ～ 32.0
全血剩余碱（mmol/L）	0	−3.00 ～ 3.00
酸碱度	7.46 ↑	7.350 ～ 7.450
细胞外液剩余碱（mmol/L）	−0.3	−3.00 ～ 3.00
血氧饱和度（%）	91 ↓	91.9 ～ 99.0

表 28-2 血常规

指标	数值	参考值
白细胞计数（×10^9/L）	19.7 ↑	4.00 ～ 10.00
中性粒细胞（×10^9/L）	17.51 ↑	2.04 ～ 7.50
中性粒细胞百分比（%）	88.8 ↑	51.00 ～ 75.00
淋巴细胞（×10^9/L）	1.37	0.80 ～ 4.00
淋巴细胞百分比（%）	7.00 ↓	20.00 ～ 40.00
单核细胞（×10^9/L）	0.81 ↑	0.12 ～ 0.80
单核细胞百分比（%）	4.1	3.00 ～ 8.00
嗜酸性粒细胞（×10^9/L）	0 ↓	0.02 ～ `0.50
嗜酸性粒细胞百分比（%）	0 ↓	0.50 ～ 5.00
嗜碱性粒细胞（×10^9/L）	0.01	0.0 ～ 0.10
嗜碱性粒细胞百分比（%）	0.1	0.00 ～ 1.00
红细胞计数（×10^9/L）	3.78	3.50 ～ 5.00
血红蛋白（g/L）	118	110.0 ～ 150.0
血小板计数（×10^9/L）	146	100.00 ～ 300.00

表 28-3 血生化、凝血功能

指标	数值	参考值
谷丙转氨酶（U/L）	277 ↑	4 ～ 33
谷草转氨酶（U/L）	424 ↑	4 ～ 32
总蛋白（g/L）	56.4 ↓	64 ～ 83
白蛋白（g/L）	29.9 ↓	35.0 ～ 52.0
球蛋白（g/L）	26.5	20 ～ 35
总胆红素（mmol/L）	14.4	3.4 ～ 20.5
直接胆红素（mmol/L）	3.8	0.00 ～ 6.84
总胆固醇（mmol/L）	3.16	2.90 ～ 5.20
甘油三酯（mmol/L）	1.2	0.05 ～ 1.70

续表

指标	数值	参考值
血清钾（mmol/L）	4.02	3.50 ~ 5.10
血清钠（mmol/L）	132.1 ↓	136 ~ 145
血清氯（mmol/L）	96.7 ↓	98 ~ 110
肌酐（μmol/L）	50	45 ~ 84
尿素氮（mmol/L）	6.84	1.7 ~ 8.3
eGFR（ml/min · 1.73m^2）	117.4	> 90
超敏 C 反应蛋白（mg/L）	6.1 ↑	0.1 ~ 3.0
血沉（mm/h）	6	0 ~ 20
D- 二聚体（μg/ml）	2.82 ↑	< 0.5
凝血酶原时间（s）	15 ↑	11.5 ~ 14.5

表 28-4　心肌损伤标志物

指标	数值	参考值
高敏肌钙蛋白（pg/ml）	17.929 ↑	≤ 0.028
肌红蛋白（ng/ml）	122.1	1.00 ~ 140.10
肌酸激酶同工酶（ng/ml）	58.3 ↑	0.10 ~ 6.60

其他实验室检查：乙型肝炎病毒、梅毒螺旋体、人类免疫缺陷病毒抗体阴性；尿常规、粪常规、甲状腺功能全套、糖化血红蛋白无明显异常；风湿、类风湿、血管炎、狼疮抗凝物等免疫相关抗体阴性。

心电图如图 28-1 所示。

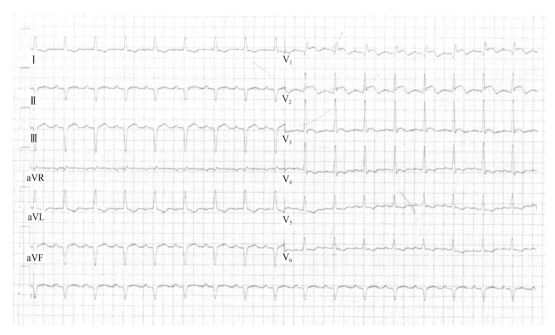

图 28-1　入院 12 导联心电图可见前壁 V₁、V₂ 导联 ST 段抬高，下壁 Q 波

超声心动图（床旁）：左心室不大（42mm），室间隔和左心室后壁稍增厚，左心室弥漫性室壁运动减弱，室间隔减弱更明显，左心室射血分数估测值为35%。

胸部X线片（床旁）：双肺散在斑片影，提示双肺感染。

三、诊治经过

入院后结合患者心电图及高敏肌钙蛋白结果，考虑急性心肌梗死，立即启动胸痛急诊流程，急诊行冠状动脉造影（6月28日10：00），结果显示冠状动脉未见异常。冠状动脉造影后患者转入CCU，出现头晕、懒言、胸闷、心悸和呼吸困难，并血压降低；持续多巴胺12μg/（kg·min）泵入情况下，血压波动在82～90/50～58mmHg；持续鼻导管吸氧（氧流量8L/min），血氧饱和度波动在80%～88%。加用间羟胺，同时行BiPAP呼吸机辅助通气。

患者冠状动脉造影阴性，并结合床旁超声心动图发现，修正临床诊断为"暴发性心肌炎"。随后予以抗感染（美罗培南1.0g，每8小时1次）、激素（甲泼尼龙200mg，每天1次）、免疫球蛋白（10g，每天1次）、抗病毒（更昔洛韦0.25g，每天2次）、营养心肌、床旁血液透析等治疗。患者症状缓解不明显，无创呼吸机辅助通气［吸气相气道正压（IPAP）18cmH₂O、呼气相气道正压（EPAP）4cmH₂O、呼吸16次/分］情况下血氧饱和度90%左右，血压为70～90/50～60mmHg。

6月29日2：25患者病情突然加重，意识模糊，血压无法测出，脉搏无法触及，心率140～150次/分，间断多次给予多巴胺、间羟胺、多巴酚丁胺、5%碳酸氢钠、去甲肾上腺素静脉推注，血压不能维持，BiPAP呼吸机辅助通气情况下血氧饱和度下降至70%～80%。与家属沟通建议行气管插管+呼吸机辅助通气、主动脉球囊反搏（IABP）及ECMO治疗，但患者家属仅同意气管插管及置入IABP装置，拒绝ECMO治疗。4：45患者气管插管成功，接西门子呼吸机辅助通气，设置呼吸机参数（潮气量450ml、PEEP 5cmH₂O、呼吸18次/分、FiO₂ 100%），血氧饱和度75%～80%；同时行床旁IABP，术后心电监护显示心率120～150次/分、收缩压87～95/65～72mmHg，反搏压110～120/70～80mmHg，血氧饱和度60%～65%。呼吸机辅助通气和IABP术后患者病情改善不明显，随后患者家属要求撤除IABP装置及呼吸机，自动出院。

整个病情演变及救治经过流程总结如图28-2所示。

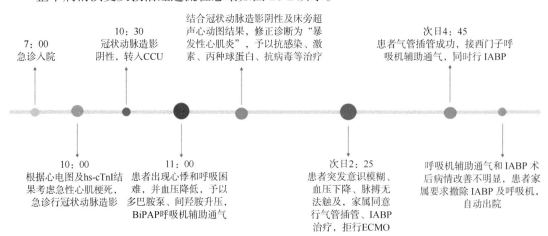

图28-2 病情演变及救治经过流程

出院诊断：①暴发性心肌炎、心源性休克；②多器官功能衰竭；③重症肺部感染。

四、诊疗体会

本病例有以下值得注意的要点或经验教训。

1. 文献报道部分心肌炎以胸痛和心电图 ST 段上抬为主要临床表现，可能误诊为急性心肌梗死，需要临床注意和积极鉴别[1]。

本例患者胸痛起病，肌钙蛋白升高，心电图显示前壁 ST 段上抬，是需要与急性心肌梗死进行鉴别的 1 例典型心肌炎病例。主要鉴别要点如下。

（1）临床情况：包括年龄、基础疾病、起病前驱表现和诱因等，本例为 42 岁女性患者，相对女性冠心病而言偏年轻，无高血压、糖尿病等病史，起病前有可疑病毒感染（发热）前驱表现，这些都提示心肌炎可能。

（2）心电图：尽管有 ST 段抬高，但还是与急性 ST 段抬高心肌梗死的典型心电图表现有所区别。例如，本例 ST 段抬高表现在 V_1 和 V_2 导联，尽管起病已多日，但 R 波存在且较高，而 ST 段抬高也不同于急性 ST 段抬高心肌梗死的"墓碑"样变化。

（3）超声：本例心电图表现为前间壁 ST 段抬高，但超声显示为弥漫性室壁运动减弱，且前壁和前间隔室壁厚度没有像一般心肌梗死表现为变薄，而是增厚，这些都不符合典型心肌梗死的超声影像特点。但需要注意，心肌炎因为心肌水肿的节段性分布不均，可以出现节段性室壁运动异常。

2. 暴发性心肌炎救治过程中一定要做好病情及预后的预判工作，把握救治时机，争取在病情急转直下前进行及时处置，这是救治成功的关键[2]。本例有以下预后不良的征象。

（1）起病时间极短，病情发展极快，从前驱发热到病情恶化转诊入院仅 5 天。

（2）肌钙蛋白升高水平显著，提示心肌损伤范围较广泛。

（3）心电图：QRS 波群增宽及部分 Q 波（本例下壁）[3]，是提示病情严重的心电图征象。

（4）心脏超声显示左心室不大而射血分数仅 35%，同时室壁增厚，是预后不良的影像学征象。

就本例患者而言，在冠状动脉造影提示阴性，临床高度怀疑心肌炎时，应该在导管室即时进行心脏彩超检查，在发现心功能严重受损时，即刻在造影结束后就应该立即置入 IABP 甚至 ECMO，然后再返回病房，争取救治时间，这样可能预后会不一样。

总之，本例患者仅 5 天时间从前驱症状出现到病情急转直下发展到严重致命状态，反映了暴发性心肌炎病情凶险、急骤进展的特点，再次提醒进行早期病情预判、及时采取生命支持治疗的重要性[4,5]。

五、专家点评

本文介绍了 1 例典型急骤进展、病程凶险、预后不良的暴发性心肌炎病例，也是笔者所在中心开启暴发性心肌炎"以生命支持为依托的综合救治方案"极早期的 1 个病例，虽然诊断相对及时，也启动了免疫调节治疗包括糖皮质激素和免疫球蛋白，以及 IABP 支持治疗，但病情预判不足，生命辅助支持治疗启动偏晚，导致预后不良。

作　　者：王　红（华中科技大学同济医学院附属同济医院）

点评专家：汪道文（华中科技大学同济医学院附属同济医院）

参 考 文 献

［1］Vohra S，Yadav A，Sharma P，et al. Acute myocarditis masquerading as anterior wall myocardial infarction：a case report. Ann Med Surg（Lond），2022，84：104884.

［2］Zhou N，Zhao Y，Jiang J，et al. Impact of mechanical circulatory support and immunomodulation therapy on outcome of patients with fulminant myocarditis：Chinese registry of fulminant myocarditis. Signal Transduction and Targeted Therapy，2021，6（1）：350.

［3］Dai MY，Yan YC，Wang LY，et al. Characteristics of electrocardiogram findings in fulminant myocarditis. Journal of Cardiovascular Development and Disease，2023，10（7）：280.

［4］中华医学会心血管病学分会，中华心血管病杂志编辑委员会. 成人暴发性心肌炎诊断和治疗中国指南. 中华心血管病杂志，2024，52（1）：10-33.

［5］Buttà C，Zappia L，Laterra G，et al. Diagnostic and prognostic role of electrocardiogram in acute myocarditis：A comprehensive review. Ann Noninvasive Electrocardiol，2020，25（3）：e12726.

病例 29 早期使用大剂量升压药物维持暴发性心肌炎患者血压的结果

关键词：暴发性心肌炎；休克；毛细血管渗漏综合征

一、摘要

全身性毛细血管渗漏综合征（systemic capillary leak syndrome，SCLS）又称高渗漏综合征。SCLS 是血液系统疾病及其靶向治疗和脓毒症时比较常见的致命性并发症，但是在暴发性心肌炎时偶有发生。发生机制与炎症风暴有关，细胞因子损伤血管内皮导致血浆、蛋白渗漏至组织间隙和体腔内，于是出现低容量性休克、组织和器官水肿、血液浓缩和顽固性低白蛋白血症，心肌可发生严重水肿，其发生与严重炎症风暴未能及时识别和处理有关。绝大部分患者按照《中国成人暴发性心肌炎诊断和治疗指南》介绍的治疗方案治疗病情好转后 SCLS 也得到纠正，而重症 SCLS 患者，在机械支持和免疫调节治疗基础上，需要加大糖皮质激素和免疫球蛋白用量，补充血浆，使用高分子量的羟乙基淀粉注射液帮助恢复血容量；另外，应用抗 IL-6 单克隆抗体等治疗可能有帮助。

二、病例介绍

患者，女，33 岁。

主诉：间断咳嗽、发热 1 周，胸闷、胸痛伴气促 2 天。

现病史：患者于 1 周前无明显诱因出现咳嗽、发热，至当地医院就诊考虑"上呼吸道感染"，未给予特殊治疗；2 天前突发胸闷、胸痛、气短，伴乏力、头晕，无恶心、呕吐；再次至当地医院就诊，以"胸闷待查：急性冠脉综合征？心肌炎？休克"收入院，肌钙蛋白升高，行冠状动脉造影未见明显冠状动脉狭窄，床旁超声提示少量心包积液，左心室收缩功能降低。给予升压、补液等治疗后，转来笔者所在医院急诊，到达急诊室时，患者意识障碍，血氧饱和度下降，给予气管插管、升压、扩容等处理后，以"心源性休克"收入 ICU。

起病以来，患者精神、食欲、体力下降，大便未解，小便少。

既往史：平素身体健康。否认高血压、糖尿病及心脏病病史，否认肝炎、结核等传染病史，否认手术、外伤、输血史，否认食物、药物过敏史。

个人史：否认吸烟、饮酒史；长期生活于当地，无毒物、粉尘、放射性物质接触史，无冶游史。

婚育史：26 岁结婚，婚后育有 1 子，身体健康。

月经史：13 岁月经初潮，（3 ～ 5）/28 天，经量和颜色正常。末次月经：2021 年 10 月 14 日。

家族史：无其他家族性遗传病、传染病史，无冠心病早发家族史，无糖尿病、高血压家族史。

体格检查：体温 36.0℃，脉搏 150 次 / 分，呼吸 18 次 / 分，血压 55/23mmHg（去甲肾上腺素泵入），气管插管状态，面色苍白，皮肤湿冷，全身皮肤、巩膜无黄染，口唇无发绀，双侧瞳孔等大等圆，浅表淋巴结未触及肿大，颈静脉充盈，甲状腺不大。双肺呼吸音稍粗，双下肺可闻及细湿啰音。心尖冲动弥散，心前区无异常隆起或凹陷，心率 150 次 / 分，律齐，心界无明显扩大，未闻及明显杂音。腹平软，无胃肠型，无腹壁静脉曲张，无压痛及反跳痛，肝脾肋下未触及，双下肢无水肿，病理征阴性。

实验室检查结果如表 29-1 所示。

表 29-1　患者入院生化及炎症因子的结果

生化及炎症因子	数值	参考值
谷丙转氨酶（U/L）	62 ↑	≤ 33
谷草转氨酶（U/L）	49 ↑	≤ 32
总蛋白（g/L）	51.5 ↓	60 ～ 80
白蛋白（g/L）	29.6 ↓	32 ～ 45
球蛋白（g/L）	21.9	20 ～ 35
总胆红素（mmol/L）	4.3	≤ 21
间接胆红素（mmol/L）	2.3	≤ 12.9
总胆固醇（mmol/L）	3.01	< 5.18
甘油三酯（mmol/L）	2.76 ↑	< 1.7
高密度脂蛋白（mmol/L）	0.57 ↓	1.04 ～ 1.55
低密度脂蛋白（mmol/L）	1.67	< 3.37
肌酸激酶（U/L）	162	≤ 170
血钾（mmol/L）	4.96	3.5 ～ 5.1
血钠（mmol/L）	134.7 ↓	136 ～ 145
血氯（mmol/L）	97.8 ↓	99 ～ 110
肌酐（μmol/L）	85 ↑	45 ～ 84
乳酸（mmol/L）	12.63 ↑	0.5 ～ 2.2
碳酸氢根（mmol/L）	13.6 ↓	22 ～ 29
高敏肌钙蛋白（pg/ml）	3671.1 ↑	≤ 26.2
NT-proBNP（pg/ml）	> 35 000 ↑	< 300
超敏 C 反应蛋白（mg/L）	2.8	< 3
血沉（mm/h）	—	0 ～ 20
降钙素原（ng/ml）	0.15 ↑	0.02 ～ 0.05
sST2（ng/ml）	> 200 ↑	< 15
白介素 1β（pg/ml）	7.9 ↑	< 5.0
白介素 2 受体（U/ml）	584	223 ～ 710
白介素 6（pg/ml）	1287 ↑	< 7.0
白介素 8（pg/ml）	330 ↑	< 62
白介素 10（pg/ml）	621.0 ↑	< 9.1
肿瘤坏死因子 α（pg/ml）	13.5 ↑	< 8.1

乙型肝炎病毒、梅毒螺旋体、人类免疫缺陷病毒抗体阴性，血脂、尿常规、粪常规等无明显异常；风湿、类风湿、血管炎、抗磷脂抗体等免疫相关抗体阴性。呼吸道合胞病毒、柯萨奇病毒、腺病毒、流感病毒、副流感病毒、巨细胞病毒、单纯疱疹病毒、风疹病毒、人类微小病毒 B19、EB 病毒、嗜肺军团菌、肺炎支原体 / 衣原体等 IgM 抗体均为阴性。

入院首份心电图：窦性心动过速，肢体导联低电压，全导联 ST-T 改变（图 29-1）。

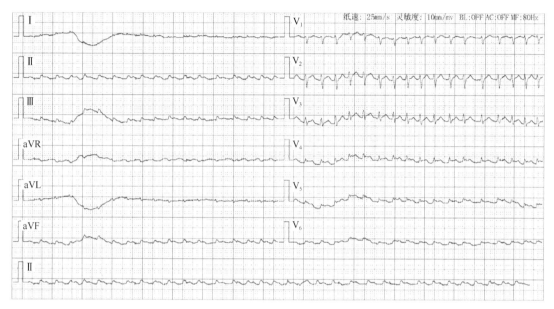

图 29-1　患者入院心电图

患者入院时的床旁心脏彩超（图 29-2）：①左心室不大（4.1cm），左心房增大（2.2cm），右心房及右心室不大。②室间隔增厚（1.1cm），左心室后壁增厚（1.3cm），两者逆向运动。左心室弥漫性室壁运动减弱，左心室射血分数 19%，缩短率 9%，纵向应变（GLS）–1.6%。③二、三尖瓣和肺动脉瓣未见明显异常，肺动脉瓣舒张期右心室侧未见明显反流信号；三尖瓣右心房侧收缩期见轻度反流信号。④心包脏壁层分离，最大液性暗区为左心室后壁0.5cm，左心室侧壁 0.7cm，右心房侧壁 0.5cm，右心室侧壁 1.6cm。检查结论 / 诊断：左心室肥厚并左心室收缩功能降低（建议动态观察排除心肌水肿）；左心房增大；少量心包积液。

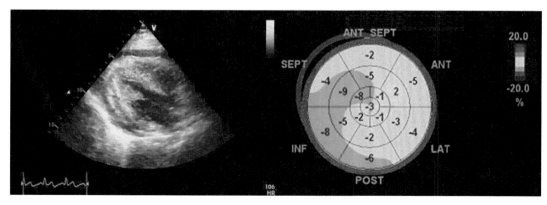

图 29-2　入院时的床旁心脏彩超

三、诊治经过

入院第 1 天，2：12 到达急诊科，行气管插管和机械通气后转入 ICU。查体：血压 55/46mmHg，SpO$_2$ 测不出。听诊双肺呼吸音粗，心音弱，律齐，心率 150 次 / 分，未闻及明显杂音，足背搏动不可触及。在 ICU 给予扩容、血管活性药物升压后效果欠佳。完善实验室检查及心电图检查。hs-cTnI 2100.1pg/ml，床旁心脏彩超提示心脏结构正常，射血分数 40%。于 10：00 转入心内科，转入时，患者昏迷，气管插管呼吸机辅助呼吸（同步间歇指令通气，FiO$_2$ 50%）。心电监护：脉搏 149 次 / 分，血压 95/62mmHg（去甲肾上腺素 4mg/h、垂体后叶素 6U/h 维持），SpO$_2$ 测不出。双肺呼吸音粗，心音弱，律齐，无明显杂音，外周大动脉搏动不可扪及。再次复查肌钙蛋白、BNP 明显升高，心脏彩超也提示患者左心室射血分数进一步下降，考虑诊断为暴发性心肌炎，表现为非常严重的心源性休克及多器官功能不全。立即置入 ECMO+IABP，并给予呼吸机、免疫球蛋白、糖皮质激素、抗感染、液体复苏、器官功能支持等治疗。该患者休克非常顽固，给予大量胶体液和晶体液都不能维持患者血压（表 29-2），全身器官功能继续下降，最终死亡。

表 29-2 病情和实验室检查指标变化

	第 1 天 2：00	第 1 天 14：00	第 2 天	第 3 天
白细胞计数（×10^9/L）	13.88	—	16.95	14.68
血红蛋白（g/L）	142	—	116	93
血小板计数（×10^9/L）	171	—	91	68
谷丙转氨酶（U/L）	62	1037	6200	5126
谷草转氨酶（U/L）	49	1096	7000	7000
总胆红素（mmol/L）	4.3	8.5	54.6	86.1
直接胆红素（mmol/L）	2	6.7	25.9	51
凝血酶原时间（s）	14.6	55.6	38.8	47.9
凝血酶原活动度（%）	79	12	18	14
国际标准化比值	1.15	6.58	4.11	5.41
纤维蛋白原（g/L）	1.72	0.6	1.64	1.51
活化部分凝血活酶时间（s）	35.5	180	81.9	87.1
凝血酶时间（s）	19.7	56	24.5	23.5
D- 二聚体（mg/ml）	2.17	5.39	14.58	21
乳酸（mmol/L）	12.63	15.5	15.5	15.5
高敏肌钙蛋白（pg/ml）	2100.1	3671.1	18 695.1	
NT-proBNP（pg/ml）	27 101	38 996	35 911	
降钙素原（ng/ml）	0.1	0.15	2.38	
液体入量（ml）	2507	8905	4940	2500
液体出量（ml）	342	910	4125	—（自动出院）
血压	—（大量升压药）		—（IABP+ECMO+ 升压药血压难以维持）	

四、诊疗体会

1. 全身性毛细血管渗漏综合征（systemic capillary leak syndrome，SCLS）又称高渗漏综合征[1,2]。SCLS 是血液系统疾病及其靶向治疗和脓毒症时比较常见的致命性并发症，在暴发性心肌炎时偶有发生。发生机制与炎症风暴有关，细胞因子损伤血管内皮导致血浆、蛋白渗漏至组织间隙和体腔内，于是出现低血容量性休克、组织和器官水肿、血液浓缩和顽固性低白蛋白血症，心肌可发生严重水肿，其发生与严重炎症风暴未能及时识别和处理有关。给予患者糖皮质激素和免疫球蛋白，补充血浆，使用高分子量的羟乙基淀粉注射液帮助恢复血容量，必要时给予机械循环支持等治疗后可纠正绝大部分低血容量性休克。另外，应用抗 IL-6 单克隆抗体等治疗可能有帮助[3]。但重症 SCLS 患者常因为血管内皮通透性无法恢复，输入体内的晶体液或胶体液成分均渗入组织间隙，造成全身组织水肿，无法维持有效循环血量而治疗困难，进入该阶段的患者死亡率极高。

2. 本例患者入院时呈现严重的心源性休克状态，根据病史、体征及实验室检查，应高度疑诊为暴发性心肌炎。该患者到达急诊科后，医生给予了机械通气、扩容、血管活性药物等。但遗憾的是，未考虑到患者心肌损伤严重，心功能不全，需要尽早进行机械循环支持治疗，而是使用了大剂量的缩血管药物试图维持血压。结果是大剂量长时间应用血管活性药物增加心肌耗氧、心肌缺血及诱发心律失常，其强烈的外周血管收缩作用可能导致肾脏、肝脏和胃肠道等器官缺血损伤甚至坏死，形成不可逆损害。特别在休克晚期出现 SCLS，细胞因子损伤血管内皮导致血浆、蛋白渗漏至组织间隙和体腔内，出现顽固性低血容量性休克、组织和器官水肿、血液浓缩和顽固性低白蛋白血症，救治困难。即使给予 VA-ECMO+IABP 支持，仍然难以维持有效循环血量，使治疗困难，患者死亡。对于暴发性心肌炎患者，原则上不使用大剂量的缩血管药物。仅在不具备机械循环支持条件时，短暂使用，在维持重要器官最低灌注的情况下，使患者的平均动脉压维持在 60 ~ 65mmHg，尽量减小血管活性药物使用的剂量和时间，尽早行机械循环支持或转诊到有机械循环支持条件的中心救治[4,5]。

五、专家点评

1. 对于暴发性心肌炎患者，原则上不使用血管活性药包括多巴胺、去甲肾上腺素、间羟胺及垂体后叶素等升血压药和强心药（只在机械支持条件不具备时短暂使用，尽早行机械循环支持或转诊到有机械循环支持条件的中心救治）。该例患者却在有机械循环支持条件的地方长时间使用了血管活性药物，最后导致了无法逆转的结局。

2. 患者开始时的心功能状态不是不能逆转，如果及时正确救治，大概率是能救治成功的。可是，在大剂量缩血管药作用下，心脏及各器官严重缺血，心脏负担进一步加重，尤其是炎症风暴持续发展，作用于内皮细胞和毛细血管，导致肝坏死、DIC 和严重渗漏综合征，自然无力回天。因此，特别强调"极早识别、极早诊断、极早预判、极早救治"。

作　　者：汪璐芸　赵春霞（华中科技大学同济医学院附属同济医院）

点评专家：汪道文（华中科技大学同济医学院附属同济医院）

参 考 文 献

［1］ Belveyre T，Ince C，Guerci P. Scoring the capillary leak syndrome：towards an individualized gradation of the vascular barrier injury. Ann Intensive Care，2022，12（1）：27.

［2］ Wollborn J，Hassenzahl LO，Reker D，et al. Diagnosing capillary leak in critically ill patients：development of an innovative scoring instrument for non-invasive detection. Ann Intensive Care，2021，11（1）：175.

［3］ Jordan SC，Ammerman N，Huang E，et al. Importance of IL-6 inhibition in prevention and treatment of antibody-mediated rejection in kidney allografts. Am J Transplant，2022，22（Suppl 4）：28-37.

［4］ 中华医学会心血管病学分会, 中华心血管病杂志编辑委员会. 中国成人暴发性心肌炎诊断和治疗指南. 中华心血管病杂志，2024，52（1）：10-33.

［5］ Chinese Society of Cardiology，Chinese Medical Association，Writing Group，et al. Chinese Society of Cardiology guidelines on the diagnosis and treatment of adult fulminant myocarditis. Sci China Life Sci，2024，67（5）：913-939.

病例 30 未能早期识别的暴发性心肌炎

关键词： 暴发性心肌炎；休克；意识丧失

一、摘要

本病例是 1 例 14 岁女性患者，起病 5 天，开始有流涕、乏力，1 天前头晕、乏力加重并出现过意识丧失。入院后为休克状态（血压 80/50mmHg），心音低钝，心电图显示低电压，T 波低平，QRS 波群增宽。

二、病例介绍

患者，女性，14 岁，学生。

主诉：流涕、乏力 5 天，意识丧失 5h。

现病史：患者 5 天前出现流涕、乏力，伴有头晕，无恶心、呕吐，无胸闷、胸痛，无咳嗽、咳痰等症状，未给予特殊处理，1 天前出现头晕、乏力症状加重，伴呕吐，呕吐物为胃内容物，在当地医院就诊，行头颅 CT 未见异常，给予补液后无明显好转，于笔者所在医院门诊就诊，患者仍诉头晕、乏力、恶心、呕吐，无发热、咳嗽、咳痰，无腹痛、腹泻，测血压为 60/40mmHg，立即收入院。起病以来，患者精神、食欲差，体力下降，大小便正常。

既往史：平素身体健康。否认高血压、糖尿病及心脏病病史，否认肝炎、结核等传染病史，否认手术、外伤、输血史，否认食物、药物过敏史。

月经与婚育史：月经初潮 13 岁，经期 4 天，周期 28 天，末次月经日期 2023 年 6 月 23 日，经量中等，月经规律。未婚未育。

家族史：无其他家族遗传病、传染病史，无冠心病早发家族史，无糖尿病、高血压家族史。

体格检查：体温 36.2℃，脉搏 83 次 / 分，呼吸 18 次 / 分，血压 80/50mmHg。患者步入病房，神志清楚，精神差，面色稍苍白，全身皮肤、巩膜无黄染，双侧瞳孔等大等圆，浅表淋巴结未触及肿大；颈静脉无充盈，肝颈静脉回流征阴性；平卧位，双肺呼吸音清，未闻及明显干湿啰音；心界正常，心率 83 次 / 分，心律齐，心音明显低钝，未闻及杂音；腹软，无压痛及反跳痛，肝脾肋下未触及，Murphy 征阴性；双下肢无水肿。神经系统查体无异常。

三、诊治经过

患者入院后心电图（图 30-1）：窦性心动过速，肢体导联低电压，全导联 ST-T 改变；

随后完善相关检查（表 30-1，表 30-2）。

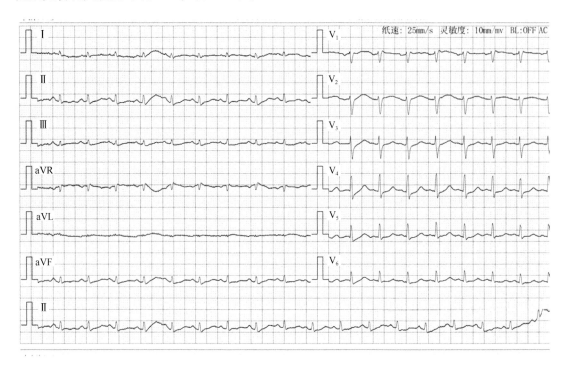

图 30-1　患者入院心电图

表 30-1　血常规检查结果

血常规	数值	参考值
白细胞计数（×10⁹/L）	5.27	3.5～9.5
中性粒细胞（×10⁹/L）	3.32	1.8～6.3
中性粒细胞百分比（%）	63	40～75
淋巴细胞（×10⁹/L）	1.46	1.10～3.2
淋巴细胞百分比（%）	27.7	20.0～50.0
单核细胞（×10⁹/L）	0.44	0.1～0.6
单核细胞百分比（%）	8.3	3.0～10
嗜酸性粒细胞（×10⁹/L）	0.04	0.02～0.52
嗜酸性粒细胞百分比（%）	0.8	0.4～8.0
嗜碱性粒细胞（×10⁹/L）	0.01	0.00～0.10
嗜碱性粒细胞百分比（%）	0.2	0.0～1.0
红细胞计数（×10⁹/L）	3.95	3.8～5.1
血红蛋白（g/L）	87 ↓	115～150
血小板计数（×10⁹/L）	193	125～350

表 30-2 生化及炎症因子

生化及炎症因子	数值	参考值
谷丙转氨酶（U/L）	53 ↑	≤ 33
谷草转氨酶（U/L）	414 ↑	≤ 32
总蛋白（g/L）	54.1 ↓	60 ～ 80
白蛋白（g/L）	34.6	32 ～ 45
球蛋白（g/L）	19.5 ↓	20 ～ 35
总胆红素（mmol/L）	5.4	≤ 21
间接胆红素（mmol/L）	2.3	≤ 12.9
总胆固醇（mmol/L）	1.55	< 5.18
甘油三酯（mmol/L）	0.75	< 1.7
高密度脂蛋白（mmol/L）	0.46 ↓	1.04 ～ 1.55
低密度脂蛋白（mmol/L）	0.94	< 3.37
肌酸激酶（U/L）	2310 ↑	≤ 170
血清钾（mmol/L）	3.85	3.5 ～ 5.1
血清钠（mmol/L）	136.2	136 ～ 145
血清氯（mmol/L）	103.4	99 ～ 110
肌酐（μmol/L）	72	45 ～ 84
乳酸（mmol/L）	4.72 ↑	0.5 ～ 2.2
碳酸氢根（mmol/L）	24.4	22 ～ 29
高敏肌钙蛋白（pg/ml）	> 50 000 ↑	≤ 26.2
NT-proBNP（pg/ml）	7321 ↑	< 300
超敏 C 反应蛋白（mg/L）	2.9	< 3
血沉（mm/h）	3	0 ～ 20
降钙素原（ng/ml）	12.21 ↑	0.02 ～ 0.05
sST2（ng/ml）	> 200 ↑	< 15
白介素 1β（pg/ml）	< 5.0	< 5.0
白介素 2 受体（U/ml）	604	223 ～ 710
白介素 6（pg/ml）	30.83 ↑	< 7.0
白介素 8（pg/ml）	5.5	< 62
白介素 10（pg/ml）	< 5.0	< 9.1
肿瘤坏死因子 α（pg/ml）	6.7	< 8.1

患者乙型肝炎病毒、梅毒螺旋体、人类免疫缺陷病毒抗体阴性，尿常规、粪常规等无明显异常；风湿、类风湿、血管炎、抗磷脂抗体等免疫相关抗体阴性。

入院后，患者仍诉头晕，平躺休息时血压 85/50mmHg，余未诉不适。入院抽血查肌钙蛋白，但是肌钙蛋白 5.8h 后才获得结果，显示超过了极高值（＞50 000pg/ml），然后立即联系床旁彩超检查，见心腔大小、室壁厚度正常。左心室壁运动幅度弥漫性减小；左心室射血分数（LVEF）38%。初步诊断为暴发性心肌炎。正在准备行 IABP 支持治疗的过程中，患者即刻突发室性心动过速、血压下降，继而心搏骤停。立即行心肺复苏，并呼叫 ECMO 支持小组，给予 IABP+ECMO 循环支持治疗。经过约 5h 救治（包括补液、纠酸及加用血管活性药多巴胺和去甲肾上腺素），血压基本稳定，转至华中科技大学同济医学院附属同济医院 CCU 继续救治。

需要鉴别诊断的疾病如下。

（1）急性冠脉综合征（急性心肌梗死）：多见于 30 岁以上的患者，高危因素包括吸烟及高脂血症、糖尿病、高血压病史等。本例患者为 14 岁青少年，青少年患者出现急性心肌梗死的病因有冠状动脉畸形、川崎病累及冠状动脉、冠状动脉自发性夹层、家族遗传性高胆固醇血症等。急性大面积心肌梗死可出现急性心力衰竭、肺水肿、房室传导阻滞、心源性休克，心电图呈现导联选择性 ST-T 缺血性改变，心肌标志物可显著升高。这些与暴发性心肌炎相似，难以仅从症状、体征进行鉴别，于是急诊行冠状动脉造影确认。造影结果证实该患者冠状动脉无明显狭窄、畸形。心脏磁共振成像（钆增强心肌灌注显像）和心内膜心肌活检均考虑急性心肌炎诊断。

（2）应激性心肌病（Takotsubo 综合征）：好发于绝经后女性，有胸痛、心电图 ST-T 改变及心肌损伤标志物升高，常有强烈精神刺激等诱因。左心室造影可见节段性室壁运动异常，超过单一冠状动脉供血范围，最具特征性的是心尖部室壁运动异常，呈"章鱼篓"样改变。冠状动脉造影结果阴性。该患者没有强烈精神刺激史，起病早期主要表现为上呼吸道感染症状，心脏彩超不支持此诊断。

（3）非感染性心肌炎：包括自身免疫性疾病、药物毒性和药物过敏等所致的暴发性心肌炎，临床上通常没有病毒感染的前期表现，但有自身免疫性疾病史、使用心脏毒性药物尤其是抗肿瘤药物或致过敏药物史，疾病发生同样迅速凶险。临床治疗除不应用抗病毒药物外，其他与本病相似。如青少年患者出现暴发性心肌炎，需要重点排查自身免疫性因素及药物毒性因素，尤其是自身免疫性疾病。本例患者进行了风湿、类风湿、血管炎、抗磷脂抗体等免疫相关抗体检测，显示为阴性，于是可排除自身免疫性疾病引起的心肌炎。

患者拟诊为暴发性心肌炎，立即开始给予"以生命支持为依托的综合救治方案"治疗，除用 IABP 及 ECMO 支持循环外，还用多巴胺和小剂量去甲肾上腺素维持平均动脉压在 65mmHg 左右；使用气管插管进行机械通气；第 1 天用地塞米松 20mg 后用甲泼尼龙 400mg 和免疫球蛋白 20g，鼻饲给予奥司他韦 75mg（每天 2 次）。次日患者清醒，拔除气管插管改为无创正压通气支持呼吸；上述细胞因子为第 2 天获得的检查结果，支持暴发性心肌炎诊断，并继续机械循环支持和免疫调节等治疗。第 2 天心脏超声检查见左心室舒张期内经 51mm，LVEF 14%，纵向应变（GLS）–3.8%（图 30-2），表明心功能极差。当天下午心功能进一步下降（LVEF 9%）（图 30-3）。随着治疗进行，患者基本情况逐渐改善，第 3 天停用血管活性药物；治疗至第 10 天 LVEF 开始回升至 40%，GLS –14%（图 30-4）。然后，逐渐减少糖皮质激素用量。患者一般情况稳定，血压 95/60mmHg，先撤除 ECMO，2 天后撤除 IABP，再完善心脏磁共振成像（钆增强心肌灌注显像）和心内膜心肌活检。

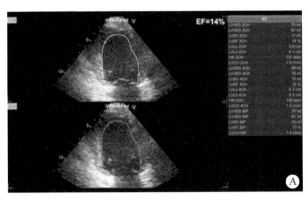
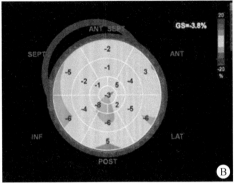

图 30-2　入院次日 7：00 超声检查结果

A.上下分别为左心室收缩期和舒张期图像，计算获得 LVEF 14%；B.纵向应变为 –3.8%

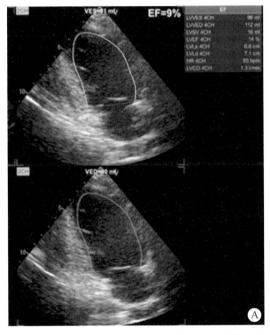

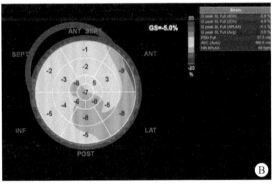

图 30-3　入院次日 18：00 超声检查结果

A.上下分别为左心室收缩期和舒张期图像，计算获得 LVEF 9%；B.纵向应变 –5.0%。总体心功能较早上变差

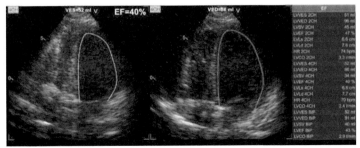
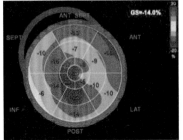

图 30-4　治疗 10 天后的超声结果

显示 LVEF 40%，GLS –14%，此时撤除 ECMO

MRI：检查中患者心律齐，心率 75 次 / 分，左心室不大（舒张末期内径 4.9cm，收缩末期内径 4.1cm，缩短率 16.3%），左心房不大（前后径 2.4cm），左心室整体收缩运动正常。右心室不大（长径 7.0cm，短径 3.1cm），右心房横径 3.2cm，右心室整体收缩运动正常；左心室舒张末期室壁厚度正常范围内，中间段，室间隔下部 8.3mm，下侧壁 3.9mm；DOUBLE 及 TRIPLE 上左心室心肌可见弥漫性高信号。心包膜不厚。心包可见液体信号影；双侧胸腔未见液体信号影。左心功能：LVEF 49%，心排血量 4.38L/min，左心室舒张末期容积指数（EDVi）74.4ml/m²。心肌灌注显像：首过灌注心肌未见明显异常充盈缺损信号，延迟扫描左心室外膜下心肌可见环状异常强化影，提示左心室和右心室肌外层和中层水肿改变（图 30-5）。

结论：左心室心肌弥漫性水肿、坏死，提示急性心肌炎。

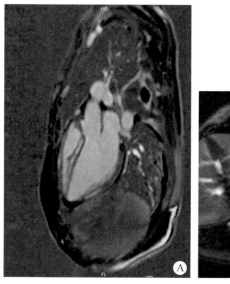
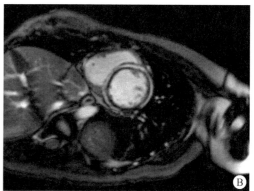

图 30-5 磁共振成像

A. 四腔心 T₁；B. 心室水平横断面，见左心室和右心室肌外层和中层水肿改变

经皮心内膜心肌活检（图 30-6）：显示心肌横纹可见，肌纤维变性，局部纤维断裂，散在单核 / 巨噬细胞浸润。免疫组化：CD68（散在 +），CD163（散在 +），CD20（L26）（－），CD20（阳性对照 +），CD3（2GV6）（－）。符合心肌炎改变。病原学检测显示乙型流感病毒 IgM 阳性。

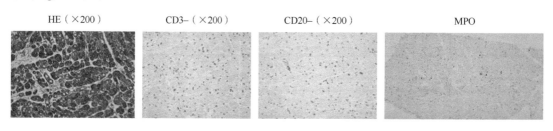

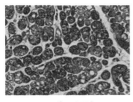

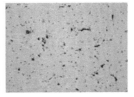

HE（×400）　　　CD68+（×200）　　　CD163+（×200）

图 30-6　心肌活检组织学检查

HE 染色显示心肌细胞空泡变性，少许炎性细胞浸润，免疫组化染色见少量淋巴细胞（CD3，CD20）和中性粒细胞浸润（MPO）和较大量单核 / 巨噬细胞浸润（CD68，CD163）

综上所述，根据患者临床特点、实验室检查提示心肌损伤、炎症因子水平显著升高，尤其是 sST2 升高明显，冠状动脉造影阴性，心脏磁共振成像及心内膜心肌活检的病理学结果，确诊为暴发性心肌炎。根据《成人暴发性心肌炎诊断与治疗中国专家共识》推荐，进行机械循环支持、免疫调节、支持对症等治疗后，入院第 20 天出院，出院时左心室射血分数为 50% 左右，但血压仍然偏低，为 85/50mmHg 左右，心率约为 80 次 / 分，带药包括泼尼松 10mg 每天 1 次、曲美他嗪 35mg 每天 2 次、辅酶 Q10 10mg 每天 1 次、伊伐布雷定 2.5mg 每天 2 次。

出院 1 个月后门诊随访，血压偏低，最低时约 75/40mmHg，未有晕厥。行心脏彩超：①左心室增大（5.4cm），左心房增大（4.3cm），右心房及右心室不大。②升主动脉窦部不宽（2.1cm），近端不宽（2.1cm），主动脉瓣瓣膜未见明显异常，舒张期主动脉瓣左心室侧见轻度反流信号和湍流频谱。③二尖瓣前后叶逆向运动，瓣膜回声正常。瓣环不扩张（3.1cm），前后叶对合欠佳，收缩期左心房侧见中重度反流信号及湍流频谱。④室间隔不厚（0.5cm），左心室后壁不厚（0.5cm），两者逆向运动。左心室未见明显节段性室壁运动异常。⑤左心功能，射血分数 34%，心排血量 4.9L/min，GLS=−13.8%。⑥三尖瓣和肺动脉瓣未见明显异常，肺动脉瓣舒张期右心室侧未见反流信号；三尖瓣右心房侧收缩期见轻度反流信号及湍流频谱，PG=33mmHg。⑦心包少量积液。检查诊断：左心室增大并收缩功能降低，二尖瓣中重度关闭不全，少量心包积液。

出院第 2 个月再次出现血压低、水肿、恶心、呕吐等全心衰竭表现入院，经抗心力衰竭治疗后好转出院。出院时射血分数恢复至 45%，但仍然有重度二尖瓣关闭不全。建议接受心脏移植，目前该患者仍在随访中。

四、救治体会

因暴发性心肌炎起病急骤，病情进展迅速，早期病死率高，而患者一旦度过危险期，长期预后大多数较好，因此对于暴发性心肌炎的治疗，应高度重视，一旦做出临床诊断，应尽快开始治疗，挽救患者生命。指南和中国专家共识都特别强调要"极早识别、极早诊断、极早预判、极早救治"，而由于工作人员疏忽，延误了诊断。尽管挽救了生命，但是由于心肌损失过多，心功能恢复不佳，长期预后不好。

五、专家点评

该患者是典型的暴发性心肌炎的病例，虽然最后得到了正确治疗并保住了生命，但是教训极其深刻。

1. 患者入院时为休克状态，心电图异常，应该想到暴发性心肌炎可能，同时也是开始救治的最好时机[1,2]。在住院6h后hs-cTnI＞50 000pg/ml，随后患者出现了心搏骤停。说明，暴发性心肌炎患者早期病情看似还行，但是常在短期内急转直下，此病例就是最好的证明。

2. 医生没有极早识别患者的早期表现。实际上低血压和心电图改变已经给出了明确的警示，但是没有引起医护人员重视[1,2]。

3. 指南和中国专家共识都特别强调要"极早识别、极早诊断、极早预判、极早救治"[3-5]，因为，当患者出现明显症状并影响循环时，实际上心肌已经有了大量炎性细胞浸润（主要起作用的是中性粒细胞和单核/巨噬细胞），同时产生炎症风暴。这种严重的炎症状态将导致心肌细胞发生转型，也产生炎症，代谢严重障碍，出现心肌细胞坏死、焦亡和凋亡[6]；内皮细胞损伤、毛细血管渗漏和心肌水肿。只有及时有效治疗，才能够阻断这些病理生理变化和进展。

作　　　者：汪璐芸　赵春霞（华中科技大学同济医学院附属同济医院）
点评专家：汪道文（华中科技大学同济医学院附属同济医院）

参 考 文 献

[1] Zhou N, Zhao Y, Jiang J, et al. Impact of mechanical circulatory support and immunomodulation therapy on outcome of patients with fulminant myocarditis: Chinese registry of fulminant myocarditis. Signal Transduct Target Ther, 2021, 6（1）: 350.
[2] Dai MY, Yan YC, Wang LY, et al. Characteristics of electrocardiogram findings in fulminant myocarditis. J Cardiovasc Dev Dis, 2023, 10（7）: 280.
[3] Chinese Society of Cardiology, Chinese Medical Association, Writing Group, et al. Chinese Society of Cardiology guidelines on the diagnosis and treatment of adult fulminant myocarditis. Sci China Life Sci. 2024, 67（5）: 913-939.
[4] 中华医学会心血管病学分会，中华心血管病杂志编辑委员会. 中国成人暴发性心肌炎诊断和治疗指南. 中华心血管病杂志, 2024, 52（1）: 10-33.
[5] 惠汝太. 暴发性心肌炎处理：中国方案简便易行，疗效卓著，亟需推广. 内科急危重症杂志, 2022, 28: 1-10.
[6] Li H, Zhang M, Zhao Q, et al. Self-recruited neutrophils trigger over-activated innate immune response and phenotypic change of cardiomyocytes in fulminant viral myocarditis. Cell Discov, 2023, 9（1）: 103.

病例 31　延迟冠状动脉造影耽误诊治的暴发性心肌炎

关键词：暴发性心肌炎；急性 ST 段抬高心肌梗死

一、摘要

暴发性心肌炎是急性弥漫性炎症性心肌疾病，其特点是起病急骤，病情进展极其迅速，死亡风险极高。其发病机制涉及心脏过度免疫激活和炎症风暴形成。根据我国实践经验，采用"以生命支持为依托的综合救治方案"救治能显著提高患者生存率，并改善长期预后。指南特别强调"极早识别、极早诊断、极早预判、极早救治"。此外，暴发性心肌炎需要与冠心病、冠状动脉畸形等引起的急性心肌梗死鉴别。因此，无论患者是否有冠状动脉粥样硬化高危因素，均应尽早行冠状动脉造影检查，必要时行冠状动脉腔内影像学检查明确诊断，因为这两种疾病的治疗及预后完全不同。

二、病例介绍

患者，女性，56 岁。

主诉：胸闷、胸痛伴气促 3 天。

现病史：患者 3 天前晨起后无明显诱因出现胸闷、胸痛，疼痛位于胸骨后，与活动无关，呈持续性，伴气促，夜间有阵发性呼吸困难，无发热、寒战，无咳嗽、咳痰，无腹痛、腹泻，无尿频、尿急、尿痛，无恶心、呕吐。门诊以"急性心肌梗死"收入院。发病以来，精神、食欲、睡眠欠佳，大小便正常，体力下降，体重无明显改变。

既往史：平素身体健康，有高血压病史，血压最高 150/110mmHg。否认糖尿病及心脏病病史，否认肝炎、结核等传染病史，否认手术、外伤、输血史，否认食物、药物过敏史。

个人史：否认长期吸烟、饮酒史，无毒物、粉尘、放射性物质接触史，无冶游史。

婚育史：26 岁结婚，婚后育有 1 子，身体健康。

月经史：13 岁初潮，（3 ～ 5）/28 天，50 岁时已绝经。

家族史：无其他家族遗传病、传染病史，无冠心病早发家族史，无糖尿病、高血压家族史。

体格检查：体温 36.3℃，血压 101/72mmHg，脉搏 82 次 / 分，呼吸 25 次 / 分，神志清，不能平卧；面色苍白，全身皮肤、巩膜无黄染，口唇无发绀，双侧瞳孔等大等圆，浅表淋巴结未触及肿大，颈静脉充盈，肝颈静脉回流征阳性。心率 82 次 / 分，心尖冲动弥散，心前区无异常隆起或凹陷，心界向左下扩大，心律齐，未闻及病理性杂音。双肺呼吸音清，双下肺可闻及湿啰音。腹平软，无胃肠型，无腹壁静脉曲张，无压痛及反跳痛，肝脾肋下未触及，双下肢无水肿，病理征阴性。

三、诊治经过

患者入院后，完善心电图（图 31-1）、心脏彩超：①节段性室壁运动异常；②左心肥大并收缩功能稍降低［左心室 5.4cm，左心室射血分数（LVEF）56%］；③左心室心尖部室壁瘤形成可能（1.4cm×1.0cm）；④二尖瓣中度关闭不全（相对性）；⑤少量心包积液。结合病史和实验室检查诊断：①冠心病，急性广泛前壁 ST 段抬高心肌梗死，Killip 分级 Ⅱ 级；②高血压 2 级，很高危组。予以抗血小板聚集、调脂、利尿、抗心肌重构等治疗。经过 3 天的治疗患者无明显好转，仍有间断呼吸困难、胸闷等症状，血压偏低，收缩压波动在 80 ～ 90mmHg。入院第 4 天患者血压进一步下降，胸闷加重，考虑心源性休克，转入 CCU，立即行冠状动脉造影未见明显血管狭窄（图 31-2）。复查心脏彩超：全心增大［左心室增大（舒张末期内径 5.6cm，收缩末期内径 4.9cm），左心房增大（4.4cm×5.0cm×5.8cm），右心房增大（3.7cm×4.8cm），右心室增大（3.7cm）］，并左心室收缩功能降低（LVEF 21%），左心室节段性室壁运动异常，二尖瓣中度关闭不全，少量心包积液（左心室后壁 0.9cm，左心室侧壁 0.7cm）。左心室射血分数较入院时明显下降。结合病史、炎症因子等结果，诊断修正为暴发性心肌炎。

此外患者入院时乙型肝炎病毒、梅毒螺旋体、人类免疫缺陷病毒抗体阴性，血脂、血常规（表 31-1）、粪常规等无明显异常；血生化及炎症因子结果见表 31-2。风湿、类风湿、血管炎、抗磷脂抗体等免疫相关抗体阴性。呼吸道合胞病毒、柯萨奇病毒、腺病毒、流感病毒、副流感病毒、巨细胞病毒、单纯疱疹病毒、风疹病毒、人类微小病毒 B19、EB 病毒、嗜肺军团菌、肺炎支原体 / 衣原体等 IgM 抗体均为阴性。入院首份心电图：窦性心律，完全性右束支传导阻滞，$V_1 \sim V_6$ 导联 ST-T 改变。

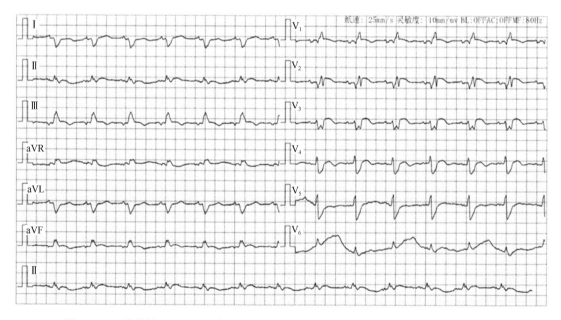

图 31-1　入院首份心电图，见广泛低电压，QRS 波增宽，QT 间期延长和 ST-T 波改变

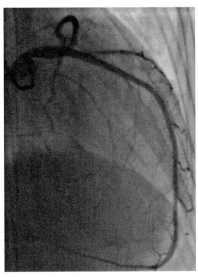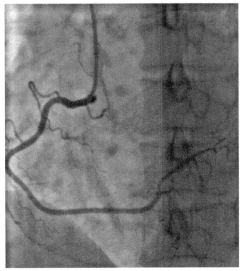

图 31-2　冠状动脉造影

前降支、回旋支和右冠状动脉未见冠状动脉狭窄

表 31-1　血常规结果

指标	数值	参考值
白细胞计数（×10⁹/L）	7.09	3.5 ～ 9.5
中性粒细胞（×10⁹/L）	5.33	1.8 ～ 6.3
中性粒细胞百分比（%）	75.2 ↑	40 ～ 75
淋巴细胞（×10⁹/L）	1.17	1.10 ～ 3.2
淋巴细胞百分比（%）	16.5	20.0 ～ 50.0
单核细胞（×10⁹/L）	0.51	0.1 ～ 0.6
单核细胞百分比（%）	7.2	3.0 ～ 10
嗜酸性粒细胞（×10⁹/L）	0.0 ↓	0.02 ～ 0.52
嗜酸性粒细胞百分比（%）	0.0 ↓	0.4 ～ 8.0
嗜碱性粒细胞（×10⁹/L）	0.05	0.00 ～ 0.10
嗜碱性粒细胞百分比（%）	0.4	0.0 ～ 1.0
红细胞计数（×10⁹/L）	3.6 ↓	3.8 ～ 5.1
血红蛋白（g/L）	131	115 ～ 150
血小板计数（×10⁹/L）	189	125 ～ 350

表 31-2　血生化及炎症因子结果

指标	数值	参考值
谷丙转氨酶（U/L）	62 ↑	≤ 33
谷草转氨酶（U/L）	97 ↑	≤ 32
总蛋白（g/L）	61.7	60 ～ 80
白蛋白（g/L）	40.5	32 ～ 45
球蛋白（g/L）	29.9	20 ～ 35
总胆红素（mmol/L）	10.4	≤ 21

续表

指标	数值	参考值
间接胆红素（mmol/L）	6.0	≤ 12.9
总胆固醇（mmol/L）	3.96	＜ 5.18
甘油三酯（mmol/L）	1.28	＜ 1.7
高密度脂蛋白（mmol/L）	1.23	1.04 ～ 1.55
低密度脂蛋白（mmol/L）	2.5	＜ 3.37
肌酸激酶（U/L）	—	≤ 170
血钾（mmol/L）	4.16	3.5 ～ 5.1
血钠（mmol/L）	140.5	136 ～ 145
血氯（mmol/L）	103.7	99 ～ 110
肌酐（μmol/L）	67	45 ～ 84
碳酸氢根（mmol/L）	26.4	22 ～ 29
高敏肌钙蛋白（pg/ml）	7513 ↑	≤ 26.2
NT-proBNP（pg/ml）	20 686 ↑	＜ 300
超敏 C 反应蛋白（mg/L）	4.2 ↑	＜ 3
血沉（mm/h）	11	0 ～ 20
降钙素原（ng/ml）	0.04	0.02 ～ 0.05
sST2（ng/ml）	＞ 200 ↑	＜ 15
白介素 1β（pg/ml）	21.3 ↑	＜ 5.0
白介素 2 受体（U/ml）	475	223 ～ 710
白介素 6（pg/ml）	＜ 1.5	＜ 7.0
白介素 8（pg/ml）	15.0	＜ 62
白介素 10（pg/ml）	5.40	＜ 9.1
肿瘤坏死因子 α（pg/ml）	9.10 ↑	＜ 8.1

我们根据《成人暴发性心肌炎诊断与治疗中国专家共识》推荐，采用"以生命支持为依托的综合救治方案"进行救治。给患者置入 IABP 治疗，甲泼尼龙 200mg 静脉滴注，每天 2 次，联合应用免疫球蛋白 20g 静脉注射（IVIG）（每天 1 次）以达到救治休克和调节免疫治疗炎症风暴的作用。患者血压升至 95/65mmHg，休克得到纠正。心脏彩超显示左心室射血分数逐步回升，心肌损伤标志物（hs-cTnI 和 NT-proBNP）稳步下降，均提示患者心功能逐渐恢复，病情好转（表 31-2）。入院第 21 天完善心脏磁共振成像（钆增强心肌灌注显像，图 31-3）。心脏磁共振成像：左心室明显扩大（舒张末期内径 6.5cm，收缩末期内径 5.6cm，缩短率 14%，LVEF 19%；基底段至心尖段室间隔心肌变薄并运动消失，余左心室节段舒张末期未见明显增厚及变薄；左心室整体收缩运动明显减弱），左心房不大（前后径 4.7cm）；升主动脉近端直径 3.0cm；右心室不大（长径 8.4cm，短径 2.8cm），右心房横径 4.5cm，右心室整体收缩运动正常；二尖瓣关闭不全；三尖瓣未见明显反流信号影。DOUBLE 及 TRIPLE 上双心室心肌信号弥漫性升高。心包膜不厚。Mapping 序列上，左心室心肌 T_1 及 T_2 值弥漫性升高。心包及双胸腔可见液体信号影。心肌灌注显像：首过灌注心肌未见明显异常充盈缺损信号，延迟扫描基底段至中间段室间隔心肌见明显充盈缺

损，延迟扫描基底段至心尖段室间隔见心肌中层及透壁强化、中间段至心尖段左心室侧壁见心外膜下及透壁异常强化，结果考虑扩张型心肌病（心肌炎所致可能），入院 26 天行心内膜心肌活检（图 31-4），心肌纤维化明显。出院后 3 个月，院外猝死。

表 31-3　患者入院治疗情况

	第1天	第2天	第3天	第4天	第5天	第7天	第9天	第10天	第11天	第12天	第16天
左心室射血分数	56	—	—	21	27	25	23	25	27	31	28
hs-cTnI	8409	—	—	—	2233	—	—	—	—	300	94.9
NT-proBNP	20 686	—	—	—	7635	—	—	—	—	5792	10176
IABP											
甲泼尼龙				200mg 每天 2 次	200mg 每天 2 次	200mg 每天 2 次	200mg 每天 1 次	200mg 每天 1 次	80mg 每天 1 次	80mg 每天 1 次	40mg 每天 1 次
免疫球蛋白				20g 每天 1 次	20g 每天 1 次	20g 每天 1 次	10g 每天 1 次	10g 每天 1 次	5g 每天 1 次	5g 每天 1 次	—

注：黄色代表使用设备。

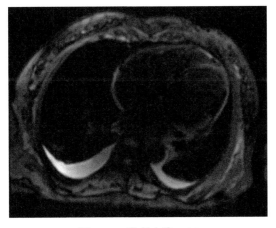

图 31-3　患者入院 MRI

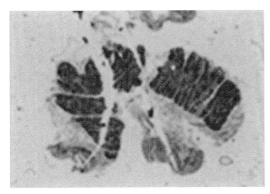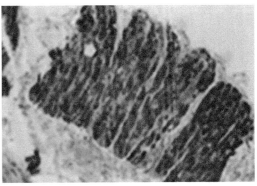

图 31-4　心内膜心肌活检

病理：（右心室心内膜心肌活检 2 枚）镜下见心肌纤维间交错分布胶原纤维，肌束间小动脉壁增厚，管腔狭窄，局部中等动脉壁偏心性纤维化，未见炎症反应，请结合临床。特殊染色：Masson（胶原纤维+，阳性对照+），刚果红染色（−）

四、诊疗体会

多数暴发性心肌炎患者有心肌损伤标志物（肌钙蛋白 I）升高，心电图呈心肌梗死样改变，如导联选择性病理性 Q 波、ST 段抬高或压低等[1-3]，需要行冠状动脉造影以鉴别两种疾病。临床实践中，急诊介入医生对于 24h 内的急性心肌损伤及心电图 ST-T 变化的患者，须行急诊冠状动脉造影的概念比较清晰，而对于超过时间窗的患者，手术医生因顾忌血管开通造成缺血再灌注损伤及心脏机械并发症等，常在心肌梗死 1 周左右同期完成冠状动脉造影及经皮冠脉介入（PCI）治疗，因此，延迟冠状动脉造影使心肌炎这类疾病被延迟诊断或误诊。然而，在国内外关于急性心肌梗死的各大指南中，只是提及发生 ST 段抬高心肌梗死（STEMI）48h 后的患者不推荐对梗死区域相关血管进行 PCI[4, 5]，但冠状动脉造影并不是禁忌。本例患者就存在冠状动脉造影延迟的情况。患者就诊时已经超过行急诊冠状动脉造影的时间窗，未进行冠状动脉造影明确诊断，简单按照急性 ST 段抬高心肌梗死治疗，病情急转直下时才行冠状动脉造影，修正诊断为暴发性心肌炎，由于错过了早期免疫调节治疗的最佳窗口，该患者心功能恢复较差，并进展为扩张型心肌病，左心室射血分数低下，院外发生猝死。因此，收治胸痛合并心肌酶升高、心电图有缺血性改变的患者应仔细询问病史，全面进行体格检查，尽早行冠状动脉造影、超声心动图、心脏磁共振成像等检查，以早期确诊，减少误诊误治，改善患者短期及长期预后。

五、专家点评

1. 暴发性心肌炎发病急，部分患者炎症波及心包和胸膜，甚至合并冠状动脉痉挛，而有胸闷、气急甚至胸痛，同时有心电图及心肌标志物显著变化，需要与冠心病、冠状动脉畸形等引起的急性心肌梗死鉴别。因此，无论患者是否有冠状动脉粥样硬化高危因素，均应尽早行冠状动脉造影检查，必要时行冠状动脉腔内影像学检查明确诊断，因为这两种疾病的治疗及预后完全不同。

2. 该病例由于胸闷、气促 3 天，心电图有改变，而且是广泛导联低电压和 QRS 波群增宽，心肌标志物升高，很明显是急性心肌损伤，然而医生却认为是急性心肌梗死，由于过了 24h，继续按照心肌梗死治疗，等待 1 周后才进行介入治疗。没有排查心肌炎，因而延误了诊断和治疗，几天后病情进展，患者出现休克。由于损失了较多心肌，疗效不好，心功能恢复不佳。

作　　者：汪璐芸　赵春霞（华中科技大学同济医学院附属同济医院）

点评专家：汪道文（华中科技大学同济医学院附属同济医院）

参 考 文 献

[1] 谢江波，温燕华，刘道江，等. 酷似急性心肌梗死的暴发性心肌炎 1 例. 中国动脉硬化杂志，2020，28（1）：65-66.

[2] 张津浦，艾永顺，姜亚娟，等. 酷似心梗的爆发型心肌炎 1 例. 中国实验诊断学，2017，21（1）：30-31.

［3］张立志.重症爆发型心肌炎误诊急性心肌梗死 1 例.中国医药导报，2012，9（22）：110-111.

［4］中华医学会心血管病学分会，中华心血管病杂志编辑委员会.急性 ST 段抬高型心肌梗死诊断和治疗指南（2019）.中华心血管病杂志，2019（10）：766-783.

［5］Ibanez B，James S，Agewall S，et al. 2017 ESC Guidelines for the management of acute myocardial infarction in patients presenting with ST-segment elevation：the task force for the management of acute myocardial infarction in patients presenting with ST-segment elevation of the European Society of Cardiology（ESC）.Eur Heart J，2018，39（2）：119-177.

病例32 未完整按照推荐方案治疗救治失败的暴发性心肌炎

关键词： 暴发性心肌炎；急性 ST 段抬高心肌梗死

一、摘要

本病例是 1 例 74 岁女性患者，农民，因"咳嗽、发热 5 天，伴胸闷、气促、乏力、食欲缺乏 2 天"入院。当地医院检查发现 cTnI 和 NT-proBNP 水平显著升高。入院检查心率 128 次 / 分，血压 128/80mmHg，心音低钝，心房颤动心律，广泛导联低电压，超声见心肌增厚，心腔变小，心脏弥漫性运动减弱，LVEF 33%，GLS –6.1%，部分炎症因子水平升高，冠状动脉造影排除了心肌梗死。及时做出了暴发性心肌炎诊断。然后治疗力度明显不足，主要是第 1 天糖皮质激素应用剂量不足，更没有及时给予免疫球蛋白。所以，在使用 IABP 后，患者症状稍有好转，但是由于其他治疗不足或没有跟上，最终病情不断恶化而治疗失败。这里要强调不仅要做到四个极早，而且还要完整、正确执行治疗方案。

二、病例介绍

患者，女性，74 岁，农民。

主诉： 咳嗽、发热 5 天，胸闷、气促 2 天。

现病史： 患者 5 天前受凉后出现咳嗽、咳少量黄痰，伴发热，具体体温未测，无胸闷、胸痛，无心悸、气促，无恶心、呕吐，无头晕、头痛，无黑矇及晕厥，无腹痛、腹泻等，自服阿莫西林及"感冒药"，发热可缓解。近 2 天出现胸闷、气促，伴呼吸困难，恶心，呕吐 1 次，呕吐物为胃内容物，乏力、食欲缺乏，无黑矇及晕厥，无胸痛、心悸。遂至当地医院就诊，心电图：①心房扑动（2：1、3：1 传导）；②完全性右束支传导阻滞；③电轴左偏；④前壁 r 波递增不良。肌钙蛋白 I 7.54ng/ml、NT-proBNP 1208.74pg/ml。当地医院考虑为"急性非 ST 段抬高心肌梗死"，予以抗血小板（阿司匹林肠溶片 300mg+替格瑞洛 180mg）、调脂（瑞舒伐他汀钙片 20mg）、控制心室率、改善心功能等对症治疗后转至笔者所在医院，急诊以"急性冠脉综合征"收住院。患者起病以来，精神、食欲尚可，大便、小便正常，体力下降，体重无明显变化。

既往史： 否认高血压、糖尿病及心脏病病史，否认肝炎、结核等传染病史，否认手术、外伤、输血史，否认食物、药物过敏史。

月经与婚育史： 月经初潮 12 岁，经期 5 天，周期 28 天，已绝经。已婚，育有 3 子 1 女，均体健。

　　家族史：无其他家族遗传性疾病史，无早发冠心病家族史，无糖尿病、高血压家族史。

　　体格检查：体温 36.5℃，脉搏 108 次 / 分，呼吸 18 次 / 分，血压 128/80mmHg，SpO_2 100%（鼻导管吸氧 3L/min）。神志清楚，精神可，全身皮肤、巩膜无黄染，浅表淋巴结无肿大。口唇无发绀，颈静脉无充盈，甲状腺不大。双肺呼吸音清，未闻及明显干湿啰音。心率 128 次 / 分，节律不齐，未闻及明显杂音。腹平软，无压痛及反跳痛，肝脾肋下未触及，双下肢轻中度水肿，病理征阴性。

三、诊治经过

　　患者入院后心电图（图 32-1）：心房颤动，广泛低电压，完全性右束支传导阻滞，QRS 波群增宽，QT 间期延长；$V_4 \sim V_6$ 导联 ST 段显著下移。随后完善相关检查见白细胞总数、中性粒细胞及单核细胞增高；BNP 及 cTnI 水平显著升高；部分炎症因子水平升高（表 32-1，表 32-2）。

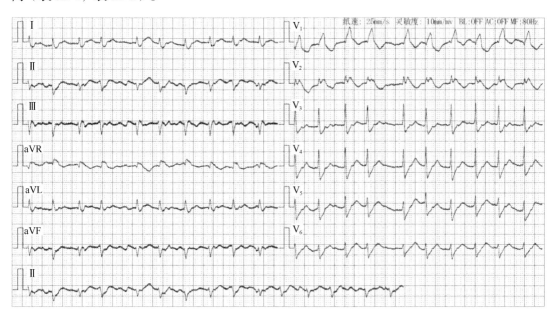

图 32-1　入院心电图

表 32-1　血常规

指标	数值	参考值
白细胞计数（×10⁹/L）	13.06 ↑	3.5 ～ 9.5
中性粒细胞（×10⁹/L）	10.59 ↑	1.8 ～ 6.3
中性粒细胞百分比（%）	81 ↑	40 ～ 75
淋巴细胞（×10⁹/L）	1.16	1.10 ～ 3.2
淋巴细胞百分比（%）	8.9 ↓	20.0 ～ 50.0
单核细胞（×10⁹/L）	1.24 ↑	0.1 ～ 0.6
单核细胞百分比（%）	9.5	3.0 ～ 10
嗜酸性粒细胞（×10⁹/L）	0.02	0.02 ～ 0.52

续表

指标	数值	参考值
嗜酸性粒细胞百分比（%）	0.2 ↓	0.4 ～ 8.0
嗜碱性粒细胞（×10⁹/L）	0.05	0.00 ～ 0.10
嗜碱性粒细胞百分比（%）	0.4	0.0 ～ 1.0
红细胞计数（×10⁹/L）	4.22	3.8 ～ 5.1
血红蛋白（g/L）	122	115 ～ 150
血小板计数（×10⁹/L）	303	125 ～ 350

表 32-2　生化及炎症因子

指标	数值	参考值
谷内转氨酶（U/L）	38 ↑	≤ 33
谷草转氨酶（U/L）	70 ↑	≤ 32
总蛋白（g/L）	64.0	60 ～ 80
白蛋白（g/L）	39.4	32 ～ 45
球蛋白（g/L）	24.6	20 ～ 35
总胆红素（mmol/L）	10.6	≤ 21
间接胆红素（mmol/L）	6.8	≤ 12.9
总胆固醇（mmol/L）	3.84	< 5.18
甘油三酯（mmol/L）	1.34	< 1.7
高密度脂蛋白（mmol/L）	1.34	1.04 ～ 1.55
低密度脂蛋白（mmol/L）	2.20	< 3.37
肌酸激酶（U/L）	506 ↑	≤ 170
血清钾（mmol/L）	3.65	3.5 ～ 5.1
血清钠（mmol/L）	132.6 ↓	136 ～ 145
血清氯（mmol/L）	98.4 ↓	99 ～ 110
肌酐（μmol/L）	77	45 ～ 84
乳酸（mmol/L）	3.06 ↑	0.5 ～ 2.2
碳酸氢根（mmol/L）	25.9	22 ～ 29
高敏肌钙蛋白（pg/ml）	16 260.7 ↑	≤ 26.2
NT-proBNP（pg/ml）	6975 ↑	< 300
超敏 C 反应蛋白（mg/L）	25.8 ↑	< 3
血沉（mm/h）	11	0 ～ 20
降钙素原（ng/ml）	0.08	0.02 ～ 0.05
白介素 1β（pg/ml）	< 5.0	< 5.0
白介素 2 受体（U/ml）	488	223 ～ 710
白介素 6（pg/ml）	17.79 ↑	< 7.0
白介素 8（pg/ml）	< 5.0	< 62
白介素 10（pg/ml）	< 5.0	< 9.1
肿瘤坏死因子 α（pg/ml）	14.7 ↑	< 8.1

乙型肝炎病毒、梅毒螺旋体、人类免疫缺陷病毒抗体阴性，尿常规、粪常规等无明显异常；风湿、类风湿、血管炎、抗磷脂抗体等免疫相关抗体阴性。呼吸道合胞病毒、柯萨奇病毒、腺病毒、流感病毒、副流感病毒、巨细胞病毒、单纯疱疹病毒、风疹病毒、人类微小病毒 B19、EB 病毒、嗜肺军团菌、肺炎支原体 / 衣原体等 IgM 抗体均为阴性。

入院后，急诊行冠状动脉造影（图 32-2）：左主干未见明显狭窄；左前降支近段动脉粥样硬化；左回旋支细小，未见明显狭窄，钝缘支粗大，近段狭窄约 50%；右冠状动脉近段及中段动脉粥样硬化。立刻行心脏超声检查，见左心室舒张期内径 39mm，左心房 34mm，右心房和右心室不大；主动脉及主动脉瓣无异常；室间隔和左心室后壁厚15mm，逆向运动，弥漫性运动减弱，LVEF 33%，GLS –6.1%；少量心包积液。下腔静脉增宽（2.4cm），吸气相塌陷＜ 50%。心脏超声检查结果提示心肌严重水肿、心腔变小，左心室收缩功能严重弥漫性降低，心力衰竭。患者入院期间血 hs-cTnI 快速上升至上限（图 32-3）。

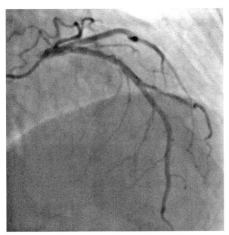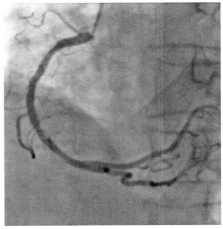

图 32-2　患者冠状动脉造影未见明显狭窄

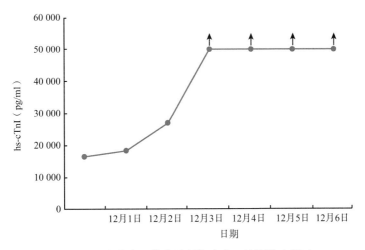

图 32-3　血 hs-cTnI 水平变化曲线，箭头处所指为高于检测值上限（＞ 50 000pg/ml）

根据以上临床症状、体征及实验室检查，初步诊断为暴发性心肌炎。当日置入

IABP，给予激素（甲泼尼龙 200mg 每天 1 次）和奥司他韦治疗、维持水电解质平衡等。但是，未增加糖皮质激素，也未使用免疫球蛋白。患者第 1 天使用 IABP 后症状有所缓解，但肌钙蛋白仍持续上升。第 2 天出现阵发性心房颤动、三度房室传导阻滞、肌钙蛋白进一步升高，心脏彩超提示射血分数逐渐下降，晚上出现心搏骤停，基于临时起搏治疗，病情仍未得到遏制，但是仍然未加用免疫球蛋白。

由于病情不断加重，第 3 天加用了免疫球蛋白 10g。第 4 天，患者反复出现室性心动过速和心室颤动，血压无法维持，反复室性心动过速，置入 ECMO，免疫球蛋白用量加到 20g；第 5 天将甲泼尼龙加量至 200mg，每天 2 次；第 6 天，因无效而放弃治疗。

四、诊疗体会

患者虽然为 1 名老年女性，但仍然是 1 例典型的暴发性心肌炎患者，所以无论患者年龄，当患者急骤起病，有发热、乏力、不思饮食或腹泻等前驱症状，继而迅速出现严重的血流动力学障碍（包括低血压或休克）、严重心律失常（房室传导阻滞、窦性心动过速、室性心动过速、心室颤动等恶性心律失常），实验室检查 hs-cTnI/cTnI 和 BNP/NT-proBNP 显著升高，心电图明显变化（低电压、广泛导联 ST 段及 T 波改变和传导阻滞等）时，应疑诊为暴发性心肌炎；若超声心动图检查呈现以下特征，如弥漫性室壁运动减弱，左心室射血分数明显下降，左心室长轴应变下降，炎症因子水平明显升高，且排除急性心肌梗死和应激性心肌病等，即可临床诊断为暴发性心肌炎。需要做到四个极早，即"极早识别、极早诊断、极早预判、极早救治"，还需要系统完整地按照指南或共识确定的方案进行治疗。要特别强调的是，要完整和准确理解并执行指南推荐的救治方案，不要迟疑，不要仅给予部分治疗。在"免疫调节治疗"中，激素与免疫球蛋白的合用是有严格的内在逻辑的，另外，在用了 IABP 后，还需要特别注意循环情况，必要时早一些加用 ECMO。

五、专家点评

该患者是典型的暴发性心肌炎病例，虽然高龄，但治疗过程中仍然有以下深刻教训。

1. 患者为 78 岁女性，表明高龄患者同样可以患暴发性心肌炎。

2. 本例患者最深刻的教训是未能完整执行中国专家共识和指南中的治疗方案［给予足够剂量的免疫调节药物治疗（足够剂量的免疫球蛋白）］[1, 2]，直到病情严重恶化后才"姗姗来迟"地用药（尤其是到了第 3 天才开始用免疫球蛋白 10g）。如果不正确完整执行方案，会明显增加死亡风险。

3. 该病例入院已有心肌水肿，心腔变小，表明心肌损害严重[3]。这时就应该加大甲泼尼龙剂量至 200mg，每天 2 次（即每日 400mg），更应该一并使用免疫球蛋白，同时还应该较早地在 IABP 基础上加用 ECMO[4, 5]。

因此，对于心肌炎患者，不仅要不断强调做到四个极早，即"极早识别、极早诊断、极早预判、极早救治"，还需要系统完整地按照指南或共识确定的方案进行治疗[6-8]。

作　　者：汪璐芸（华中科技大学同济医学院附属同济医院）

点评专家：汪道文（华中科技大学同济医学院附属同济医院）

参 考 文 献

[1] Samuelsson A，Towers TL，Ravetch JV. Anti-inflammatory activity of ivig mediated through the inhibitory fc receptor. Science，2001，291（5503）：484-486.

[2] Shioji K，Kishimoto C，Sasayama S. Fc receptor-mediated inhibitory effect of immunoglobulin therapy on autoimmune giant cell myocarditis：concomitant suppression of the expression of dendritic cells. Circ Res，2001，89（6）：540-546.

[3] Tschope C，Ammirati E，Bozkurt B，et al. Myocarditis and inflammatory cardiomyopathy：current evidence and future directions. Nat Rev Cardiol，2021，18：169-193.

[4] Zhou N，Zhao Y，Jiang J，et al. Impact of mechanical circulatory support and immunomodulation therapy on outcome of patients with fulminant myocarditis：Chinese registry of fulminant myocarditis. Signal Transduct Target Ther，2021，6：350.

[5] Jiang J，Cui G，Chen C，et al. Long term prognosis of fulminant myocarditis and predictors related to impaired cardiac function post discharge. Chin J Cardiol，2022，50（3）：263-269.

[6] 中华医学会心血管病学分会，中华心血管病杂志编辑委员会. 中国成人暴发性心肌炎诊断和治疗指南. 中华心血管病杂志，2024，52（1）：10-33.

[7] 中华医学会心血管病学分会精准医学学组，中华心血管病杂志编辑委员会，成人暴发性心肌炎工作组. 成人暴发性心肌炎诊断与治疗中国专家共识. 中华心血管病杂志，2017，45（9）：742-752.

[8] 周远航，赵胮，郭影影，等. 体外膜肺氧合治疗成人暴发性心肌炎的早期疗效及预后的相关因素分析. 中华心血管病杂志，2022，50（3）：270-276.

病例 33　妊娠晚期 H1N1 流感病毒相关的暴发性心肌炎

关键词：暴发性心肌炎；甲型 H1N1 流感病毒；妊娠状态

一、摘要

腺病毒、B 组柯萨奇病毒、巨细胞病毒、Echo 病毒和流感病毒感染已被认为是心肌炎的病因[1]。最近有报道称，新型甲型 H1N1 流感的出现是妊娠期心肌炎的原因之一[2]。本文报道了第 1 例暴发性心肌炎的致命病例，由甲型 H1N1 流感所致。一名 38 岁的亚洲妇女，妊娠晚期出现流感样症状。随后出现广泛复杂的心动过速，进行了多次电除颤。随后心电图显示 ST 段抬高。冠状动脉造影和肺动脉造影为阴性。监护仪上显示胎儿宫内窘迫，患者接受了紧急剖宫产手术，术中见腹腔和阴道大出血（DIC），最后患者死亡。尸检证实为严重心肌炎。进一步的检测证实甲型 H1N1 流感病毒感染。在仔细回顾已发表的文献后，笔者认为这是第 1 例在先前健康的孕妇中出现的致命的暴发性心肌炎，其表现为与甲型 H1N1 流感相关的 ST 段抬高。这起罕见但致命的 H1N1 感染并发症提醒卫生保健专业人员应提高为孕妇提供疫苗接种和及时治疗的健康意识。另外，过分强调病理和病因诊断，未能及时救治是导致患者死亡的主要原因。

二、病例介绍

本病例是一名 38 岁的亚洲女性，妊娠晚期，孕 29^{+2} 周，既往无重大病史，因乏力、头晕和晕厥接受了紧急医疗服务。据报告，患者 2 周前开始咳嗽、咽喉痛、流涕，偶尔发冷、全身不适和恶心。否认胸痛、呼吸急促、发热、心悸或头痛。患者服用了妊娠期维生素，没有服用其他药物。患者否认吸烟、饮酒或非法吸毒。

值得注意的是，患者在妊娠期间没有接种流感疫苗。入院当天早上，患者感到头晕、恶心和乏力。医护人员发现患者心率加快（心率 120 次 / 分），低血压（血压 79/56mmHg）。在急诊科，心电图显示 $V_1 \sim V_3$ 导联 ST 段抬高和右束支传导阻滞（图 33-1）。第 2 次心电图显示广泛复杂的心动过速与尖端扭转型心动过速一致。患者接受了静脉注射硫酸镁和 2 次电除颤。随访心电图显示 $V_1 \sim V_4$ 导联窦性心动过速伴持续性 ST 段抬高。急诊科的进一步检查包括经胸超声心动图，显示左心室前壁运动功能稍减退，伴有轻度至中度左心室功能障碍，左心室射血分数为 40% ～ 45%。

最初的实验室检验基本正常，但是白细胞计数升高，为 15.2×10^9/L（参考值为 $4.8 \times 10^9 \sim 10.8 \times 10^9$/L），肌钙蛋白 I 为 23.23ng/ml（参考值为 0.00 ～ 0.19ng/ml），肌酸激酶为 641U/L（参考值为 26 ～ 140U/L），肌红蛋白为 162ng/ml（参考值为 0 ～ 110ng/ml），

B 型钠尿肽为 360pg/ml（参考值为 2～100pg/ml），乳酸为 2.5mmol/L。药物尿液筛查呈阴性，肝炎组（甲型肝炎、乙型肝炎、丙型肝炎）无反应，乙醇水平小于 5mg/L，HIV 筛查为阴性。鼻咽拭子用于流感酶免疫快速抗原检测，结果呈阴性。实时反转录聚合酶链反应（rRT-PCR）用于分析检测对 H1N1 呈阳性的流感病毒核蛋白抗原。其他病毒血清学包括巨细胞病毒、柯萨奇病毒（A 和 B 型）及人类微小病毒 B19 均为阴性。产科超声评估显示，宫内有 1 名存活的男婴，胎儿体重估计为 1765g（适合胎龄），阿普加评分为 8/8，表示胎儿氧合充足。

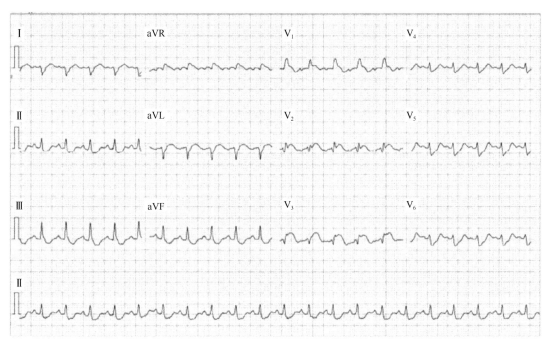

图 33-1　急诊科心电图显示 V₁～ V₃ 导联 ST 段抬高和右束支传导阻滞

三、诊治经过

患者被转移到心导管室进行紧急冠状动脉造影，以排除冠状动脉夹层。血管造影显示没有夹层的证据，也没有阻塞性冠状动脉病变。由于持续性休克和心动过速，对患者进行了肺血管造影，排除了肺栓塞。在心导管室期间，患者出现了几次多态性室性心动过速，并进行了多次除颤。患者接受了额外的静脉注射镁和抗心律失常药物（利多卡因和胺碘酮）治疗。产科超声显示胎儿心率为 130～140 次 / 分。

患者血氧饱和度明显下降，随后接受了气管插管和机械通气。此时，注意到胎儿心动过缓，心率降至 70 次 / 分。采取紧急剖宫产术，产下一名存活的男婴，阿普加评分为 7/8。在进行紧急剖宫产术时，患者因持续性室性心动过速再次除颤 5 次。随后插入主动脉内球囊反搏泵和临时起搏器。但是心功能持续失代偿，行心肺复苏术。在急诊紧急剖宫产术期间和之后，患者出现明显的阴道出血和腹胀。于是开始大量输血。剖宫产术显示无张力子宫出血，可能继发于紧急剖宫产术期间和之后的灌注不良。行子宫切除术，但没有任何改善。腹膜腔内可见约 2L 凝血不良的血液，同时患者阴道大量出血。为了控制出血，行子宫颈上段子宫切除术。在整个过程中，心肺复苏工作一直在持续。尽管有机械通气支持、输血和高剂量血管升压药，但患者出现了弥散性血管内凝血（DIC），一直处于难治性休克状态，经多次心肺复苏术后，仍没有恢复自主循环，被宣布临床死亡。

四、诊疗体会

尽管在文献[3, 4]中可以发现一些孕妇感染甲型 H1N1 流感病毒的病例，但很少有关于心肌炎的病例报道。在为数不多的与心肌炎有关的流感病例中，很少有病例与新型流感 H1N1 毒株有关[6, 7]。心肌炎已被证明可模拟急性心肌梗死（MI）的症状，并可能诱发局灶性心肌损伤，如心电图 ST 段抬高[8, 9]。据报道，在约 30% 的疑似病毒性心肌炎病例中，超声心动图和心电图可能出现异常[10]。

由于妊娠期间免疫力显著下降，妊娠期患者感染流感病毒等病毒性疾病的风险增高。一旦被感染，妊娠期患者更有可能因如甲型 H1N1 流感病毒等而出现明显的症状甚至死亡[11]。一些合并症与较差的结局相关[12]，包括慢性肺疾病、高血压、肥胖和妊娠。本例患者没有已知的潜在疾病，然而，由于处于妊娠晚期，所以患者是"高危"孕妇。此外，患者没有接种流感疫苗。众所周知，疫苗干预措施可以显著降低与 H1N1 相关的风险[13]。

这是作者报道的第一例致命的暴发性心肌炎病例，最初表现为急性 ST 段抬高心肌梗死，并伴有持续的室性快速心律失常，发生在一名先前健康的与甲型 H1N1 流感病毒相关的孕妇身上。曾有报道称，与 2009 年甲型 H1N1 流感病毒相关的心肌炎可能与急性心肌梗死相似并相关[14]。

该病例强调了孕妇接种流感疫苗作为常规妊娠护理的重要性。流感疫苗在妊娠的所有阶段都是安全的[15, 16]；然而，孕妇接种流感疫苗仍然存在障碍，如担心胎儿可能面临安全风险[17]。孕妇或预期妊娠的妇女应由其医疗保健提供者提供流感疫苗接种，以防止不必要的并发症。

相关尸检结果如下。

心脏：心脏重 340g。冠状动脉没有动脉粥样硬化。左心室结构和大小正常。右心室腔轻微扩张。大体上，心肌无明显异常。显微镜检查显示严重、弥漫性、急性、活动性和持续性心肌炎（图 33-2，图 33-3）。

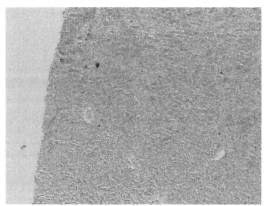
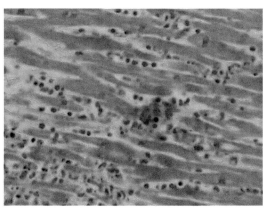

图 33-2　显微镜下心肌切片显示弥漫性、广泛性淋巴细胞浸润，与严重心肌炎一致

图 33-3　高倍视野显示心肌组织内广泛淋巴细胞浸润，符合暴发性心肌炎诊断

最终诊断/死因：甲型 H1N1 流感合并严重心肌炎（暴发性心肌炎）。

促发因素：29 周妊娠状态。

五、专家点评

1. 本病例是 1 例诊断和治疗留有巨大遗憾的暴发性心肌炎病例，没有早期做出正确诊断。实际上，患者有呼吸道感染症状，尤其有乏力、头晕及消化道症状，随后查体见休克，心电图显示低电压和广泛导联 ST 段显著异常，即表明有急性心肌损伤，应该立刻行冠状动脉造影，排查急性心肌梗死。造影结果显示阴性，并且心肌肌钙蛋白明显升高，这时应该立刻做出暴发性心肌炎诊断。

2. 暴发性心肌炎患者的诊断包括临床诊断（其中还有病理生理诊断和并发症诊断）、病理诊断和病因诊断（如流感）。做出临床诊断至关重要，因为临床诊断后可以立刻启动救治，而并不要求做出病理诊断和病因诊断才开始救治，后两者通常难以即刻做出，且对紧急救治帮助不大。实际上该患者在做冠状动脉造影前医生已经知道是心肌损伤导致的心源性休克，应该立刻启动机械循环支持治疗，同时进行造影检查，而不是等待。

3. 关于治疗方面，有严重失误和教训。应该尽早按照《中国成人暴发性心肌炎诊断和治疗指南》对该患者进行积极救治，包括启动机械循环支持和免疫调节治疗（足够剂量的糖皮质激素和足够剂量的免疫球蛋白），积极预防和治疗各种并发症如心律失常（本病例已经使用），尤其重要的是该患者因长期休克没有及时救治而出现了 DIC，而且也没有采取相应的救治措施（如输注冷沉淀、血浆等），进而出现大出血，这时情况已经无法逆转。

4. 该病例实际上应该有相应的心脏受损的临床体征，如心音低钝和奔马律，无 P_2 亢进和颈静脉充盈。前者可以肯定心肌受损，心功能严重降低，而后者可帮助排查肺栓塞。医生过分依赖器械检查而耽误了诊治时间。这些检查中，只有心电图、心脏超声、冠状动脉造影，加上心肌标志物检测是必需的，而且要尽快完成，边检查边治疗。

5. 该病例告诉我们，中国指南提出的"极早识别、极早诊断、极早预判、极早救治"是正确的，对于暴发性心肌炎患者，不应该有任何耽误[18]。

本病例引自 Ona MA，Bashari DR，Tharayil Z，et al. A case of fatal fulminant myocarditis presenting as an acute ST-segment elevation myocardial infarction and persistent ventricular tachyarrhythmia associated with influenza A（H1N1）virus in a previously healthy pregnant woman. Cardiology，2012，123（2）：103-107，已获授权允许。

编译作者：舒鸿洋（华中科技大学同济医学院附属同济医院）

点评专家：汪道文（华中科技大学同济医学院附属同济医院）

参 考 文 献

[1] Woodruff JF. Viral myocarditis. Am J Pathol，1980，101：425-484.

[2] Chan K，Meek D，Chakravorty I. Unusual association of ST-T abnormalities，myocarditis and cardiomyopathy with H1N1 influenza in pregnancy：two case reports and review of literature. J Med Case

Rep，2011，5（1）：314-318.

[3] Jamieson DJ，Honein M，Rasmussen S，et al. H1N1 2009 influenza virus infection during pregnancy in the USA. Lancet，2009，374（9688）：451-458.

[4] Louie JK，Acosta M，Jamieson D，et al. Severe 2009 H1N1 influenza in pregnant and post-partum women in California. N Engl J Med，2010，362（1）：27-35.

[5] Mamas MA，Fraser D，Neyses L. Cardiovascular manifestations associated with influenza virus infection. Int J Cardiol，2008，130（3）：304-309.

[6] Martin SS，Hollingsworth CL，Norfolk SG，et al. Reversible cardiac dysfunction associated with pandemic 2009 H1N1 influenza A. Chest，2010，137（5）：1195-1197.

[7] Bratincsak A，El Said HG，Bradley JS，et al. Fulminant myocarditis associated with pandemic H1N1 influenza A virus in children. J Am Coll Cardiol，2010，55（9）：928，929.

[8] Li YD，Hsiao FT，Lai CP，et al. Acute myocarditis mimicking ST elevation myocardial infarction：manifestation on cardiac magnetic resonance. Acta Cardiol Sin，2010，26（1）：44-47.

[9] Mottard N，Mewton N，Bonnefoy E，et al. Acute myocarditis mimicking lateral myocardial infarction. Anaesth Intensive Care，2008，36（5）：739-742.

[10] Vikerfors T，Stjerna A，Olcen P，et al. Acute myocarditis：serologic diagnosis，clinical findings and follow-up. Acta Med Scan，1988，223（1）：45-52.

[11] Monga M. Maternal cardiovascular，respiratory and renal adaptation to pregnancy//Creasy R，Resnik R，Iams J，et al. Creasy and Resnik's maternal fetal medicine，principles and practice，6th ed. Philadelphia，Saunders Elsevier，2009：101-109.

[12] Siston AM，Rasmussen S，Honein M，et al. Pandemic 2009 influenza A（H1N1）viral illness among pregnant women in the United States. JAMA，2012，303（15）：1517-1525.

[13] Liu SL，Wang J，Yang XH，et al. Pandemic influenza A（H1N1）2009 virus in pregnancy. Rev Med Virol，2012，23（1）：3-14.

[14] Arbit B，Gaultier CR，Schwarz ER. H1N1 virus infection associated with acute myocardial infarction in a young patient without coronary artery disease-first reported case. Acta Cardiol，2011，66（6）：807-810.

[15] Centers for Disease Control and Prevention. Influenza vaccination coverage among pregnant women-29 states and New York City，2009-10 season. MMWR Morb Mortal Wkly Rep，2012，61（7）：113-118.

[16] Tamma PD，Ault KA，del Rio C，et al. Safety of vaccination during pregnancy. Am J Obstet Gynecol，2009，201（6）：547-552.

[17] Centers for Disease Control and Prevention. Influenza vaccine coverage among pregnant women-United States，2010-2011 influenza season. MMWR Morb Mortal Wkly Rep，2011，60：1078-1082.

[18] 中华医学会心血管病学分会，中华心血管病杂志编辑委员会. 中国成人暴发性心肌炎诊断和治疗指南. 中华心血管病杂志，2024，52（1）：10-33.

病例 34　暴发性心肌炎诱发冠状动脉痉挛引起意识丧失

关键词： 心肌炎；意识丧失；心源性晕厥

一、摘要

本病例是一名 61 岁男性患者，因"突发意识丧失、心搏骤停"而收住院，排除颅脑损伤后考虑心源性晕厥可能性大，完善冠状动脉造影未见明显狭窄，意识丧失原因待查：冠状动脉痉挛？心肌炎？结合相关检查结果及相关病史，本例患者意识丧失可能是心肌炎引起的冠状动脉痉挛导致，建议采取生命支持治疗，患者家属因自身原因中途放弃治疗而出院。

二、病例介绍

患者，男性，61 岁。

主诉：突发意识丧失、心肺复苏术后 5h 余。

现病史：于 5h 前当地目击者发现患者突发意识丧失，摔倒在地。给予心肺复苏后患者呼吸、心搏恢复，但仍意识不清，送往当地医院救治（具体时间不详），气管插管后建议转入上级医院。转院途中患者再次心搏骤停，给予心肺复苏后，心搏恢复至笔者所在医院急诊。查 cTnI 3.0ng/ml，NT-proBNP 274ng/L。呼吸机支持下完善颅脑 CT：颅脑术后改变，右侧顶骨局部缺损。心脏超声：心脏形态结构及瓣膜活动未见明显异常。考虑心源性晕厥可能性大，与家属沟通后行急诊冠状动脉造影检查。

既往史：高血压 10 年，最高血压 180/90mmHg，规律口服药物（具体不详），家属诉血压控制良好。10 年前硬膜下血肿行手术治疗；今年 4 月行左肺结节手术，5 月行胆囊切除术。否认糖尿病、慢性胃炎、哮喘、慢性支气管炎等病史，否认肝炎、结核等传染病史，否认外伤、输血史。否认食物、药物过敏史。吸烟 40 年，1 包 / 天，戒烟 4 个月；少量饮酒史。

体格检查：体温 37.5℃，脉搏 105 次 / 分，呼吸 20 次 / 分，血压 115/64mmHg。昏迷状态，气管插管，双侧瞳孔直径约 4mm，对光反射迟钝，全身皮肤、巩膜无黄染，口唇无发绀，颈软，颈静脉无充盈，浅表淋巴结无肿大，甲状腺无肿大。双肺呼吸音粗，双下肺闻及少许湿啰音。心率 105 次 / 分，心律齐，心尖冲动位于第 5 肋间锁骨中线偏内侧，心前区未触及震颤，心界不大，未闻及明显杂音。腹平软，无压痛及反跳痛，肝脾肋下未触及，双下肢无水肿。

三、诊治经过

患者入院心电图（图34-1）：窦性心动过速，部分导联 ST-T 改变。考虑患者心搏骤停，肌钙蛋白明显升高，虽然未见到明显 ST 段抬高，根据非 ST 段抬高心肌梗死诊疗指南，仍需要进行急诊冠状动脉造影。

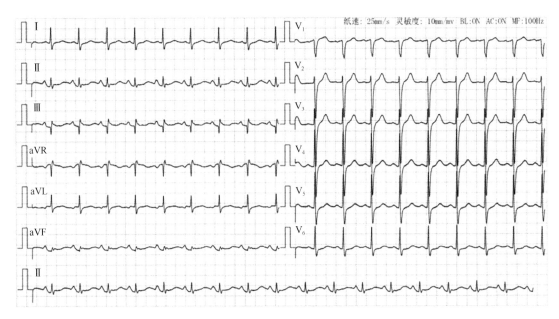

图 34-1　患者入院后心电图检查：窦性心动过速，部分导联 ST-T 改变

急诊冠状动脉造影结果（图34-2）：左冠状动脉主干（LM）未见明显狭窄，左前降支（LAD）近中段、左回旋支（LCX）全程弥漫性狭窄，最重处达 95% 以上，冠状动脉内推注硝酸甘油 200μg 后重复造影显示狭窄明显缓解，LAD 及 LCX 可见动脉粥样硬化斑块形成；右冠状动脉（RCA）近段狭窄约 30%，中远段粥样硬化斑块形成。

入院后完善相关检查：超敏 C 反应蛋白 19.6mg/L，钾 4.13mmol/L，钠 139.5mmol/L，氯 101mmol/L，钙 2.34mmol/L，磷 1.48mmol/L，镁 0.96mmol/L；肌酸激酶 1483U/L；谷丙转氨酶 90U/L，谷草转氨酶 146U/L，直接胆红素 3.8μmol/L，间接胆红素 4.8μmol/L，白蛋白 40.9g/L，总胆固醇 4.75mmol/L，乳酸脱氢酶 462U/L；甘油三酯 2.08mmol/L，低密度脂蛋白 2.52mmol/L；尿素氮 10.38mmol/L，肌酐 173μmol/L，尿酸 844.2μmol/L，碳酸氢根 13.2mmol/L，eGFR（基于 CKD-EPI 方程）35.9ml/（min·1.73m²）；白细胞计数 30.7×10⁹/L，中性粒细胞百分比 88.4%，中性粒细胞计数 27.14×10⁹/L，淋巴细胞百分比 4.6%，单核细胞计数 2.06×10⁹/L，血小板计数 364.0×10⁹/L；D- 二聚体定量 20.01μg/ml；葡萄糖 10.01mmol/L；乳酸 8.66mmol/L；降钙素原 18.08ng/mL；高敏肌钙蛋白 I 47 376.2pg/ml；血沉 16mm/h。血气分析：pH 7.236，PCO₂ 33.5mmHg，PO₂ 270mmHg，BE –12mmol/L，HCO₃⁻ 14.2mmol/L，SO₂ 100%。

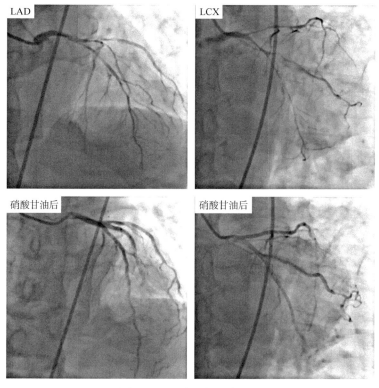

图 34-2　急诊冠状动脉造影

白介素 1β 22.2pg/ml，白介素 2 受体 1186U/ml，白介素 6 260.20pg/ml，白介素 8 71pg/ml，肿瘤坏死因子 α 45.2pg/ml。

病原学检查：呼吸道合胞病毒 IgM 抗体阴性，腺病毒 IgM 抗体阳性，A 型流感病毒 IgM 抗体阴性，B 型流感病毒 IgM 抗体阴性，副流感病毒 IgM 抗体阴性，嗜肺军团菌 IgM 抗体阴性。血培养、痰培养均无细菌生长。

患者动态心电图（图 34-3）检查结果：①窦性心律，最小心率为 62 次 / 分，发生于 23 : 33；最大心率为 125 次 / 分，发生于 12 : 15；平均心率为 112 次 / 分；窦性心动过速。②未见异位心律失常。③监测中可见 aVR 导联 ST 段上抬，下壁、前壁、侧壁 ST 段压低明显，伴 T 波双向、倒置，请结合临床。

入院诊断：①心搏骤停，心肺复苏术后。意识丧失原因待查：冠状动脉痉挛？心肌炎？②高血压 3 级，很高危组。③代谢性酸中毒。④高尿酸血症。

患者入院后行抗感染治疗，如头孢哌酮舒巴坦、莫西沙星；冠心病治疗及抗痉挛治疗，如阿司匹林、氯吡格雷、阿托伐他汀、硝酸甘油、地尔硫䓬（合贝爽）、尼可地尔；同时给予纠酸、护胃等治疗。患者一般情况无好转，且血压逐渐开始下降，给予多巴胺、间羟胺等血管活性药物，结合患者检查结果考虑为炎症导致冠状动脉痉挛，给予甲泼尼龙、免疫球蛋白并给予床旁 IABP 置入，但血压仅维持在 75/48mmHg。建议行床旁 ECMO 置入，患者家属拒绝。1 天后患者家属决定放弃治疗，办理自动出院。

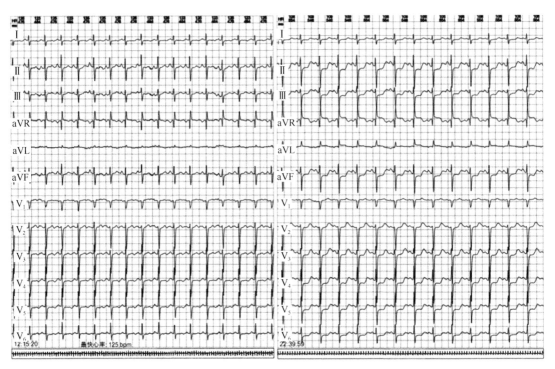

图 34-3　患者动态心电图检查结果示明显心电图动态改变

四、诊疗体会

根据心肺复苏指南[1, 2]，需要对患者出现心搏骤停的原因 6H5T［hypoxia（缺氧），hypokalemia/hyperkalemia and other electrolytes（低钾血症 / 高钾血症及其他的电解质异常），hypothermia/hyperthermia（低温 / 体温过高），hypovolemia（低血容量），hydrogenion（酸中毒），hypoglycemia（低血糖），toxins（中毒），tamponade（心脏压塞），thrombosis-pulmonary（肺栓塞），thrombosis-coronary（冠状血管栓塞），tension-pneumothorax，asthma（气胸，哮喘）］逐一进行排查。患者既往有硬膜下血肿病史，发生在 10 年前。患者近 1 年内曾行 2 次外科手术，根据患者家属陈诉，患者平素血压控制良好，术前检查也排除了严重心脏疾病。结合患者冠状动脉造影检查结果及动态心电图中动态改变，不难看出冠状动脉痉挛导致心肌梗死是导致患者意识丧失的主要原因。

五、专家点评

从该患者身上应该吸取以下深刻教训。

1. 对于不明原因心源性猝死合并心电图改变或肌钙蛋白明显升高的患者，需要及时进行冠状动脉造影检查，排除冠状动脉病变。

2. 冠状动脉痉挛发生大多存在一定诱因，需要追根溯源，仔细询问病史，警惕炎症介导冠状动脉痉挛。结合病史、心电图、心脏超声、炎症因子等检查结果，一旦考虑患者为炎症介导冠状动脉痉挛，按照心肌炎相关指南和中国专家共识要"极早识别、极早诊断、极早预判、极早救治"，需要积极使用激素、免疫球蛋白等免疫调节药物，必要时需要使用包括 IABP、ECMO 在内的生命辅助装置进行积极治疗。如果患者严重的心肌炎不能及时救治和纠正，冠状动脉痉挛的预后不佳。

3. 1959 年，Prinzmetal 等首次描述了冠状动脉痉挛。冠状动脉痉挛可导致许多临床表现，包括无症状或心搏骤停。诱发痉挛的因素包括吸烟、缺镁、身体 / 情绪压力、高脂血症、应用拟交感神经药物及过度通气，研究显示，心肌炎也可以导致严重冠状动脉痉挛。冠状动脉痉挛的典型心电图表现包括 ST 段抬高、ST 段压低和负向的 U 波。ST 段抬高是一支或多支血管痉挛造成血管完全闭塞并引起短暂性缺血所致，其发生率低于 ST 段压低。值得注意的是，心肌缺血可导致血管痉挛相关的危及生命的心律失常[3,4]。

4. 那么在没有严重基础心脏疾病情况下，是什么导致了冠状动脉痉挛？动态心电图结果提示，患者在使用抗痉挛药物治疗情况下仍可见心电图动态改变，仍有冠状动脉痉挛发作，这又是为什么？仔细追问患者家属，得到了重要线索，该患者发病前 1 周出现了乏力、食欲缺乏症状，但没有严重发热、咳嗽情况。结合患者血常规、炎症因子、病毒检测结果，有理由怀疑患者存在病毒感染。研究发现心肌炎症可以导致严重冠状动脉痉挛，心肌淋巴细胞浸润数量与冠状动脉痉挛之间存在相关性，也就是心肌炎症越严重的患者更易出现冠状动脉痉挛[5-7]。推测机制有以下可能：心肌炎症通过释放细胞因子和趋化因子，减少血管一氧化氮的生物利用度和增加氧化应激，最终导致冠状动脉内皮功能障碍；可能与血管活性物质增多有关。值得注意的是，即使没有明显的心肌炎表现，病毒持续存在也可以引起冠状动脉痉挛。心肌炎诊断相对困难，而冠状动脉痉挛往往也能够较好地解释临床症状、心电图改变、心肌标志物变化及超声心动图表现等。

5. 那么对于存在冠状动脉痉挛的患者，又该如何识别是否合并心肌炎呢？①对于血流动力学不稳定的冠状动脉痉挛患者应提高警惕。②警惕心电图未见典型的心肌缺血的动态演变。③对于心电图提示 QRS 低电压者应提高警惕，尤其是同时合并室壁增厚者。④警惕难以用常见诱因解释的冠状动脉痉挛。⑤警惕合并炎症因子明显升高的冠状动脉痉挛[8]。

6. 通常认为，VSA 的预后良好。然而，也有报道证实冠状动脉痉挛导致患者出现室性心动过速 / 心室颤动及心搏骤停的表现并使其处于高危状态[9]。对于冠状动脉痉挛怀疑存在心肌炎者，必要时行心脏磁共振成像检查、心内膜心肌活检以明确诊断，从而采取针对性治疗，改善患者预后。

作　　者：苗　琨（苗华中科技大学同济医学院附属同济医院）

点评专家：汪道文（华中科技大学同济医学院附属同济医院）

参 考 文 献

[1] Merchant RM，Topjian AA，Panchal AR，et al. Part 1：Executive summary：2020 American Heart Association guidelines for cardiopulmonary resuscitation and emergency cardiovascular care. Circulation，2020，142：S337-S357.

[2] Peberdy MA，Callaway CW，Neumar RW，et al. Part 9：post-cardiac arrest care：2010 American Heart Association guidelines for cardiopulmonary resuscitation and emergency cardiovascular care. Circulation，

2010，122：S768-S786.

[3] Yasue H，Mizuno Y，Harada E. Coronary artery spasm-Clinical features，pathogenesis and treatment. Proc Jpn Acad Ser B Phys Biol Sci，2019，95（2）：53-66.

[4] Hung MJ，Hu P，Hung MY. Coronary artery spasm：review and update. Int J Med Sci，2014，11（1）：11634-11671.

[5] Ohyama K，Matsumoto Y，Takanami K，et al. Coronary adventitial and perivascular adipose tissue inflammation in patients with vasospastic angina. J Am Coll Cardiol，2018，71（4）：414-425.

[6] Ohyama K，Matsumoto Y，Shimokawa H. Coronary artery spasm and perivascular adipose tissue inflammation：insights from translational imaging research. Eur Cardiol，2019，14（1）：6-9.

[7] Matta A，Bouisset F，Lhermusier T，et al. Coronary artery spasm：new insights. J Interv Cardiol，2020，2020：5894586.

[8] Hirota Y，Nakamori S，Hiramatsu D，et al. Pathological Q-waves with coronary artery spasm. JACC Case Rep，2021，3（4）：555-560.

[9] Jiang M，Kaplan RM，Peigh G，et al. Vasospastic arrest：a heart-stopping case of prinzmetal angina. JACC Case Rep，2020，2（4）：611-614.